全国高等院校医学整合教材

免疫系统与宿主防御

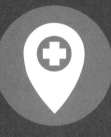

魏晓丽　施桥发　主编

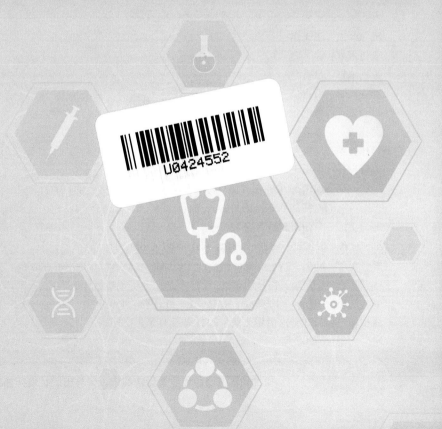

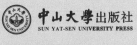 中山大学出版社

·广州·

版权所有　翻印必究

图书在版编目（CIP）数据

免疫系统与宿主防御/魏晓丽，施桥发主编. —广州：中山大学出版社，2021.9
（全国高等院校医学整合教材）
ISBN 978-7-306-07300-6

Ⅰ.①免…　Ⅱ.①魏…②施…　Ⅲ.①医学—免疫学—高等学校—教材　Ⅳ.①R392

中国版本图书馆 CIP 数据核字（2021）第 173172 号

出 版 人：	王天琪
项目策划：	徐　劲
策划编辑：	吕肖剑
责任编辑：	吕肖剑
封面设计：	林绵华
责任校对：	袁双艳
责任技编：	何雅涛
出版发行：	中山大学出版社
电　　话：	编辑部 020-84110779，84110283，84111997，84110771
	发行部 020-84111998，84111981，84111160
地　　址：	广州市新港西路 135 号
邮　　编：	510275　传　真：020-84036565
网　　址：	http://www.zsup.com.cn　E-mail：zdcbs@mail.sysu.edu.cn
印 刷 者：	广州市友盛彩印有限公司
规　　格：	787mm×1092mm　1/16　17.25 印张　430 千字
版次印次：	2021 年 9 月第 1 版　2021 年 9 月第 1 次印刷
定　　价：	68.00 元

如发现本书因印装质量影响阅读，请与出版社发行部联系调换

编审委员会

主 任 委 员 杨　俊（海南医学院）
副主任委员 谢协驹（海南医学院）
　　　　　　　易西南（海南医学院）
　　　　　　　李志军（内蒙古医科大学）
委　　　员 陈世民（海南医学院）
　　　　　　　吕志跃（中山大学）
　　　　　　　王慷慨（中南大学）
　　　　　　　李云庆（空军军医大学）
　　　　　　　吕　刚（海南医学院）
　　　　　　　梁　平（海南医学院）

本书编委会

主　编　魏晓丽　施桥发
副主编　金玉玲　吴进盛　王丽欣　刘　君　况南珍
编　者（按姓氏笔画排序）
　　　　　王永霞　海南医学院
　　　　　王　英　海南医学院
　　　　　王丽欣　海南医学院
　　　　　永　胜　青海大学医学院
　　　　　刘　君　海南医学院
　　　　　刘仁平　南昌大学
　　　　　刘玉琳　南昌大学
　　　　　纪昊雨　海南医学院
　　　　　李晓华　右江民族医学院
　　　　　吴进盛　海南医学院第一附属医院
　　　　　吴悦蕾　海南医学院
　　　　　沈敬华　内蒙古大学医学院
　　　　　张泽瑾　海南医学院
　　　　　况南珍　南昌大学
　　　　　金玉玲　佳木斯大学附属第一医院
　　　　　周学军　海南医学院第一附属医院
　　　　　范志刚　海南医学院
　　　　　饶朗毓　海南医学院
　　　　　施桥发　南昌大学
　　　　　魏晓丽　海南医学院

Preface 前言

为整体推进临床医学教育改革，健全医教协同育人机制，全面提高医学人才培养质量，提升我国医疗卫生服务能力、水平和国际竞争力，我国先后实施了"卓越医生教育培养计划"和"基础学科拔尖学生培养试验计划"。卫生和教育相关部门结合我国于2016年提出的《"健康中国2030"规划纲要》和2018年提出的《关于加强医教协同实施卓越医生教育培养计划2.0的意见》，逐步提出了培养能够适应以人工智能为代表的新一代技术革命和以合成生物学为代表的生命科学变革的新医科医学教育目标。为达成这些高水平的大健康医学教育目标，需要不断探索符合新时代需求的新医科人才培养体系，创新培养高水平医师的临床医学教育体制和教学模式。

在此背景下，我们积极开展了与"卓越医生培养计划"相关的基础医学课程改革试点工作，经过6届学生的教育培养实践，逐步构建形成了"以器官系统为基础"的课程体系，形成了"以问题为导向"（problem-based learning, PBL）的教学方法。在基础医学系列教材的编写过程中，我们努力突破传统学科教材的界限，遵从学科教育规律，兼顾结构与功能、基础与临床、理论与实践之间的紧密联系，按照从人体正常结构功能到不同疾病状态下的异常结构功能，从分子、细胞、器官、系统等不同层面，清晰展现免疫学基本理论、基本知识和基本技能，同时注重保持免疫学基础知识的内在系统性和完整性，系统阐述免疫学与其他各学科知识之间的联系与交叉渗透。

本教材共含5编、22章，以"免疫应答机制"为核心，以"参与免疫应答各要素"为基础，结合从基础到临床的基本学习规律，进行全书的章节编排。本教材综合了来自全国多所高等医学院校的教学经验，所有参编人员均为具有丰富教学经验的学科一线教师、科研人员和临床工作者。在本教材即将出版之际，谨向在编写过程中付出艰辛努力的各位编者，以及支持本教材编撰、发行工作的其他工作人员表示由衷感谢。

本教材适用于不同层次临床医学专业学生学习，也可作为住院医师规范培训的基础教材，以及作为免疫学相关基础学科教师、医师的参考读物。期望本教材的出版与使用，能使医学生和相关专业的教师和医务工作者受益，为我国医学整合教材的建设添砖加瓦。由于编者的知识、水平和经验所限，本教材可能有许多不尽如人意或疏漏和不当之处，敬请广大同行专家、教师和同学们提出宝贵的批评与建议。

目 录

第一编　医学免疫学概述

第一章　绪论 ………………………………………………………………………… 2
　第一节　医学免疫学概述 ……………………………………………………………… 2
　　一、免疫系统的组成和基本功能 …………………………………………………… 2
　　二、免疫应答的类型及其特点 ……………………………………………………… 3
　　三、免疫学的应用 …………………………………………………………………… 4
　第二节　免疫学发展简史及其展望 …………………………………………………… 4
　　一、经验免疫学时期 ………………………………………………………………… 4
　　二、实验免疫学时期 ………………………………………………………………… 5
　　三、科学免疫学时期 ………………………………………………………………… 7
　　四、免疫学的前景与展望 …………………………………………………………… 9
第二章　抗原 …………………………………………………………………………… 12
　第一节　抗原的概念与性质 …………………………………………………………… 12
　　一、抗原的概念 ……………………………………………………………………… 12
　　二、抗原的免疫原性 ………………………………………………………………… 13
　第二节　抗原的特异性 ………………………………………………………………… 15
　　一、抗原表位的概念和类型 ………………………………………………………… 16
　　二、共同表位及交叉反应 …………………………………………………………… 17
　第三节　抗原的种类和特点 …………………………………………………………… 18
　　一、根据抗原来源与机体亲缘关系分类 …………………………………………… 18
　　二、根据抗原刺激机体产生抗体是否依赖 T 细胞分类 …………………………… 20
　　三、根据是否在抗原提呈细胞内合成分类 ………………………………………… 21
　　四、其他分类 ………………………………………………………………………… 21
　第四节　非特异性免疫刺激剂 ………………………………………………………… 21
　　一、丝裂原 …………………………………………………………………………… 21
　　二、超抗原 …………………………………………………………………………… 22
　　三、免疫佐剂 ………………………………………………………………………… 23

第二编 免疫系统的组成

第三章 免疫器官和组织 …… 28
　第一节 中枢免疫器官 …… 29
　　一、胸腺 …… 29
　　二、骨髓 …… 31
　第二节 外周免疫器官 …… 32
　　一、脾 …… 32
　　二、淋巴结 …… 34
　　三、黏膜相关淋巴组织 …… 37

第四章 免疫分子：免疫球蛋白 …… 41
　第一节 免疫球蛋白的基本结构 …… 42
　　一、基本结构 …… 42
　　二、其他结构 …… 45
　　三、Ig 的水解片段 …… 46
　第二节 免疫球蛋白异质性 …… 46
　　一、免疫球蛋白的分类 …… 46
　　二、免疫球蛋白的血清型 …… 47
　第三节 免疫球蛋白的生物学功能 …… 49
　　一、特异性结合抗原 …… 49
　　二、激活补体 …… 49
　　三、亲细胞性 …… 49
　　四、通过胎盘或黏膜发挥免疫作用 …… 49
　　五、免疫调节功能 …… 50
　第四节 各类免疫球蛋白的特性与功能 …… 50
　　一、IgG …… 50
　　二、IgM …… 51
　　三、IgA …… 51
　　四、IgE …… 52
　　五、IgD …… 52
　第五节 人工制备抗体 …… 52
　　一、多克隆技术 …… 52
　　二、单克隆抗体 …… 53
　　三、基因工程抗体 …… 53

第五章 免疫分子：补体系统 …… 56
　第一节 补体系统的概述 …… 56
　　一、补体系统的命名 …… 56

二、补体系统的组成 ·· 56
　　三、补体系统的来源和理化特性 ··· 57
　第二节　补体系统的激活 ·· 57
　　一、经典激活途径 ·· 57
　　二、MBL激活途径 ·· 59
　　三、旁路激活途径 ·· 59
　　四、补体激活的共同末端通路 ·· 60
　　五、补体三条激活途径的特点与比较 ··· 61
　第三节　补体激活的调控 ·· 61
　　一、经典途径的调节 ·· 61
　　二、旁路途径的调节 ·· 62
　　三、攻膜复合物形成的调节 ··· 62
　第四节　补体生物学的作用 ·· 62
　　一、溶菌、溶解细胞的细胞毒作用 ··· 62
　　二、调理作用 ··· 63
　　三、清除循环免疫复合物 ··· 63
　　四、炎症介质作用 ·· 63
　　五、参与适应性免疫反应 ··· 63
　第五节　补体系统异常与疾病 ··· 63
　　一、补体遗传性缺陷 ·· 64
　　二、补体含量的改变 ·· 64
　　三、补体与感染性疾病 ·· 64

第六章　免疫分子：细胞因子 ·· 66
　第一节　细胞因子的分类 ·· 66
　　一、干扰素 ··· 66
　　二、白细胞介素 ·· 66
　　三、肿瘤坏死因子 ·· 67
　　四、生长因子 ··· 67
　　五、集落刺激因子 ·· 67
　　六、趋化因子 ··· 67
　第二节　细胞因子的共同特性 ··· 68
　　一、理化性质 ··· 68
　　二、作用方式 ··· 68
　　三、作用特点 ··· 69
　第三节　细胞因子受体 ··· 70
　　一、细胞因子受体的分类 ··· 71
　　二、细胞因子受体共有链 ··· 72
　　三、可溶性细胞因子受体、细胞因子诱饵受体和细胞因子受体拮抗剂 ········· 73

第四节　细胞因子的生物学意义 ································· 73
　　一、细胞因子的生物学功能 ····································· 73
　　二、细胞因子参与某些临床病理作用 ·························· 74
　　三、细胞因子与疾病治疗 ······································· 75

第七章　免疫分子：白细胞分化抗原和黏附分子 ············· 77
第一节　人白细胞分化抗原 ··· 77
　　一、人白细胞分化抗原的概念 ·································· 77
　　二、人白细胞分化抗原的功能 ·································· 78
第二节　黏附分子 ·· 80
　　一、免疫球蛋白超家族 ··· 80
　　二、整合素家族 ·· 80
　　三、选择素家族 ·· 81
　　四、钙黏蛋白家族 ·· 82
　　五、黏附分子的功能 ··· 83

第八章　免疫分子：人类主要组织相容性复合体 ············· 86
第一节　MHC 结构及其遗传特征 ································· 86
　　一、HLA 基因结构 ··· 87
　　二、HLA 基因的遗传特征 ······································ 89
第二节　HLA 分子的结构及功能 ································· 91
　　一、HLA Ⅰ类分子 ·· 91
　　二、HLA Ⅱ类分子 ··· 91
　　三、MHC 分子和抗原肽的相互作用 ·························· 93
　　四、HLA 分子的生物学功能 ··································· 94
第三节　HLA 与临床医学 ·· 95
　　一、HLA 与器官移植 ·· 95
　　二、HLA 分子的异常表达与临床疾病 ······················· 95
　　三、HLA 与疾病关联 ··· 95
　　四、HLA 与输血反应 ··· 96
　　五、HLA 与法医学 ·· 96

第九章　参与适应性免疫应答的细胞：T 淋巴细胞 ·········· 99
第一节　T 淋巴细胞在胸腺中的分化发育 ······················ 99
　　一、TCR 发育的基因重排 ····································· 99
　　二、T 细胞发育的阳性选择 ································· 101
　　三、T 细胞发育的阴性选择 ································· 101
第二节　T 淋巴细胞的表面分子及其作用 ···················· 102
　　一、T 细胞受体复合物 ······································· 102
　　二、T 细胞辅助受体 ·· 103
　　三、共刺激分子 ·· 103

四、细胞因子受体 …………………………………………………………………… 104
　　五、丝裂原受体及其他表面分子 ……………………………………………………… 104
　第三节　T 细胞亚群及其功能 …………………………………………………………… 105
　　一、根据 TCR 类型分类 ……………………………………………………………… 105
　　二、根据所处的活化阶段分类 ………………………………………………………… 105
　　三、根据 CD 分子分亚群 ……………………………………………………………… 106
　　四、根据功能分亚群 …………………………………………………………………… 106

第十章　参与适应性免疫应答的细胞：B 淋巴细胞 ……………………………………… 110
　第一节　B 淋巴细胞在骨髓中的分化与发育 …………………………………………… 110
　　一、功能性 B 细胞受体的表达 ……………………………………………………… 111
　　二、B 细胞发育的阴性选择 ………………………………………………………… 114
　　三、外周免疫器官中的 B 细胞分化发育 …………………………………………… 114
　第二节　B 淋巴细胞表面分子及其作用 ………………………………………………… 115
　　一、B 细胞受体复合物 ……………………………………………………………… 115
　　二、B 细胞共受体 …………………………………………………………………… 116
　　三、协同刺激分子 …………………………………………………………………… 116
　　四、其他表面分子 …………………………………………………………………… 116
　第三节　B 淋巴细胞分类及功能 ………………………………………………………… 117
　　一、B 淋巴细胞分类 ………………………………………………………………… 117
　　二、B 细胞的功能 …………………………………………………………………… 118

第十一章　参与适应性免疫应答的细胞：抗原提呈细胞 ………………………………… 121
　第一节　抗原提呈细胞的概念 …………………………………………………………… 121
　第二节　抗原提呈细胞的分类 …………………………………………………………… 121
　　一、树突状细胞 ……………………………………………………………………… 121
　　二、单核-巨噬细胞 ………………………………………………………………… 127
　　三、B 淋巴细胞 ……………………………………………………………………… 130

第三编　免疫应答

第十二章　固有免疫应答 …………………………………………………………………… 134
　第一节　固有免疫系统概述 ……………………………………………………………… 134
　　一、免疫屏障及其主要作用 ………………………………………………………… 134
　　二、固有免疫细胞种类 ……………………………………………………………… 135
　　三、固有免疫分子及其主要作用 …………………………………………………… 135
　第二节　固有免疫细胞及其主要作用 …………………………………………………… 136
　　一、经典固有免疫细胞 ……………………………………………………………… 136
　　二、固有淋巴样细胞 ………………………………………………………………… 138
　　三、固有淋巴细胞 …………………………………………………………………… 143

第三节　固有免疫细胞的识别 …………………………………………………… 143
　　　　一、模式识别受体 ………………………………………………………… 144
　　　　二、病原体相关模式分子 ………………………………………………… 145
　　第四节　固有免疫应答的作用时相和作用特点 …………………………… 145
　　　　一、固有免疫应答的作用时相 …………………………………………… 145
　　　　二、固有免疫应答的作用特点 …………………………………………… 146

第十三章　T 淋巴细胞介导的细胞免疫应答 …………………………………… 149
　　第一节　抗原的加工、提呈及 T 细胞对抗原的识别 ……………………… 149
　　　　一、抗原的加工提呈 ……………………………………………………… 149
　　　　二、T 细胞对抗原的识别 ………………………………………………… 153
　　第二节　T 细胞活化、增殖和分化 …………………………………………… 154
　　　　一、T 细胞的活化 ………………………………………………………… 154
　　　　二、T 细胞的增殖和分化 ………………………………………………… 155
　　第三节　效应性 T 细胞的作用和转归 ……………………………………… 156
　　　　一、Th1 细胞介导的细胞免疫效应 ……………………………………… 156
　　　　二、CTL 介导的细胞毒效应 ……………………………………………… 157
　　　　三、T 细胞介导的细胞免疫应答的生物学意义 ………………………… 157
　　　　四、效应性 T 细胞的转归 ………………………………………………… 158

第十四章　B 淋巴细胞介导的体液免疫应答 …………………………………… 161
　　第一节　B 淋巴细胞对 TD–Ag 抗原的免疫应答 …………………………… 161
　　　　一、B 细胞识别抗原 ……………………………………………………… 161
　　　　二、B 细胞活化的信号 …………………………………………………… 161
　　　　三、生发中心是 B 细胞增殖、分化成熟的场所 ………………………… 163
　　第二节　B 淋巴细胞对 TI–Ag 抗原的应答 ………………………………… 165
　　　　一、低、高剂量 TI-1 抗原诱导 B 细胞不同免疫应答 …………………… 165
　　　　二、TI-2 抗原可活化 B1 细胞 …………………………………………… 166
　　第三节　抗体生成的一般规律 ………………………………………………… 167
　　　　一、初次免疫应答 ………………………………………………………… 167
　　　　二、再次免疫应答 ………………………………………………………… 168

第十五章　免疫耐受 ……………………………………………………………… 170
　　第一节　免疫耐受的形成 ……………………………………………………… 170
　　　　一、胚胎期及新生期接触抗原所致的免疫耐受 ………………………… 170
　　　　二、后天接触抗原导致的免疫耐受 ……………………………………… 171
　　第二节　免疫耐受形成机制 …………………………………………………… 173
　　　　一、中枢耐受 ……………………………………………………………… 173
　　　　二、外周耐受 ……………………………………………………………… 175
　　第三节　免疫耐受与临床医学 ………………………………………………… 177
　　　　一、诱导免疫耐受 ………………………………………………………… 178

二、打破免疫耐受 ………………………………………………………………………… 178

第十六章 免疫调节 ……………………………………………………………………… 182
第一节 免疫分子的免疫调节作用 ……………………………………………………… 182
一、抗体或免疫复合物对免疫应答的调节作用 ………………………………………… 182
二、细胞因子介导的反馈调节 …………………………………………………………… 183
三、补体对免疫应答的调节作用 ………………………………………………………… 183
四、免疫细胞表面活化性受体和抑制性受体的免疫调节 ……………………………… 184
第二节 免疫细胞的免疫调节作用 ……………………………………………………… 185
一、调节性 T 细胞的免疫调节作用 ……………………………………………………… 185
二、Th1、Th2 和 Th17 的免疫调节作用 ………………………………………………… 185
三、B 细胞的免疫调节作用 ……………………………………………………………… 186
四、调节性 DC（iDC）…………………………………………………………………… 186
五、M2 型巨噬细胞的免疫调节作用 …………………………………………………… 187
六、髓系来源免疫抑制性细胞 …………………………………………………………… 187
第三节 其他形式的免疫调节作用 ……………………………………………………… 187
一、活化诱导的细胞死亡对效应性免疫细胞的调节 …………………………………… 187
二、神经 - 内分泌 - 免疫系统的相互作用和调节 ……………………………………… 188
三、免疫应答的遗传控制 ………………………………………………………………… 189

第四编 免疫病理

第十七章 超敏反应 ……………………………………………………………………… 194
第一节 Ⅰ型超敏反应 …………………………………………………………………… 194
一、Ⅰ型超敏反应的主要致病物质 ……………………………………………………… 194
二、发生机制 ……………………………………………………………………………… 196
三、基本过程 ……………………………………………………………………………… 198
四、临床常见病 …………………………………………………………………………… 198
五、防治原则 ……………………………………………………………………………… 199
第二节 Ⅱ型超敏反应 …………………………………………………………………… 200
一、发生机制 ……………………………………………………………………………… 200
二、临床常见疾病 ………………………………………………………………………… 201
第三节 Ⅲ型超敏反应 …………………………………………………………………… 202
一、发生机制 ……………………………………………………………………………… 202
二、临床常见病 …………………………………………………………………………… 203
第四节 Ⅳ型超敏反应 …………………………………………………………………… 204
一、诱导Ⅳ型超敏反应的靶抗原 ………………………………………………………… 204
二、发生机制 ……………………………………………………………………………… 205

三、临床常见病 ……………………………………………………………………… 205
　　四、Ⅳ型超敏反应的皮试检测 …………………………………………………… 206

第十八章　肿瘤免疫 ……………………………………………………………………… 209
第一节　肿瘤抗原 ……………………………………………………………………… 209
　　一、根据肿瘤抗原的特异性分类 ………………………………………………… 210
　　二、根据肿瘤抗原的产生机制分类 ……………………………………………… 210
第二节　机体抗肿瘤的免疫效应 …………………………………………………… 211
　　一、天然免疫的抗肿瘤作用机制 ………………………………………………… 211
　　二、适应性免疫应答参与抗肿瘤免疫的作用机制 …………………………… 212
第三节　肿瘤的免疫逃逸机制 ……………………………………………………… 212
　　一、肿瘤细胞逃避免疫监视的能力 ……………………………………………… 213
　　二、肿瘤微环境的作用 …………………………………………………………… 214
　　三、宿主免疫功能的影响 ………………………………………………………… 214
第四节　肿瘤的免疫诊断、治疗和预防 ……………………………………………… 214
　　一、肿瘤的免疫诊断 ……………………………………………………………… 214
　　二、肿瘤的免疫治疗 ……………………………………………………………… 215
　　三、肿瘤的免疫学预防 …………………………………………………………… 216

第十九章　免疫缺陷病 …………………………………………………………………… 218
第一节　免疫缺陷病的分类及临床表现 …………………………………………… 219
　　一、免疫缺陷病的分类 …………………………………………………………… 219
　　二、免疫缺陷病的临床表现 ……………………………………………………… 219
第二节　原发性免疫缺陷病 ………………………………………………………… 220
　　一、原发性 T 细胞缺陷 …………………………………………………………… 220
　　二、原发性 B 细胞缺陷 …………………………………………………………… 221
　　三、原发性联合免疫缺陷 ………………………………………………………… 222
　　四、原发性补体缺陷 ……………………………………………………………… 224
　　五、原发性吞噬细胞缺陷 ………………………………………………………… 224
第三节　继发性免疫缺陷病 ………………………………………………………… 225
　　一、引起继发性免疫缺陷的常见因素 …………………………………………… 225
　　二、获得性免疫缺陷综合征 ……………………………………………………… 225
第四节　免疫缺陷病的实验室诊断和治疗原则 …………………………………… 230
　　一、实验室诊断 …………………………………………………………………… 230
　　二、治疗原则 ……………………………………………………………………… 231

第二十章　自身免疫病 …………………………………………………………………… 233
第一节　自身免疫病的相关因素及机制 …………………………………………… 233
　　一、抗原相关因素 ………………………………………………………………… 233
　　二、免疫细胞和组织相关因素 …………………………………………………… 234
　　三、遗传相关因素 ………………………………………………………………… 235

第二节　自身免疫病的病理损伤机制 ··· 235
　　　　一、自身抗体介导的自身免疫病 ··· 235
　　　　二、自身反应性 T 细胞介导的自身免疫病 ···································· 236
　　第三节　自身免疫病的分类和基本特征 ··· 237
　　　　一、自身免疫病的分类 ··· 237
　　　　二、自身免疫病的基本特征 ··· 238
　　第四节　自身免疫病的防治原则 ·· 238
　　　　一、消除诱发因素 ··· 238
　　　　二、抑制对自身抗原的免疫应答 ··· 239
　　　　三、自身抗原免疫耐受的重新建立 ·· 239
　　　　四、其他 ·· 239
第二十一章　移植免疫 ··· 242
　　第一节　同种异型器官移植的免疫识别与效应机制 ···························· 242
　　　　一、同种移植排斥反应的抗原 ·· 242
　　　　二、T 细胞识别同种抗原的机制 ··· 243
　　　　三、移植排斥反应的效应机制 ·· 243
　　第二节　同种异型移植排斥反应的类型 ·· 244
　　　　一、宿主抗移植物反应 ··· 244
　　　　二、移植物抗宿主反应 ··· 245
　　第三节　同种异型排斥反应的防治 ·· 246

第五编　免疫学应用

第二十二章　免疫学应用 ·· 250
　　第一节　免疫学检测技术 ··· 250
　　　　一、体外抗原抗体结合反应的特点 ·· 250
　　　　二、体外抗原抗体反应的类型 ·· 251
　　第二节　免疫预防与治疗 ··· 254
　　　　一、免疫预防 ··· 254
　　　　二、免疫治疗 ··· 256

参考文献 ··· 261

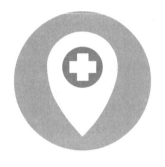

第一编 | 医学免疫学概述

第一章 绪 论

免疫的英文 immunity 一词起源于拉丁文 immunitas，意为免除赋税或徭役，后引申为免除瘟疫，即对疾病尤其是传染病的抵御能力。在古代，人们发现，每次在重大瘟疫流行中总有极个别人能自然康复并幸存下来，同时对再次感染产生一定的抵抗力。这就是获得了免疫力，这种免疫力通常表现为机体识别和清除外来入侵抗原及体内突变或衰老细胞并维持机体内部环境稳定的功能，即免疫功能。但是，经过长期的科学实践，人们发现许多免疫现象与感染无关，甚至机体在发挥抗感染的免疫功能时也可造成组织损伤并引起其他疾病。因此，人们对免疫的概念有了新的认识。现代免疫学认为，免疫是机体免疫系统对"自我"和"非我"的识别，并排除"非我"的一种生理反应。正常机体对自身组织不发生免疫应答而形成免疫耐受，对"非我"产生免疫应答。

医学免疫学（medical immunology）研究人体免疫系统的组成和功能，着重阐明免疫系统识别、清除抗原的免疫应答过程及其规律特点，并探讨免疫功能异常所致疾病与其发生机制以及免疫学诊断和防治策略。作为基础医学的重要分支学科，医学免疫学在生命科学和医学领域中的作用日益凸显。医学免疫学使基础医学得到极大地丰富和发展，已成为基础医学的一门重要支撑学科。同时，医学免疫学与多学科交叉互渗，体现了现代医学发展研究的前沿和方向。

第一节　医学免疫学概述

一、免疫系统的组成和基本功能

（一）免疫系统的组成

免疫系统（immune system）是执行免疫功能的组织系统，包括三个部分，即免疫器官和组织、免疫细胞及免疫分子。免疫器官和组织包括中枢免疫器官和外周免疫器官，是免疫细胞发育分化的场所、免疫细胞定居场所及免疫应答的场所。免疫细胞负责执行免疫功能，包括造血干细胞和各类血细胞。本书将重点介绍参与适应性免疫应答的 T 淋巴细胞（简称"T 细胞"）、B 淋巴细胞（简称"B 细胞"）、抗原提呈细胞和参与固有免疫应答的细胞。免疫分子是免疫应答和免疫效应的介质，包括可溶性的分子如免疫球蛋白、细胞因子、补体，以及表达于免疫细胞表面的各类膜分子如抗原受体、CD 分子、黏附分子等。

（二）免疫系统的基本功能

免疫系统的基本功能是在识别和排除非己物质过程中所产生的各种生物学效应。其结果表现为对机体有利和有害两个方面，归纳起来有以下三大功能。

（1）免疫防御（immune defence），即防御外来病原微生物的入侵感染，清除已入侵的病原微生物及其他有害物质。但当免疫反应过强、过长时，可引起超敏反应，导致机体组织损伤或功能异常；当免疫防御功能过低、有缺陷时，则表现为易受感染或导致免疫缺陷病。

（2）免疫稳定（immune homeostasis），即通过机体免疫系统内部自控机制（如免疫耐受、免疫调节），维持机体内环境相对稳定。免疫系统区别"自我"和"非我"，主要表现为对"自我"保持免疫耐受，即对自身组织细胞不产生免疫应答。如果此功能失调，免疫耐受被打破，可导致自身免疫病或过敏性疾病。

（3）免疫监视（immune surveillance），即机体免疫系统随时识别、清除体内各种突变细胞并防止持续性感染等。若此功能失调，可导致肿瘤发生或病毒持续性感染。

二、免疫应答的类型及其特点

免疫应答（immune response）是免疫系统识别和清除"非我"物质的整个过程。根据免疫细胞对"非我"物质的识别特点及其应答机制，将免疫应答分为两大类，即固有免疫（innate immunity）和适应性免疫（adaptive immunity），见表1-1。

表1-1　固有免疫和适应性免疫的比较

项目	固有免疫（非特异性免疫）	适应性免疫（特异性免疫）
参与的免疫细胞	单核-吞噬细胞、NK细胞等	抗原提呈细胞、T细胞、B细胞
刺激应答物质	病原体相关分子模式	非己抗原
识别分子	模式识别受体	TCR、BCR、Ig
参与的免疫分子	补体、溶菌酶、细胞因子等	抗体、细胞因子等
作用特点	迅速、范围广、持续时间短、无免疫记忆	缓慢、特定抗原、持续时间长、有免疫记忆

固有免疫，即机体出生时就具有的天然免疫（natural immunity）。生物在长期进化过程中，逐渐通过遗传形成了抵御病原体入侵的第一道防线——先天性免疫（natural immunity/native immunity），也称非特异性免疫（non-specific immunity）。固有免疫系统主要通过皮肤黏膜及其分泌的杀菌物质等产生的屏障效应，以及各种免疫效应细胞和效应分子的生物学作用，从而产生固有免疫应答。固有免疫的主要特征是反应快、作用范围广、不针对某个特定抗原，也没有免疫记忆。

适应性免疫，即机体出生后受抗原刺激而产生的获得性免疫（acquired immunity）。由于适应性免疫应答能够识别不同抗原之间的细微差异，也称特异性免疫（specific immunity）。主要机制由T淋巴细胞和B淋巴细胞承担，在机体抗感染免疫和其他免疫学机制中起主导作用。由T淋巴细胞介导、主要针对胞内病原体的，称为细胞介导的免疫，也称细胞免疫。由B淋巴细胞介导、主要针对胞外病原体和毒素的，称为体液免疫（humoral immunity）。适应性免疫的主要特征是特异性、记忆性、耐受性。

三、免疫学的应用

医学免疫学具有理论探索性强、实际应用价值大等显著特点。免疫学理论和技术与医学实践相结合，可为疾病诊断、预防和治疗提供重要的理论指导和有良好应用价值的技术方法。

免疫诊断，即应用免疫学理论、技术和方法诊断各种疾病或测定机体免疫状态，是诊断临床各学科疾病的最重要手段之一。免疫诊断可确定疾病的病因和病变部位，或确定机体免疫状态是否正常。当前，免疫诊断方法正向着微量、自动、快速的方向发展，新的诊断方法也层出不穷。

免疫预防，即通过疫苗接种，预防乃至消灭传染病，是免疫学的一项重要任务。免疫学对人类的贡献持续不断。通过接种牛痘疫苗，最终消灭烈性传染病——天花，具有里程碑意义；通过接种减毒活疫苗，全球消灭脊髓灰质炎指日可待；通过临床应用重组乙肝疫苗，乙型肝炎等疾病得到有效控制；通过计划免疫，我国在控制多种传染病，特别是儿童多发传染病等方面成效显著。

免疫治疗，即根据免疫学原理，利用物理、化学和生物学的手段人为增强或抑制机体免疫功能，达到治疗疾病的目的，是临床治疗疾病的重要手段之一。造血干细胞移植成为治疗白血病等造血系统疾病不可替代的手段。单克隆抗体在治疗肿瘤、移植排斥反应以及某些自身免疫病方面取得了突破性进展。免疫抑制剂的成功应用极大地提高了器官移植的临床成功率。多种细胞因子对治疗贫血、白细胞和血小板减少症、病毒性肝炎等疾病取得了良好疗效。肿瘤免疫治疗已成为最有前景的肿瘤治疗方法，取得了许多重要成果。

第二节 免疫学发展简史及其展望

免疫学的发展和其他医学学科的发展相似，大体经历了经验免疫学、实验免疫学和科学免疫学三个时期。

一、经验免疫学时期

免疫学的发展首先是从有些人感染某种传染病后获得了对该种传染病的抵抗力开始的，进而人们尝试通过人为方式轻度感染某种传染病以获得对该种传染病的抵抗力。这种免疫学医疗方法的成功运用，推动了人们对预防接种的免疫学实践探索。例如，公元303年左右，医学家葛洪所著的《肘后备急方》中记载了有关医治"癫疯狗病"的方法，即"杀所咬犬，取脑敷上，后不复发"。公元648年左右，医学家孙思邈所著的《备急千金要方》也记载了此种方法。公元16世纪，明朝隆庆年间创立了通过接种人工痘苗来预防天花的种痘方法，即人为使健康儿童感染人痘而患轻度天花，以达到预防的目的（图1-1A、图1-1B）。此法曾传到俄国、日本、朝鲜、东南亚及欧洲各国。1772年，英国王室就已经允许此法在英国推广应用。

公元 18 世纪后叶，英国乡村医生 Jenner 发现奶牛患牛痘时的局部病变酷似天花，挤牛奶女工受到感染后，只发生局部牛痘性疱疹而不再患人类天花疾病。他用两年时间对 24 名志愿者进行接种"牛痘"预防天花实验，证实接种牛痘液后只产生局部疱疹，再接种天花液就不患天花，即获得了对天花的永久免疫力。1798 年，Jenner 出版专著系统阐述了接种"牛痘"预防天花的方法——"牛痘苗接种法"或"种痘法"（vaccination），开创了人工主动免疫的先河（图 1-1C）。

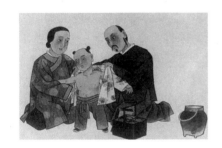
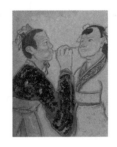
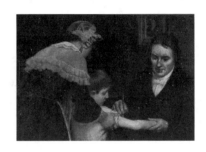

图 1-1A　痘衣法预防天花　　图 1-1B　旱苗法预防天花　　图 1-1C　接种牛痘疫苗

图 1-1　种痘

二、实验免疫学时期

19 世纪 70 年代，人们开始用实验的方法来观察免疫现象并探讨其规律，初期主要开展抗感染免疫研究，成果主要体现在病原菌的发现和疫苗的研制上。经过 20 多年的实验探索，一方面，诸多致病菌陆续被发现和成功分离；另一方面，人们认识到通过给动物接种减毒的病原体，可以预防有毒的病原体感染所引起的疾病，进而用物理、化学及毒力变异方法研制出各种各样的疫苗（vaccine）。例如，德国科学家 Robert Köch 发现了若干传染病的病原是细菌，并将其分离培养，首次提出病原致病菌概念，引起人们对瘟疫的重新认识。法国免疫学家 Pasteur 发现炭疽杆菌，成功研制出人工减毒的炭疽杆菌活菌疫苗；此后他又通过反复传代培养获得狂犬病病原体减毒株，研制出减毒狂犬病疫苗。

1883 年，俄国免疫学家 Elie Metchnikoff 提出吞噬细胞理论，开创了细胞免疫学派。吞噬细胞是天然免疫的重要组成部分，其对获得性免疫也至关重要。炎症既是对机体的一种损伤，也是机体的一种保护机制。这一重大发现开创了固有免疫理论，并为细胞免疫奠定了基础。吞噬细胞理论对生物学和医学的发展产生了深远而广泛的影响。

1890 年，Emil von Behring 和 Kitasato Shibasaburo 用白喉外毒素免疫马，获得白喉抗毒素血清并开创了利用免疫血清治疗的方法，促进了体液免疫学派的形成。免疫学家又陆续发现了动物免疫血清中能与相应动物、微生物及其产物发生特异性结合的溶菌素、凝集素、沉淀素等特异性物质。免疫学家把血清中的这些特异性反应物质统称为抗体（antibody），将能诱导抗体产生的物质统称为抗原（antigen），并催生出体外检测抗原或抗体的多种血清学技术。1899 年，比利时医学家 Jules Bordet 发现，在抗体存在的条件下，新鲜免疫血清中还存在一种对热不稳定的物质，其具有溶菌或溶细胞的作用。这种非特异性物质被称为补体（complement）。

19世纪末期，科学家主要研究抗体产生的机制，从不同侧面阐释，提出不同学说，为以后的研究提供了借鉴参考。例如，1897年Paul Erhlich提出了抗体产生的侧链学说（side chain theory），Linus Pauling等提出了模板学说等。

20世纪初，免疫化学研究取得重大突破，主要体现在分子水平上对抗原决定簇和抗原抗体结合的特异性研究等方面。Karl Landsteiner把称为半抗原的芳香族有机分子偶联到蛋白质分子（载体）上，以此作为抗原对动物进行免疫，发现抗原特异性是由抗原分子表面特定的化学基团决定的，因而开辟了研究抗体和半抗原关系的新领域。之后，他还发现红细胞表面糖蛋白连接的糖链末端寡糖结构差异决定了ABO血型，进而又发现了MNP和Rh等血型系统。这些研究成果早已被广泛应用于临床，推动了临床医学的快速发展。Landsteiner也被称为血型血清学奠基人。

1937年，Arne Tiselius和Elvin Kabat用蛋白电泳方法对γ球蛋白进行研究，发现免疫血清中γ球蛋白水平显著升高，具有明显的抗体活性，并认为抗体就是γ球蛋白。实际上，这个研究判断具有一定局限性，γ球蛋白组分中富含抗体，但α和β球蛋白中也有部分抗体。

1959年，英国生物化学家Rodney Porter和美国生物化学家Gerald Edelman各自对免疫球蛋白的化学结构进行研究，揭示了免疫球蛋白分子重链和轻链的氨基酸组成特点。免疫球蛋白单体是由一对轻链和一对重链借二硫键连接在一起形成的，其氨基端组成了能与抗原特异性结合的Fab片段，而不能结合抗原但易发生结晶的羟基端则称为Fc片段。这些研究进一步明确了免疫球蛋白的可变区和恒定区，为后来抗体多样性形成机制的研究奠定了理论基础。

1945年，Ray Owen发现，因为牛胎盘独特的组织结构，使得异卵双生、胎盘融合的小牛体内形成了血型嵌合体，两种不同血型的红细胞共存而不引起免疫反应。1953年，英国免疫学家Peter Medawar等通过小鼠皮片移植进行人工免疫耐受实验，发现新生鼠或胚胎期鼠如果接受了来自另外一个品系的组织抗原的刺激（如注射脾细胞），成年后该品系小鼠移植的皮片可以长期存活，但对其他无关品系来源的皮肤仍然发生强烈的排斥反应。为深入理解这些实验结果，澳大利亚免疫学家MacFarlane Burnet对天然免疫耐受和人工免疫耐受实验结果进行比较分析，并于1957年提出了免疫学发展史上最为重要的理论——克隆选择学说（clonal selection theory）。该学说认为，淋巴细胞识别抗原的多样性是机体接触抗原以前就预先形成的，是生物在长期进化中获得的。人体全身的免疫细胞由众多识别不同抗原的细胞克隆所组成，且同一种克隆细胞表达相同的特异性受体。机体自身的组织抗原成分在胚胎期就被相应的细胞克隆所识别，这些细胞克隆产生了特异性免疫耐受。实际上，在胚胎期进入机体的任何抗原都将被视为自身成分而产生免疫耐受，这就赋予了机体免疫系统区分"自己"和"非己"的能力。抗原入侵后，机体只是从免疫细胞库中选择能识别这种抗原的相应的淋巴细胞克隆，并使其活化、增殖，扩增出许多具有相同特异性的子代细胞，产生大量特异性抗体，从而清除入侵抗原。

1974年，Niels Jerne提出免疫网络学说，进一步丰富了免疫学理论体系。Jerne认为，抗原刺激机体产生抗体，抗体分子上的独特型决定簇在体内又能引起抗独特型抗体的产生，抗独特型抗体又可以引起针对此抗独特型抗体的抗体，如此接续，在抗体和淋巴细胞中形成一个复杂的级联网络。抗体分子上的独特型和抗独特型相互识别而形成免疫网络，在免疫应答调节中起着重要作用。

1975年，Georges Kohler 和 Cesar Milstein 创立的 B 淋巴细胞杂交瘤技术和产生的单克隆抗体，证实了 Burnet 在克隆选择学说中提出的一个细胞克隆产生一种特异性抗体的伟大预见。他们设计了一种 HAT 选择性培养基，只允许次黄嘌呤鸟嘌呤磷酸核糖转移酶（HG-PRT）缺陷的骨髓瘤细胞与抗原活化 B 淋巴细胞融合后形成的杂交瘤细胞生长，通过克隆化方法，使一个杂交瘤细胞扩增成一个克隆（无性繁殖的细胞群），并且这个克隆的杂交瘤细胞产生抗体的特异性完全相同。正因为杂交瘤细胞具有在体内、体外无限生长的能力，表达的单克隆抗体具有高度的均一性，并能获得针对人们所需要的某种分子甚至一个抗原决定簇的单一抗体，具有广泛的应用价值，所以单克隆抗体技术的诞生引发了生命科学和医学领域的一场革命。

20 世纪下半叶，人们对免疫系统的全面认识促进了细胞免疫学的逐步兴起。1957年，Bruce Glick 发现，切除鸡淋巴细胞聚集的腔上囊，可导致其抗体产生缺陷，遂将腔上囊依赖的淋巴细胞称为 B 淋巴细胞或 B 细胞。1961 年，Jacques Miller 观察切除了胸腺的新生期小鼠，Robert Good 观察先天性胸腺缺陷的新生儿，都发现外周血和淋巴器官中淋巴细胞数量减少、免疫功能明显缺陷的现象，遂将依赖胸腺而发育的淋巴细胞称为 T 淋巴细胞或 T 细胞。其后，科学证实了 T 细胞和 B 细胞的三个特性：①T 细胞负责细胞免疫（如移植排斥），B 细胞负责体液免疫；②T 细胞和 B 细胞之间有协同作用，T 细胞可辅助 B 细胞产生针对某些抗原的 IgG，胸腺依赖抗原（即 T 细胞依赖抗原）的概念也随之产生；③T 细胞不是一个均一的细胞群，它包含有辅助 T 细胞（Th）和细胞毒 T 淋巴细胞（CTL），同时还存在具有抑制作用的 T 细胞亚群（如调节性 T 细胞）等。

20 世纪 70 年代，细胞免疫学又有四个重大发现：①在肿瘤免疫研究中发现了自然杀伤细胞（NK 细胞），即一群无需抗原预先刺激、在无抗体存在的条件下即可杀伤肿瘤细胞的淋巴细胞。②1973 年，加拿大学者 Ralph Steinman 发现了树突状细胞，后来证实树突状细胞是功能最强的抗原提呈细胞，能够有效刺激初始 T 细胞活化。③发现单核细胞穿过内皮细胞进入组织脏器成为巨噬细胞，是同一个细胞谱系发育的不同阶段，提出单核吞噬细胞系统（mono-phagocytic system，MPS），彻底改变了以往关于网状内皮细胞系统的概念。④发现 T 细胞中的 γδT 细胞和 NKT 细胞，以及 B 细胞中的 B-1 亚群主要参与固有免疫应答。

三、科学免疫学时期

20 世纪 70 年代中后期，在分子生物学、细胞生物学、遗传学等学科的渗透下，科学家们从整体、器官、细胞、分子和基因水平探讨了免疫系统的结构与功能，逐步揭示了抗原受体和抗体分子多样性产生的机制、免疫细胞相互作用和免疫识别的分子基础与机制、免疫细胞发育分化的分子机制等。免疫学取得日新月异的发展，进入科学免疫学时期。

1953 年，James Dewey Watson 和 Francis Grick 发现遗传信息携带者——DNA 的双螺旋结构，开创了生命科学的新纪元。伴随着分子生物学的迅猛发展，分子免疫学也应运而生。人们对免疫应答的研究开始深入到基因水平和分子水平，大量的免疫分子编码基因被成功克隆，新的免疫分子被表达，使得分子免疫学逐步成为免疫学诸多分支中的核心。

1978年，日本分子生物学家Susumu Tonegawa提出免疫球蛋白基因结构和重排理论。Tonegawa运用基因重排技术研究发现，免疫球蛋白C区和V区基因在胚系的DNA中是分隔的。V区包括被分隔的、数目众多的V基因、D基因和J基因片段。V基因、D基因、J基因片段重排是产生抗体多样性的最重要机制。C基因片段决定了免疫球蛋白的类、亚类和型。相同的V基因、D基因、J基因片段按一定顺序分别与不同的C基因片段的重组，成为免疫球蛋白类别转换的遗传学基础。免疫球蛋白基因结构和重排理论促进了T细胞受体基因结构和重排的发现。

1984年，Mark Davis和Chien Saito等成功克隆了T细胞受体（TCR）基因。TCR β链基因与免疫球蛋白重链基因、TCR α链基因与免疫球蛋白轻链基因的结构和重排机制均相似，而且TCR的多样性数量可能比B细胞受体BCR还要多，在此基础上促进了T细胞杂交瘤和T细胞克隆技术的产生。

MHC是哺乳动物基因中基因组数量最多、结构最复杂的基因群。MHC被发现后的半个多世纪，人们对其基因结构、编码蛋白质分子的结构和功能进行了深入研究，直到分子生物学技术的应用，尤其是人类基因组计划的完成，才使得MHC的遗传密码被全面破译。MHC的基因型和表型在群体中具有高度多态性，同一个体识别不同抗原肽能力的差别和在群体中不同个体对同一种抗原（如病原微生物）免疫应答能力的差别都由此形成。

20世纪30年代，George Snell建立了一套同类系小鼠品系模型，发现了在同种移植排斥反应中起重要作用的基因区域即H-2基因系统。H-2基因系统是由许多密切连锁的基因组成的复合体，每个基因座上有多个等位基因存在，该系统被称为主要组织相容性复合体（MHC）。20世纪50年代，法国科学家Jean Dausset发现了与H-2复合体结构和功能相似的人类白细胞抗原（HLA）系统。科学家后续鉴定出多种人类HLA抗原。Baruj Benacerraf用不同品系动物进行研究发现，对某一特定抗原的免疫应答能力受免疫应答基因（Ir基因）控制，并证明Ir基因位于小鼠H-2基因系统中的I区。1974年，Peter Doherty和Rolf Zinkernagel的研究发现，细胞毒性T细胞在识别病毒感染细胞的病毒抗原时存在MHC限制性。这些研究发现为临床肾脏移植和骨髓移植的成功提供了重要的理论支撑。

20世纪80年代，细胞因子的重要生物学功能被进一步研究发现。科学家们克隆出在造血、细胞活化、生长和分化、免疫调节、炎症等许多重要生理与病理过程中发挥重要作用的诸多细胞因子。20世纪90年代，伴随着人类基因组计划的推进和生物信息学的发展应用，新的细胞因子及其受体结构和功能的研究突飞猛进，其科研成果被及时应用到临床医学中，成为免疫生物治疗的一项重要内容。

20世纪末期，科学家们围绕免疫系统为什么针对病原体入侵和组织损伤产生应答，而不对正常自身组织产生应答（即保持免疫耐受）进行研究，从新的角度提出了新的理论。1989年，Charles Jneway提出固有免疫的模式识别理论。1994年，Polly Mtzinge以固有免疫的模式识别理论为基础进一步提出"危险模式"理论。他认为，固有免疫细胞通过其表达的模式识别受体（pattern-recognition receptor，PRR），选择性地识别病原体及其产物所共有的高度保守的分子机构（非己成分），即病原体相关分子模式（pthogen associated molecular pattern，PAMP）后，吞噬病原体、加工与提呈抗原，并在危险信号的参与下，启动适应性免疫应答。

进入21世纪后，对固有免疫受体介导的免疫细胞活化及其信号转导机制的研究成为生物医学领域的一个前沿热点。科学家们研究发现，免疫细胞的信号转导途径十分复杂，不同免疫膜分子介导的信号途径各不相同，反映了免疫应答和免疫调节的复杂性。而且不同信号途径之间存在着交互作用（cross-talking），在信号转导水平上形成了网络。免疫细胞通过其膜表面的免疫受体感应来自细胞外或细胞内的各种刺激。这些刺激参与或调节免疫应答且必须与受体（如TCR、BCR、NK受体、固有免疫模式识别受体、细胞因子受体、黏附分子以及死亡受体等）结合，通过受体介导的信号途径，调节特定基因的表达。免疫细胞信号转导途径的下游是通过活化特定的转录因子，使其进入细胞核，调控基因的表达。这里有一个值得注意的"殊途同归"现象，即不同的信号途径可以激活相同的转录因子。2011年度诺贝尔生理学或医学奖就颁给了从事这个领域研究的免疫学家。

四、免疫学的前景与展望

20世纪以来，免疫学在消灭传染病、诊疗人类感染及非感染性疾病、揭示生命活动规律、推动生物学技术及其产业发展等方面取得了辉煌成就。实践证明，免疫学理论和方法的创新突破，必然会促进生命科学和医学的长足发展，免疫学已成为生命科学和医学的重要前沿学科之一。

以肿瘤免疫为例，进入21世纪后，人们在对肿瘤免疫逃逸的细胞和分子机制有了更加全面的了解和认识的基础上，围绕阻止肿瘤微环境中免疫细胞负性调控状态开发的免疫检查点（immune checkpoint）阻断疗法，以及结合分子生物学技术开发的嵌合T细胞抗原受体（CAR-T）技术等，均在肿瘤免疫治疗临床实践中取得了重要成功。与此同时，人类在深入研究的基础上成功推出了第一个用于肿瘤免疫预防的HPV多价疫苗，对多种相关肿瘤取得了可喜的预防效果。这些基础研究和临床应用的重大进展，不仅极大地丰富了肿瘤免疫学的基础理论，也大大促进了肿瘤免疫诊断和免疫治疗新思路、新技术的不断发展，推动了肿瘤免疫学的快速发展。

目前，免疫学仍然以前所未有的强劲态势向前发展，并呈现出四个显著特征：①基础免疫学的研究更加深入、广泛，免疫学理论体系更加丰富、完善，新的研究方向和热点层出不穷。②免疫学理论联系实际、推动实践的功能更加突显，免疫学的理论、技术和方法被广泛应用于疾病的预防、诊断和治疗，几乎渗透到临床的每一个环节，其价值不容小觑。③免疫学基础研究和应用研究并重推进、双向发力，促进基础免疫学与临床免疫学紧密结合、相辅相成、共同发展。④免疫学与生命科学和医学等诸多学科相互交叉、相互融合，促进免疫学和其他学科都取得较快发展，特别是在推动生物高科技产业化中，免疫学发挥了很好的技术支撑作用。

思考

（1）现代免疫的概念是指机体在识别"自己"和"非己"的基础上，排除"非己"的功能。你知道免疫的三大功能吗？

免疫系统与宿主防御

（2）免疫应答可分为固有性免疫应答和适应性免疫应答。你了解这两类免疫应答的区别吗？

（3）免疫学的发展首先是从与传染病斗争的长期实践中建立起来的，目前免疫学已发展为一门独立的学科，在免疫诊断、免疫预防、免疫治疗方面被广泛应用，是生命科学的前沿学科。你了解免疫学的发展史吗？你能列举在免疫学发展过程中的重大成就吗？

单项选择测试题

1. 免疫的现代概念是（　　）。
   A. 抗感染的防御功能
   B. 机体清除衰老、损伤细胞的功能
   C. 机体识别、杀灭与清除自身突变细胞的功能
   D. 机体在识别"自己"和"非己"的基础上，排除"非己"的功能
   E. 机体耐受的功能

2. 免疫防御功能低下的机体易发生（　　）。
   A. 移植排斥反应　　B. 反复感染　　C. 肿瘤　　D. 超敏反应
   E. 自身免疫性疾病

3. 下列哪种疾病是由于免疫监视功能低下所导致的？（　　）
   A. 超敏反应　　B. 肿瘤　　C. 移植排斥反应　　D. 免疫耐受
   E. 反复感染

4. 下面哪个分子是膜型免疫分子？（　　）
   A. Ig　　B. CK　　C. 补体　　D. MHC 分子
   E. CSF

5. 膜型免疫分子不包括下面哪一项？（　　）
   A. TCR　　B. MHC 分子　　C. AM　　D. CK
   E. BCR

6. 创建杂交瘤技术制备单克隆抗体的学者是（　　）。
   A. Koch 和 Pasteur　　B. Miller 和 Good　　C. Porter 和 Edelman
   D. Tiselius 和 Kabat　　E. Milstein 和 Kohler

7. 下列哪位科学家最早提出克隆选择学说？（　　）
   A. Kohler　　B. Border　　C. Koch　　D. Burnet
   E. Pasteur

8. 首先使用人痘预防天花的是（　　）。
   A. 法国人　　B. 英国人　　C. 中国人　　D. 希腊人
   E. 印度人

9. 用牛痘疫苗接种预防天花的第一个医生是（　　）。
   A. Pasteur　　B. Koch　　C. Behring　　D. Tonigawa
   E. Jenner

10. 免疫对机体（ ）。
    A. 有利无害　　　　B. 有利的　　　　　C. 有害的
    D. 有利也有害　　　E. 正常条件下是有利的，而在异常条件下是有害的
11. 适应性免疫应答（ ）。
    A. 时相是在感染后数分钟至 96 小时　　　B. 可遗传
    C. 具有特异性　　D. 先天获得　　E. 吞噬细胞是主要的效应细胞

（魏晓丽）

第二章 抗 原

当机体内有"非我"异物进入后，机体能够识别"自我"和"非我"，且通过免疫反应排除"非我"异物，从而维持机体内环境的稳定，而这些"非我"异物即为抗原。正常机体对自我组织不会产生免疫反应，从而形成对自我的免疫耐受，而抗原则是免疫反应的靶标。最早对于抗原的认识基于机体外来非己物质。例如，病原生物、过敏原、药物、输血或组织器官的移植；之后逐步认识到免疫系统对自身物质也会因识别而导致疾病产生，如自身免疫病。因此，对于抗原的认识逐步趋于完整。

第一节 抗原的概念与性质

一、抗原的概念

抗原（antigen，Ag）是能与淋巴细胞的 TCR 或 BCR 结合，促使 T 细胞或 B 细胞增殖、分化，产生抗体或效应淋巴细胞，并与之结合，进而发挥免疫效应的物质。抗原具有两种基本特性：一是免疫原性（immunogenicity），即能刺激机体免疫系统产生免疫应答的特性，包括产生抗体和/或效应淋巴细胞；二是抗原性（antigenicity）或免疫反应性（immunoreactivity），即能与相应免疫应答产物（抗体和/或效应淋巴细胞）特异性结合，发生应答反应的性能。例如，乙型肝炎病毒进入机体后，能激发相应抗体和致敏淋巴细胞的形成，乙型肝炎病毒的这种性质称为免疫原性；而在一定的条件下，乙型肝炎病毒与相应抗体结合出现免疫反应，此性质称为免疫反应性。这些由病原微生物诱导产生的相应抗体或淋巴细胞只能与诱导其产生的病原微生物结合，而不能与其他微生物结合的特性，奠定了免疫学诊断的基础。目前，利用这些特性所生产的试剂盒广泛地应用于临床，如乙型肝炎病毒表面抗原的诊断试剂盒。

免疫学定义单独存在时只有免疫反应性而无免疫原性的物质称为半抗原（haptene）或不完全抗原（incomplete antigen），如多糖、类脂、药物及药物代谢产物等。同时，完全抗原（complete antigen）是指同时具有免疫原性和免疫反应性的物质，如各种病原微生物、异种蛋白质等。通常完全抗原即为所定义的抗原。半抗原具有与相应的抗体结合的能力，但本身无法诱导免疫应答。半抗原与大分子载体（carrier）结合后即为完全抗原，从而获得免疫原性，产生特异性抗体或效应 T 细胞（图 2-1），常用载体有大分子蛋白质、多聚赖氨酸等。

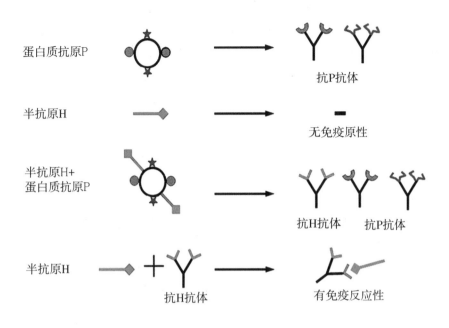

图 2-1 半抗原和载体的作用示意

二、抗原的免疫原性

抗原为诱导机体产生免疫反应的起始因子。通常影响抗原诱导免疫反应的主要因素包括抗原物质本身、机体的应答能力和免疫方式。

（一）异物性

影响抗原免疫原性的本质是异物性（foreignness），这是抗原的特性。异物性是指抗原的化学结构与宿主的自身成分不同，或机体的淋巴细胞在胚胎期从未与它接触过。例如，马血清与人血清中的抗原物质化学结构不同，机体从胚胎期以来从未与之接触过，故马血清对人来说是异物。免疫学所指的异物主要包括异种物质、同种异体物质，以及化学结构改变和与免疫系统隔绝的自身物质。

1. 异种物质

对人体而言，微生物及其代谢产物、异种动物血清蛋白或组织细胞等均为良好的抗原性物质，可刺激机体产生免疫应答。一般情况下，与宿主间的种属亲缘关系越远、组织结构差异越大的抗原物质，其免疫原性就越强。例如，牛血清蛋白对鸡来说是强抗原，对马则是弱抗原。

2. 同种异体物质

不同个体之间即使为同一种属，但由于不同的遗传基因，其相同组织或细胞表面的化学组成或结构也是有差异的，这些同种异体物质具有较强的免疫原性，可刺激机体产生免疫应答。例如，人类红细胞表面血型物质和组织细胞表面存在的主要组织相容性抗原是医学上重要的同种异体物质。

3. 改变和隐蔽属性的自身物质

机体通常对自身组织成分具有耐受性，不具有免疫原性，但在特定条件下，如烧伤、各种感染、化学药物或辐射等作用，自身成分发生改变或一些隐蔽的自身物质（即与免疫系统隔离的自身物质）得以释放入血，可被机体免疫系统视为异物而成为自身抗原，从而引起免疫应答。例如，正常情况下，眼晶状体蛋白与免疫系统解剖位置隔绝，由于外伤溢出而导致与免疫系统接触，可诱发免疫应答，引起交感性眼炎。

（二）抗原的理化性状

1. 分子量大小

通常情况下抗原分子量越大，免疫原性就越强。一般来说，具有免疫原性的抗原分子量至少大于 4 kD，分子量 10 kD 以上的物质通常是良好的抗原，强免疫原的分子量往往大于 100 kD。多数蛋白质都是较好的抗原，而其中小分子抗原免疫原性较弱甚至无。但分子量并非绝对因素，分子结构的复杂性对免疫原性的影响同样至关重要。例如，明胶分子量高达 100 kD，结构简单，由直链氨基酸组成，因其缺乏苯环氨基酸，在体内易被降解，故免疫原性很弱；而一些小分子多肽如胰岛素，分子量只有约 5.7 kD，但含复杂的芳香族氨基酸，能刺激机体产生相应的免疫应答，具有一定的免疫原性。

抗原之所以为大分子物质，是因为其具有化学结构复杂、表面抗原决定簇较多，且化学结构相对稳定、不易被降解、能在体内停留较长时间、具有持续刺激机体淋巴细胞以完成免疫应答等特点。

2. 化学性质、化学组成和化学结构

目前未发现无机物具有免疫原性。在有机物中，最有效的抗原是蛋白质，多糖只具有较弱的免疫原性，脂类物质和核酸分子一般不能诱导免疫应答。活化淋巴细胞中的染色质、DNA 和组蛋白都具有免疫原性，能诱导自身抗核抗体的生成。抗原性物质必须有一定的化学组成和结构，通常，抗原分子的结构越复杂，免疫原性就越强。天然蛋白质（如单纯的蛋白质、糖蛋白、核蛋白或脂蛋白）结构相对复杂，均为良好的抗原。蛋白质免疫原性的强弱还取决于氨基酸的种类和组成。一般情况下，含有大量芳香族氨基酸的蛋白质免疫原性明显高于以非芳香族氨基酸为主的蛋白质，而含有酪氨酸的蛋白质往往具有更强的免疫原性。明胶由于结构相当简单，其免疫原性很弱，如果在其分子上连接少量酪氨酸，可显著增强其免疫原性。多糖分子的单糖数目和类型决定其免疫原性的强弱，通常结构复杂的多糖免疫原性较强，反之较弱。核酸免疫原性很弱，如将其与蛋白质载体结合后可刺激机体产生免疫应答。

3. 分子构象和物理状态

一种抗原由于变性或结构松散引起构象改变，虽然通常并不失去免疫原性，但由于某些原有表位丢失或新的表位出现可导致其免疫原性的改变。抗原分子的物理状态也会影响其免疫原性。通常聚合状态时较单体状态时免疫原性强，颗粒性抗原比可溶性抗原的免疫原性强。因此，如想改变免疫原性弱的抗原，可采用聚合或吸附大颗粒载体的方式，增强其免疫原性。

4. 抗原表位的易接近性

易接近性是指抗原分子表面的特殊化学基团与淋巴细胞表面抗原受体相互接触的难易程度。实验研究发现，易接近性取决于抗原分子中特殊化学基团的分布部位。抗原分子中氨基酸残基存在于侧链分子表面者，免疫原性强；反之，氨基酸残基存在于侧链分子内部者，免疫原性较弱。

（三）宿主的应答能力

1. 遗传因素

遗传基因（主要是 MHC 基因）能够控制机体对某种物质的应答能力。机体对抗原物质的应答能力取决于是否具有免疫原性或其免疫原性的强弱。例如，纯化多糖对人和小鼠具有免疫原性，而对豚鼠则不能引起免疫应答。近年来研究发现：同一物种不同品系接受同一抗原刺激时，有些品系能发生免疫应答而产生抗体，为高应答品系；有些品系则不能产生或只产生微量抗体，为无或低应答品系。这表明由于个体遗传因素的差异，对同一种抗原的应答能力也不同。MHC 基因在多种遗传因素中是控制个体免疫应答质和量的关键因素。

2. 年龄、性别和健康状态

宿主的年龄、性别和健康状态也会影响机体对抗原的应答能力。通常情况下，青壮年比幼年和老年的免疫功能强，如新生儿和婴儿对多糖类抗原不产生免疫应答，故易发生细菌感染；而感染或免疫抑制剂能干扰和抑制机体对抗原的应答。动物实验证明，雄性动物比雌性动物的抗体生成量少，但孕期动物的应答能力却显著受到抑制。

（四）免疫方式

抗原性物质免疫原性的强弱还取决于抗原的免疫途径、抗原剂量、免疫次数以及免疫佐剂的选择等因素。抗原人工免疫时可因进入机体途径的不同而产生不同的免疫效果，多数抗原须经非消化道途径进入机体才能产生良好的免疫效果，免疫效果依次为皮内注射＞皮下注射＞肌内注射＞腹腔注射（仅限于动物）＞静脉注射。抗原经口服用则易被消化、降解而失去免疫原性，但如果是用于刺激肠黏膜相关淋巴组织产生分泌型 IgA 的抗原物质，适当处理后，能通过口服产生良好的免疫效果。每种抗原均有其最适剂量，太高或太低则诱导免疫耐受。大部分抗原需要多次免疫才能产生明显的免疫效果，所以免疫次数和时间间隔各有特点，需严格要求；还要选择合适的免疫佐剂，以增强机体对抗原的免疫应答能力。

第二节　抗原的特异性

抗原的特异性（antigenic specificity）是指某种抗原只能激活相应的淋巴细胞产生针对该抗原的特异性抗体和/或效应细胞，并且这种抗原只能与相应的免疫应答产物发生特异性结合反应的特性。这种特性既表现在免疫原性上，也表现在免疫反应性上。例如，用破伤风梭菌免疫机体，只能刺激具有相应抗原受体的淋巴细胞产生针对破伤风梭菌的抗体，这种特异性抗体只能与破伤风梭菌结合发生反应，而不能与痢疾杆菌或其他抗原性物质发生反应。抗原特异性是免疫应答和免疫反应中最重要的特性，也为免疫学预防和诊断奠定了重要的理论依据。

1930 年，Landsteiner 在研究抗原特异性时，用几种已知的化学基团（半抗原）如对氨基苯甲酸、对氨基苯磺酸、对氨基苯砷酸和苯胺，通过偶氮化作用，分别与同一种载体蛋白结合组成人工结合抗原，免疫动物后，取抗血清（抗体）分别与上述已知的半抗原进行体外反应。实验证明，带不同酸基的化学基团只能与其相应抗血清结合，而不能与其他抗血清反应（表2-1）。这表明含不同酸基的化学基团的特性决定了抗原抗体反应的特异性。

表2-1 不同化学基团对半抗原-抗体反应特异性的影响

抗体	半抗原			
	苯胺	对氨基苯甲酸	对氨基苯磺酸	对氨基苯砷酸
苯胺抗体	++++	-	-	-
对氨基苯甲酸抗体	-	++++	-	-
对氨基苯磺酸抗体	-	-	++++	-
对氨基苯砷酸抗体	-	-	-	++++

注："-"表示无反应；"++++"表示反应明显。

用氨基苯甲酸对位、间位和邻位三种异构体分别与同一载体蛋白结合后，获得的抗血清与相应的结合抗原发生反应，同样显示：氨基苯甲酸的三种异构物半抗原只能与相应的抗体特异性结合，这表明抗原的特异性不仅取决于抗原分子表面特殊化学基团的性质和种类，还取决于空间位置。

一、抗原表位的概念和类型

抗原表位（epitope）是指抗原分子中决定抗原特异性的特殊化学基团，又称抗原决定基（antigenic determinant），是与相应抗体或淋巴细胞表面的 TCR、BCR 特异性结合的基本结构。抗原表位可激发免疫应答，通常由 6～19 个氨基酸残基、5～7 个多糖残基或核苷酸组成。因此，抗原表位是免疫应答特异性的物质基础，其性质、数目和空间构象决定着抗原的特异性。

免疫学中的表位、抗原决定基、半抗原具有相同的含义，是同一结构的不同名称。一种抗原分子可以有单一表位，体现单一特异性，一般情况下，多数天然抗原均具有多种不同的表位而体现出多种不同的特异性。表位可根据所在位置分为功能性表位，即位于抗原物质表面的表位，其易与抗原识别受体或抗体结合；隐蔽性表位，即位于分子内部的表位。若隐蔽性表位因理化因素或酶解修饰而暴露出来，可成为功能性表位，诱发免疫应答。表位根据其结构可分为线性表位和构象表位，一段序列相连续的氨基酸片段，位于抗原分子表面或内部，主要由 T 细胞识别，少量由 B 细胞识别即为线性表位；而序列上不相连的多肽或多糖，由空间构象形成的表位，一般位于分子表面，由 B 细胞或抗体识别即为构象表位（图2-2）。

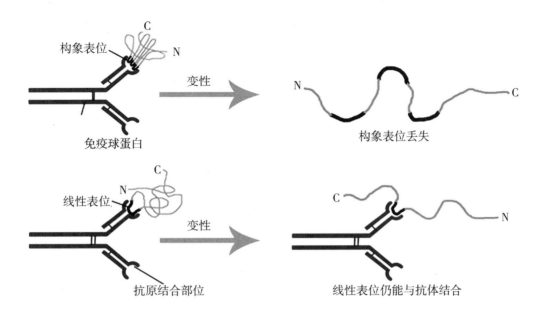

图2-2 线性表位与构象表位模式

表位还可根据 T 细胞、B 细胞所识别的抗原表位不同分为 T 细胞表位和 B 细胞表位。T 细胞表位为蛋白质分子中被 MHC 分子提呈并被 TCR 识别的肽段,含有 9～17 个氨基酸残基,一般为隐蔽性线性表位;B 细胞表位为抗原中被 BCR 和抗体分子识别的部位,由 3～5 个在空间上毗邻的氨基酸残基侧链组成,也可以是大分子中的糖苷、脂类及核苷酸决定簇,为功能性构象表位或线性表位。

抗原结合价为一个抗原分子上能与相应抗体发生特异性结合的功能性表位的总数。多数天然抗原分子表面具有许多相同和不同的表位,结构相当复杂,每一种功能性表位可诱导产生特异性抗体,每一种表位能与相应的抗体分子结合,因此,天然抗原均为多价抗原。单价抗原只有一个表位,只能与一个抗体分子中的一个抗原结合部位结合。

二、共同表位及交叉反应

共同抗原为两种不同的抗原分子所具有的相同或相似的表位,又称共同表位。出现于亲缘关系很近的生物之间的共同抗原称为类属抗原,例如,伤寒杆菌和副伤寒杆菌的菌体抗原;而出现于不同种属生物之间的共同抗原称之为异嗜性抗原。

交叉反应为抗原或抗血清除了能与相应抗血清或抗原发生特异性反应外,还能够与其他抗血清或抗原发生的反应,它们通常含有共同抗体或共同表位。例如,甲、乙两种细菌具有某种相同的表位,由这两种细菌刺激机体产生的抗血清(即抗体),不但能够分别与刺激它们产生的甲、乙两种细菌特异性结合,而且能与对方即乙细菌或甲细菌发生反应。不过,该种交叉反应的能力低于该细菌抗原与相应抗血清之间的反应能力(图2-3)。

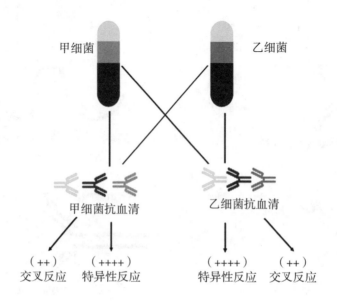

图2-3 共同表位及交叉反应

交叉反应具有多方面的生物学意义：在进行免疫诊断或鉴定时，要排除交叉反应导致的干扰；明确某些病原微生物的免疫应答导致对人体免疫损伤的原因，例如，机体感染链球菌导致风湿性心脏病，其病因就是链球菌与心肌有共同抗原，诱导免疫反应导致机体攻击心肌所致；利用不同微生物之间的交叉反应协助诊断。

第三节 抗原的种类和特点

抗原种类繁多，分类方法各异，较常用的有以下几种分类方法。

一、根据抗原来源与机体亲缘关系分类

（一）异种抗原

异种抗原（xenoantigen）是指来自另一物种的抗原性物质，包括各种病原微生物及其代谢产物、免疫血清等。

1. 病原微生物

病原微生物如细菌、支原体、病毒、真菌和原虫等均为良好的抗原。它们虽然结构简单，但化学组成复杂，含有多种不同性质的蛋白质以及与蛋白质结合的多糖和类脂，是由多种不同抗原成分组成的复合体。它们可作为微生物鉴定、分型的依据，在致病机制的研究及疫苗制备上也有重要意义。

2. 细菌外毒素和类毒素

外毒素是细菌在生长代谢过程中分泌释放到菌体外的一些毒性物质。其毒性极强，且具有高度选择性，能引起各种不同的临床表现和病变，如肉毒杆菌外毒素。外毒素通常为

蛋白质，能刺激机体产生相应的抗毒素即抗体，具有很强的免疫原性。类毒素是经 0.3%~0.4% 甲醛溶液处理后的外毒素，保留原有的免疫原性但丧失了毒性作用，其可应用于人工主动免疫，预防由外毒素引起的疾病。常用的类毒素有破伤风类毒素等。

3. 动物免疫血清

抗毒素是抗毒素抗体的简称，主要用于临床治疗由细菌分泌的外毒素引起的疾病。抗毒素抗体通常是用类毒素免疫动物制备的，这种动物的免疫血清（含抗毒素）对人体具有双重作用：①可提供特异性抗毒素抗体，与体内相应的外毒素结合，用于防治疾病；②可刺激机体产生抗体，可能诱发超敏反应性疾病。因此，使用动物免疫血清之前，必须进行皮肤过敏试验。

（二）同种异型抗原

同种异型抗原（alloantigen）是来自同一种属但基因类型不同的其他个体的抗原性物质。ABO 血型抗原、Rh 血型抗原和人类白细胞抗原（human leukocyte antigen，HLA）系统均为人类重要的同种异型抗原。

1. ABO 血型系统

人类血型是根据人类红细胞膜表面所含抗原不同而分类的，人类血型根据 A、B 抗原种类的不同可分为四种类型，包括 A 型、B 型、O（H）型和 AB 型。A 型血和 B 型血红细胞膜上分别只表达 A 抗原或 B 抗原，则对应为 A 型或 B 型；红细胞膜上表达 A 和 B 两种抗原为 AB 型血；红细胞膜上既无 A 抗原又无 B 抗原，则为 O 型血，但含有 A 抗原、B 抗原的前体——H 物质。人类血清中通常不应含有与其本人血型相对应的天然血型抗体，ABO 血型的天然抗体为 IgM，无法通过胎盘。A 型血人血清中含有抗 B 抗体，B 型血人血清含有抗 A 抗体，AB 型血人既无抗 A 抗体又无抗 B 抗体，而 O 型血人具有抗 A 和抗 B 两种抗体。

ABO（H）抗原物质除了存在于人红细胞膜上，也广泛分布于其他组织细胞表面。此外，在唾液、精液、胃液、尿液、乳汁和胆汁等体液中也可检出。

2. Rh 血型系统

研究发现，用恒河猴（Rhesus Macacus）红细胞免疫家兔后获得的免疫血清可与多数人的红细胞发生凝集，说明在恒河猴红细胞和人类红细胞表面具有某些相同的抗原成分，被命名为 Rh 抗原。Rh 阳性是因为人类红细胞表面有 Rh 抗原，缺乏 Rh 抗原者为 Rh 阴性。

3. HLA 系统

人类主要组织相容性抗原系统因首先在外周血白细胞表面被发现，故称其为人类白细胞抗原（HLA）系统。HLA 根据其结构可分为 HLA Ⅰ 类抗原和 HLA Ⅱ 类抗原。HLA 系统主要参与提呈抗原、引起同种移植排斥反应、免疫应答的遗传控制等。

（三）自身抗原

自身抗原（autoantigen）是指能引起自身免疫应答的自身组织成分。通常情况下，机体对绝大多数自身成分不产生免疫应答，即天然免疫耐受。在某些因素作用下，体内有些自身成分可刺激机体产生免疫应答。如在某些理化、生物因素作用下自身成分发生改变而成为新抗原；或者由于手术、外伤、感染使某些隐蔽的从未与自身免疫系统接触过的成分被释放进入血液或淋巴，激活自身淋巴细胞引起自身免疫应答。

1. 隐蔽的自身抗原

隐蔽的自身抗原是指正常情况下与血流和免疫细胞相对隔绝的自身组织成分，主要包括甲状腺球蛋白、眼晶状体蛋白、眼葡萄膜色素蛋白、神经髓鞘磷脂碱性蛋白和精子等。这些隐蔽自身抗原所处解剖位置特殊，在胚胎期未曾与自身淋巴细胞接触，因此机体对其未能建立免疫耐受。如果由于外伤、感染或手术不慎等使这些物质进入血流，可引起自身免疫应答，从而导致自身免疫病的发生。

2. 改变（修饰）的自身抗原

在某些特定的理化和生物因素（微生物感染、化学药物和电离辐射等）导致自身组织细胞结构发生改变或暴露出新的抗原决定基时，这些改变的自身抗原可刺激机体产生免疫应答，从而引起自身免疫病。如自身免疫性贫血，主要是由于服用甲基多巴类药物后，使红细胞表面化学结构发生改变，出现新的抗原决定基，从而引起机体产生免疫应答。

（四）异嗜性抗原

异嗜性抗原（heterophilic antigen）是一类与种属特异性无关的，存在于人、动物、植物和微生物之间的共同抗原。异嗜性抗原在医学实践中的意义：①可用于临床协助诊断，如引起斑疹伤寒的立克次体与变形杆菌 OX19、OX2 有共同抗原成分，临床可采用相应的变形杆菌为抗原，与斑疹伤寒病人血清做凝集试验即外-斐试验，进行辅助诊断。②与临床某些免疫性疾病发生有关，例如，乙型溶血性链球菌的某些抗原与人肾小球基底膜、心瓣膜和心肌组织有共同抗原，因此，在感染乙型溶血性链球菌后，有诱发心肌炎、肾小球肾炎或风湿病等的可能；而导致溃疡性结肠炎发生的原因可能是大肠杆菌 O14 型的脂多糖与人结肠黏膜之间存在共同抗原。

二、根据抗原刺激机体产生抗体是否依赖 T 细胞分类

（一）T 细胞依赖性抗原（T-dependent antigen，TD-Ag）

T 细胞依赖性抗原又称胸腺依赖性抗原（thymus dependent antigen，TD-Ag），指需在抗原提呈细胞参与及 T 细胞辅助下，才能刺激 B 细胞产生抗体的抗原。TD-Ag 主要包括病原微生物及其代谢产物、血细胞和血清蛋白等。它分子较大，结构复杂，表位种类繁多且分布不规则。

（二）非 T 细胞依赖性抗原（T-independent antigen，TI-Ag）

非 T 细胞依赖性抗原又称胸腺非依赖性抗原（thymus independent antigen，TI-Ag），指直接刺激 B 细胞产生抗体，无须 T 细胞辅助的抗原。TI-Ag 包括两类：TI-1 抗原和 TI-2 抗原。TI-Ag 结构简单，重复出现同一表位，排列密集，能与 B 细胞表面相应抗原受体牢固结合，引起受体交联导致 B 细胞活化。

TD-Ag 与 TI-Ag 的特性比较见表 2-2。

表 2-2 TD-Ag 与 TI-Ag 的特性比较

性状	TD-Ag	TI-Ag
组成	B 细胞和 T 细胞表位	重复 B 细胞表位
T 细胞辅助	必需	无须
MHC 限制性	有	无
诱导产生的 Ig 类型	IgM、IgG、IgA	IgM
免疫记忆	有	无
免疫应答类型	体液免疫和细胞免疫	体液免疫

三、根据是否在抗原提呈细胞内合成分类

（一）外源性抗原（exogenous antigen）

外源性抗原指非抗原提呈细胞自身所产生的抗原，通常是被细胞摄取进入，再酶切为抗原肽与 MHC Ⅱ 类分子结合，提呈给 $CD4^+T$ 细胞识别。

（二）内源性抗原（endogenous antigen）

内源性抗原指在抗原提呈细胞和靶细胞内合成的抗原，无须细胞的摄取，主要包括病毒抗原、肿瘤抗原等。通常此类抗原在抗原提呈细胞内被加工为抗原肽，并与 MHC Ⅰ 类分子结合成复合物，提呈给 $CD8^+T$ 细胞识别。

四、其他分类

根据抗原产生方式分为天然抗原和人工合成抗原；根据抗原参与的免疫病理过程分为移植抗原、肿瘤抗原及变应原、耐受原等；根据抗原的理化性质分为蛋白抗原、多糖抗原、多肽抗原、颗粒性抗原、可溶性抗原等。

第四节 非特异性免疫刺激剂

一、丝裂原

丝裂原（mitogen）亦称有丝分裂原，可致细胞被激活并发生有丝分裂的物质。研究发现，植物种子中提取的糖蛋白或细菌的结构成分是有丝分裂原的主要组成。因淋巴细胞表面有多种丝裂原受体（表 2-3），所以丝裂原不是通过抗原识别受体激活 T 淋巴细胞、B 淋巴细胞，而是与相应受体结合产生增殖反应的。利用丝裂原这一性质可在体外检测淋巴细胞的应答能力，借以评估机体的免疫功能。

表2-3 作用于人和小鼠T淋巴细胞、B淋巴母细胞的丝裂原

丝裂原	人		小鼠	
	T细胞	B细胞	T细胞	B细胞
ConA（刀豆蛋白A）	+	-	+	-
PHA（植物血凝素）	+	-	+	-
PWM（商陆丝裂原）	+	+	+	-
LPS（脂多糖）	-	-	-	+
SPA（葡萄球菌蛋白A）	-	+	-	-

二、超抗原

超抗原（superantigen，SAg）是一类可直接结合抗原受体，多克隆激活大量T细胞或B细胞，并诱导强烈免疫应答的物质。它与普通抗原（只能激活极少数具有抗原特异性受体的T细胞或B细胞克隆）和有丝分裂原（可非特异性激活几乎全部的T细胞或B细胞）作用机理均不相同。超抗原与普通抗原的特性比较见表2-4。

表2-4 超抗原与普通抗原的特性比较

性状	超抗原	普通抗原
化学性质	细菌外毒素、逆转录病毒蛋白等	普通蛋白质、多糖等
MHC结合部位	非多态区	多态区肽结合槽
MHC限制性	无	有
应答特点	直接刺激T细胞	APC处理后被T细胞识别
反应细胞	$CD4^+$ T细胞	T细胞、B细胞

超抗原可分为T细胞超抗原和B细胞超抗原。前者包括大多数细菌产物（如金黄色葡萄球菌肠毒素A-E）和一些病毒成分（如小鼠乳腺肿瘤病毒蛋白），后者包括金黄色葡萄球菌蛋白A（staphylococcus protein A，SPA）和人类免疫缺陷病毒gp120等。

超抗原免疫识别时无须APC的加工处理，而以完整的蛋白质形式借助MHC结合位点直接与APC上MHC Ⅱ类分子的肽结合槽的外侧结合，形成超抗原-MHC复合物；借助T细胞表位，与T细胞上的TCR Vβ结合（图2-4）。超抗原可引起机体免疫功能紊乱，参与多种疾病的发病过程。

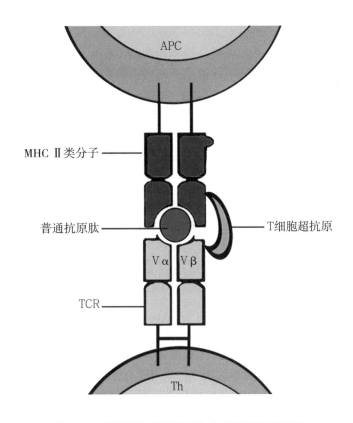

图 2-4 超抗原和普通抗原与免疫细胞作用示意

三、免疫佐剂

免疫佐剂（immunologic adjuvant）指某些与抗原同时或先于抗原注入机体后，可非特异性增强机体对抗原的免疫应答能力或改变免疫应答类型的物质。免疫佐剂常用于预防接种及制备免疫血清，也用于抗肿瘤与抗感染的辅助治疗。

（一）佐剂的种类

（1）化合物：包括氢氧化铝、明矾、人工合成的双链多聚肌苷酸［胞苷酸（poly I：C）］、双链多聚腺苷酸［尿苷酸（poly A：U）］、弗氏佐剂、矿物油和植物油等。

（2）生物制剂：微生物及其产物如结核杆菌、卡介苗、短小棒状杆菌、百日咳等。

目前动物实验中最常用的佐剂是弗氏佐剂，可分为弗氏不完全佐剂和弗氏完全佐剂。通常，弗氏佐剂主要诱导产生 IgG 类抗体，明矾佐剂易诱导产生 IgE 类抗体。弗氏不完全佐剂是由乳化剂如羊毛脂或吐温 80 和油剂（如液状石蜡或花生油等）混匀而成，将其与水溶性抗原充分混合形成油包水乳剂后，可用来免疫动物。当弗氏不完全佐剂中加入死的结核杆菌，就成为弗氏完全佐剂。弗氏完全佐剂作用较强，但在注射局部易形成肉芽肿和持久性溃疡。

（二）佐剂的作用

（1）增强抗原的免疫原性，可使无免疫原性或免疫原性微弱的物质变为有效的抗原。如许多合成多肽单独注射无免疫原性，当与弗氏佐剂合用时，则可产生免疫原性或免疫原性大大增强。

(2) 增强体液免疫应答能力，可提高机体初次和再次免疫应答的抗体滴度。

(3) 改变抗体产生的类型，如给豚鼠注入鸡卵白蛋白可产生 IgG 类抗体，若与佐剂同时注入，则产生 IgM 类抗体。

(4) 诱导产生或增强迟发型超敏反应。

（三）佐剂的作用机制

佐剂的作用机制尚未完全明了，不同佐剂的作用机制也不尽相同，其可能的作用机制如下。

(1) 促进单核-巨噬细胞对抗原的吞噬，增强其对抗原的加工处理和提呈。

(2) 改变抗原物理性状，形成抗原储存库，使抗原缓慢释放，延长抗原在体内的存留时间。

(3) 非特异地刺激淋巴细胞增殖分化，促进免疫细胞间的相互作用，增强和扩大机体免疫应答能力。

> **讨论**：基于对抗原特异性应答认识的进步，发展出了疾病免疫诊断、免疫预防、免疫治疗的方法，推进了临床医学的进步。其中，疫苗就是将抗原的免疫特性应用于疾病防治的最经典例子。你认为从预防性疫苗到治疗性疫苗会有怎样的变革？

思考

(1) 抗原（Ag）是能与淋巴细胞的 TCR 或 BCR 结合，促使 T 细胞或 B 细胞增殖、分化，产生抗体或效应淋巴细胞，并与之结合，进而发挥免疫效应的物质。抗原具有哪两种基本特性？如何利用其特性解释什么是半抗原？

(2) 抗原分子中决定抗原特异性的特殊化学基团是抗原表位，表位有哪些分类？它的分类依据是什么？

(3) 根据抗原刺激机体产生抗体是否依赖 T 细胞分类，分为 T 细胞依赖性抗原（TD-Ag）和非 T 细胞依赖性抗原（TI-Ag），它们两者有哪些不同？

单项选择测试题

1. 凡具有强免疫原性的物质，分子量一般为（　　）。
   A. 100 kD　　B. <10 kD　　C. <4 kD　　D. ≥10 kD
   E. 10 kD

2. 同一种属不同个体的抗原性物质是（　　）。
   A. 异种抗原　　B. 独特型抗原　　C. 自身抗原　　D. 超抗原
   E. 同种异型抗原

3. 异嗜性抗原也就是（　　）。
   A. 完全抗原　　　　B. 共同抗原　　　　C. 半抗原
   D. 同种异型抗原　　E. 改变的自身抗原
4. 抗原的特异性取决于（　　）。
   A. 抗原决定基的数目
   B. 抗原决定基的性质、数目和空间构象
   C. 抗原的分子量
   D. 抗原的异物性
   E. 抗原的免疫反应性
5. 只具有与抗体结合的能力，而单独不能诱导抗体产生的物质是（　　）。
   A. 半抗原　　　　B. 完全抗原　　　　C. 胸腺非依赖性抗原
   D. 胸腺依赖性抗原　E. 自身抗原
6. 下列物质中免疫原性最强的是（　　）。
   A. 蛋白质　　　　B. 半抗原　　　　C. 多糖　　　　D. 脂类
   E. 核酸
7. 决定抗原与抗体反应特异性的物质基础是（　　）。
   A. TI-Ag　　　　B. TD-Ag　　　　C. 佐剂　　　　D. 载体
   E. 抗原决定基
8. 对人体既是抗原又是抗体的物质是（　　）。
   A. 马抗破伤风血清　　　　　　B. 干扰素
   C. 具有免疫活性的淋巴细胞　　D. HLA
   E. 细菌外毒素
9. 抗体对具有相同或相似决定基的不同抗原的反应称为（　　）。
   A. 非特异性反应　B. 过敏反应　　C. 交叉反应
   D. 特异性反应　　E. 以上都是
10. 刺激 B 细胞产生抗体时需要 Th 细胞辅助的抗原是（　　）。
    A. 胸腺依赖性抗原　B. 胸腺非依赖性抗原　C. 异种抗原　　D. 自身抗原
    E. 半抗原

（况南珍）

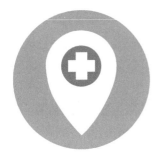

第二编 | 免疫系统的组成

第三章　免疫器官和组织

免疫系统（immune system）是机体执行免疫功能的重要物质基础，主要由淋巴器官、淋巴组织、免疫细胞及免疫分子等组成。免疫器官又称淋巴器官，包括中枢淋巴器官（胸腺和骨髓）和外周淋巴器官（淋巴结、脾和扁桃体等）。它们在体内广泛分布，经血液循环和淋巴循环相互联系，构成免疫系统的有机整体。淋巴组织又称免疫组织，是外周淋巴器官的重要组成部分，广泛分布于呼吸道和消化道等处。本章重点介绍免疫器官和组织的结构及功能，免疫细胞和免疫分子将在后续相关章节分别介绍。人体的免疫器官和组织如图3-1所示。

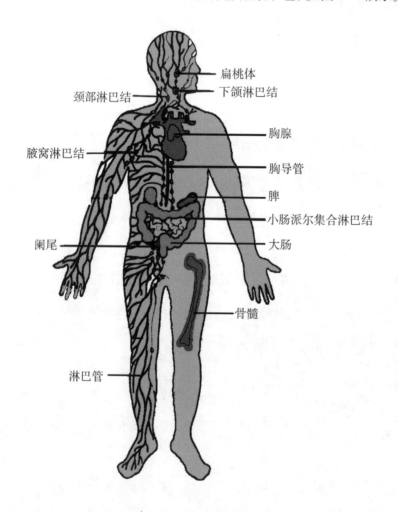

图3-1　人体的免疫器官和组织

第一节 中枢免疫器官

中枢免疫器官（central immune organs）又称初级淋巴器官（primary lymphoid organ），主要包括胸腺和骨髓（法氏囊，禽类独有），是免疫细胞发生、分化、发育、成熟的场所。

一、胸腺

胸腺（thymus）位于胸骨柄后方的上纵隔内，是T细胞分化、发育、成熟的场所。胸腺的大小和结构随年龄的增长有明显改变：胚胎期至2岁胸腺质量为10～15 g，是发育最快的时期；2岁至青春期胸腺增长速度减慢，质量为30～40 g；青春期以后胸腺退变萎缩，大部分被脂肪组织所替代。

（一）胸腺的结构

胸腺是实质性器官，表面包有结缔组织被膜，它与胸腺内结缔组织形成的小叶间隔相连。小叶间隔将胸腺分成许多不完全分隔的小叶，其直径约为1～2 mm。胸腺内除大量的胸腺细胞外，尚有一些胸腺的基质细胞，包括胸腺上皮细胞、树突状细胞、巨噬细胞、嗜酸性粒细胞、肥大细胞、成纤维细胞等，它们参与构成胸腺细胞发育分化的微环境。小叶周边部的胸腺细胞密集，染色较深，称为皮质；小叶中央部染色较浅，称为髓质。由于小叶间隔不完整，相邻小叶的髓质相互通连（图3-2）。

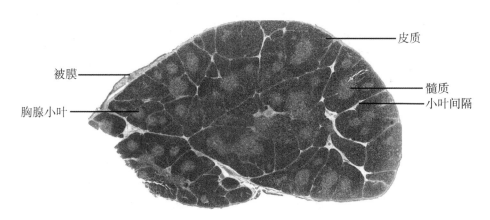

图3-2A 胸腺整体结构（HE染色）

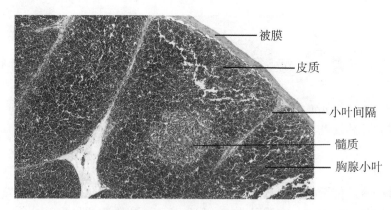

图 3-2B 胸腺（低倍，HE 染色）
图 3-2 胸腺的结构

1. 皮质（cortex）

胸腺皮质主要以胸腺上皮细胞（thymic epithelial cell，TEC）为支架，含有密集的胸腺细胞和少量巨噬细胞等。

胸腺皮质染色较深，内部 85%～90% 的细胞是胸腺细胞（主要是未成熟 T 细胞），并含有少量 TEC、巨噬细胞及树突状细胞等。皮质内约有 95% 的胸腺细胞将被淘汰而凋亡，只有约 5% 进入胸腺髓质继续分化成熟。皮质分浅皮质区（outer cortex）和深皮质区（inter cortex）。浅皮质区内的胸腺上皮细胞可包绕胸腺细胞，称为胸腺抚育细胞（thymic nursing cell），可产生促进胸腺细胞分化发育的激素和细胞因子。胸腺深皮质区主要为体积较小的皮质胸腺细胞。

胸腺细胞（thymocyte）即胸腺内分化发育的前 T 细胞，是由骨髓中的造血干细胞经血流进入胸腺后分裂分化而来。靠近被膜下及小叶间隔周围皮质浅层的胸腺细胞较大而幼稚，常见分裂象；皮质深层的胸腺细胞较小而成熟，并常见退化的胸腺细胞。在皮质内增殖的胸腺细胞大部分（约 95%）凋亡，被巨噬细胞吞噬，仅小部分成熟为 T 细胞（初始 T 细胞），并穿入位于皮质与髓质交界处的毛细血管后微静脉，经血流迁移到周围淋巴器官的特定区域。

2. 髓质（medulla）

胸腺髓质含有较多的胸腺上皮细胞、少量初始 T 细胞，故其染色较浅。髓质常见椭圆形或不规则形的胸腺小体（thymic corpuscle），又称哈索尔小体（Hassall corpuscle），是由数层扁平的胸腺上皮细胞呈同心圆状排列而成。胸腺小体外周的细胞较幼稚，细胞核清晰，胞质嗜酸性；小体中心的细胞核消失，已变性解体。小体内还常见巨噬细胞、嗜酸性粒细胞和淋巴细胞。胸腺小体的上皮细胞不分泌激素，其功能尚不太明确。胸腺小体在胸腺发生炎症或肿瘤时消失。缺乏胸腺小体的胸腺不能培育出成熟 T 细胞。

（二）胸腺的功能

（1）胸腺的主要功能是使 T 细胞发育成熟。若将新生小鼠的胸腺切除，宿主成年之后会因缺乏 T 细胞而使淋巴结和脾脏的胸腺依赖区不能发育，丧失细胞免疫应答能力，不能排斥异体移植物，机体产生抗体的能力也显著降低。如在出生后数周切除胸腺，则对免疫功能影响不显著，因为出生后已有大量的 T 细胞播散到周围淋巴器官，已能完成一定的免疫功能。若对已切除胸腺的新生小鼠进行胸腺移植，则免疫功能可以得到明显改善。

（2）胸腺基质细胞、细胞因子及黏附分子共同构成了胸腺内微环境，成为决定 T 细胞分化、增殖和选择性发育的重要条件。其中胸腺上皮细胞可分泌胸腺素（thymosin）和胸腺生成素（thymopoietin）诱导胸腺细胞分化；还可分泌多种细胞因子，如 SCF、IL-1、IL-2、IL-6、IL-7、TNF-α、GM-CSF、趋化因子等，调节胸腺细胞的发育和细胞间相互作用，参与胸腺细胞分化和迁移。

（3）在胸腺内发育过程中，自身反应性 T 细胞通过其抗原受体（TCR）与胸腺基质细胞表面表达的自身抗原肽——MHC 复合物发生高亲和力结合，可引发阴性选择，并启动细胞程序性死亡，导致自身反应性 T 细胞克隆消除或被抑制，形成对自身抗原的中枢免疫耐受。胸腺异常时，胸腺细胞不能发育，不能产生功能性 T 细胞，阴性选择机制发生障碍，诱导自身免疫耐受不能建立与维持，可导致自身免疫病发生。

二、骨髓

骨髓（bone marrow）位于骨髓腔，是各类血细胞发生和分化的场所，也是人和哺乳动物 B 细胞发育成熟的场所。

（一）骨髓的结构

骨髓是人体最大的造血器官。根据其颜色的不同，分为红骨髓（red bone marrow）和黄骨髓（yellow bone marrow）。胎儿及婴幼儿时期的骨髓都是红骨髓，大约从 5 岁开始，长骨干的骨髓腔内出现脂肪组织，并随年龄增长而逐渐增多，红骨髓即转变为黄骨髓。

红骨髓主要分布在扁骨、不规则骨和长骨骺端的骨松质中，具有活跃的造血功能，主要由造血组织和血窦两部分构成。造血组织主要由网状组织和造血细胞所组成，提供造血细胞生存、生长发育及成熟的造血诱导微环境（hemopoietic inductive microenvironment，HIM）。其中，网状组织是造血组织的网架，由网状细胞和网状纤维构成；网孔中充满不同发育阶段的血细胞、少量造血干细胞，以及巨噬细胞、成纤维细胞、脂肪细胞、间充质细胞等骨髓基质细胞。血窦由管腔大、形态不规则的毛细血管组成，窦壁内衬贴不连续的有孔内皮。内皮之间间隙较大，基膜不完整，成熟的血细胞经血窦进入血循环。

黄骨髓主要为脂肪组织，但仍有少量的幼稚血细胞，故保持着造血潜能，当机体需要时可转变为红骨髓进行造血。

（二）骨髓的功能

（1）骨髓是各类血细胞发生的场所。骨髓造血干细胞（hematopoietic stem cell，HSC）具有分化成不同谱系血细胞的能力，故称之为多能造血干细胞（multiple hematopoietic stem cell）。HSC 在骨髓微环境中首先分化为髓样祖细胞（myeloid progenitor）和淋巴样祖细胞（lymphoid progenitor）。前者进一步分化成熟为粒细胞、单核细胞、树突状细胞、红细胞和血小板；后者则发育为各种淋巴细胞，如 T 细胞、B 细胞、自然杀伤细胞（NK 细胞）的前体细胞。

（2）在骨髓中产生的各种淋巴细胞的祖 B 细胞及前 B 细胞，在骨髓内继续分化为成熟 B 细胞。成熟 B 细胞随血液循环迁移并定居于外周免疫器官。

(3) 骨髓是发生再次体液免疫应答后产生抗体的主要部位。记忆性 B 细胞在外周免疫器官受抗原刺激后被活化，随后经淋巴液和血液返回骨髓，在骨髓中分化为成熟浆细胞，可持久地产生大量抗体（主要为 IgG，其次为 IgA）并释放到血液循环中，成为血清抗体。在脾脏和淋巴结等外周免疫器官所发生的再次免疫应答，其抗体产生速度快，但持续时间短。从这个意义上说，骨髓既是中枢免疫器官，又是外周免疫器官。

第二节 外周免疫器官

外周免疫器官（peripheral immune organ）又被称为次级淋巴器官（secondary lymphoid organ），包括脾（spleen）、淋巴结（lymph node），以及位于胃肠道、呼吸道及泌尿生殖道的黏膜相关淋巴组织，如扁桃体、阑尾、小肠黏膜下的淋巴组织派尔集合小结（Peyer patches）等。外周免疫器官是成熟的淋巴细胞（T 细胞、B 细胞）定居的场所，也是这些细胞对外来抗原产生免疫应答的主要部位。

一、脾

脾是人体最大的免疫器官，位于血循环的路径上。脾大小和结构的改变可反映机体的免疫状态。人体胚胎时期，脾是主要造血器官。骨髓开始造血后，脾演变成人体外周最大的免疫器官。

（一）脾的结构

脾主要由淋巴组织构成，脾内无淋巴窦，但有大量的血窦。脾的实质由深红色的红髓和散在分布的灰白色点状区域构成的白髓组成。脾内淋巴组织形成的结构沿血管有规律地分布（图 3-3）。

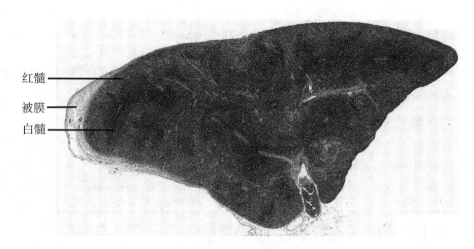

图 3-3A 胸腺整体结构（HE 染色）

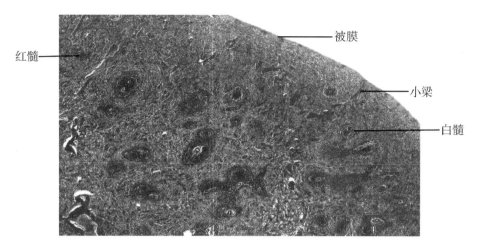

图 3-3B 脾（低倍，HE 染色）
图 3-3 脾的结构

1. **被膜与小梁**

脾的表面有致密结缔组织和平滑肌形成的较厚的被膜，其游离面有间皮被覆。被膜与脾内的小梁相连，小梁形成索状分支，互相吻合，连接成粗的网架。被膜和小梁内平滑肌及弹性纤维的伸缩可调节脾的容积和血量。

2. **白髓（white pulp）**

白髓由密集的淋巴细胞组成，在新鲜脾的切面上呈散在的白色点状，沿中央动脉周围分布。白髓由动脉周围淋巴鞘、脾小结和边缘区三部分组成。动脉周围淋巴鞘（periarterial lymphatic sheath）是环绕在中央动脉周围的弥散淋巴组织，主要由 T 细胞、少量巨噬细胞和交错突细胞等构成，在细胞免疫应答时可增大变厚。淋巴小结又称脾小体（splenic corpuscle），与淋巴结的结构相似，主要由 B 细胞组成；未受抗原刺激时脾小结为初级淋巴滤泡，受抗原刺激后中央部出现生发中心，为次级淋巴滤泡。边缘区（marginal zone）位于白髓与红髓的交界处，宽 100～500 μm，该区的淋巴细胞较白髓稀疏，但比红髓密集，主要以 B 细胞为主，也有 T 细胞和巨噬细胞等。中央动脉的侧支末端在此处膨大形成边缘窦（marginal sinus）。边缘窦内皮细胞之间存在的间隙成为淋巴细胞由血液进入淋巴组织的重要通道，也是脾首先接触抗原并引起免疫应答的重要部位。

3. **红髓（red pulp）**

红髓位于被膜下、小梁周围及白髓之间，在新鲜脾的切面上呈红色。红髓由脾索和脾血窦组成。脾索由富含血细胞的淋巴组织构成，呈不规则条索状，宽窄不一，相间排列，并相互连接成网，网孔即为内部充满血液的脾血窦。脾索对滤过血液和产生抗体有重要作用。脾血窦（splenic sinusoid）宽 12～40 μm，形状不规则，相互吻合成网，位于脾索之间。中央动脉主干穿出白髓进入脾索后，其分支多数开口于脾索，少数直接注入脾血窦。因此，大量的血细胞进入脾索。脾血窦汇入小梁静脉，再于脾门汇合为脾静脉出脾。

(二) 脾的功能

1. 造血功能

胚胎时期脾能产生各种血细胞，出生后只产生淋巴细胞。

2. 贮存血液

人脾可贮存血液约 40 mL，当机体需要时，被膜和小梁内平滑肌收缩，迅速将所贮的血液排入血循环。

3. 过滤血液

脾索和边缘区是滤血的重要结构，其中大量的巨噬细胞能及时清除血内异物、衰老的红细胞及血小板。当脾大或功能亢进时，红细胞被破坏过多，可导致贫血。脾切除术后，血液中异形衰老红细胞会大量增多。

4. 免疫功能

脾是机体内成熟的 T 细胞和成熟的 B 细胞，以及少量 NK 细胞定居的场所，其中 B 细胞约占 60%，T 细胞占 40%。因此，受血源性抗原如细菌、疟原虫和血吸虫等刺激时可产生相应的免疫应答，脾的体积和内部结构也发生变化。此外，脾也是机体对血源性抗原产生免疫应答的主要场所，体液免疫应答时，淋巴小结增多、增大，脾索内浆细胞增多；细胞免疫应答时，动脉周围淋巴鞘显著增厚。脾可合成并分泌某些重要生物活性物质，如补体、干扰素等，参与机体的免疫应答。

二、淋巴结

淋巴结（lymph node）位于淋巴循环的通路中，成群分布于颈部、腋窝、肺门、腹股沟及肠系膜，是结构最完备的外周免疫器官。淋巴结的一侧凹陷为门部，称为淋巴结门（hilus），有较多的疏松结缔组织、1～2 条输出淋巴管、血管和神经。人有 300～500 个淋巴结，在某些部位常聚集成群，沿淋巴管分布，并与淋巴管相通。

（一）淋巴结的结构

淋巴结呈卵圆形或蚕豆形，大小及内部结构与机体的免疫功能状态密切相关。淋巴结表面为薄层致密结缔组织构成的被膜（capsule），内部实质分为皮质和髓质两部分，两者无明显界限。有数条输入淋巴管穿入被膜，进入被膜下窦。被膜和淋巴结门的结缔组织向淋巴结实质内伸入，形成许多小梁（trabecula），构成淋巴结的粗支架。小梁粗细不等，互相联结成网，其间有网状组织分布，构成淋巴结的微细支架。淋巴结的实质分为两部分：周围部分染色较深，为皮质；中央部分染色较浅，为髓质。皮质与髓质的结构相互通连，两者无明显分界。在皮质和髓质内均有淋巴窦贯通（图 3-4）。

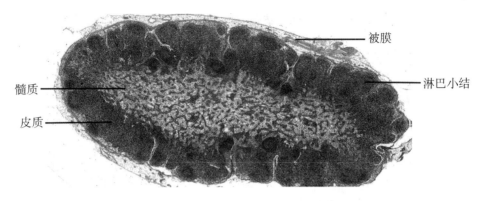

图 3-4A 淋巴结整体结构（HE 染色）

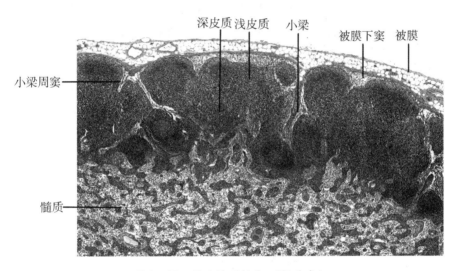

图 3-4B 淋巴结（低倍，HE 染色）
图 3-4 淋巴结的结构

1. **皮质（cortex）**

皮质位于被膜下方，由浅层皮质、深皮质及皮质淋巴窦组成。

（1）浅层皮质：位于皮质浅层，由淋巴小结组成，含大量的 B 细胞，称为非胸腺依赖区（thymus independent area）。在该区内，大量 B 细胞聚集形成淋巴滤泡（lymphoid follicle），或称淋巴小结（lymph nodule）。未受抗原刺激的淋巴滤泡无生发中心，称为初级淋巴滤泡（primary lymphoid follicle），主要含静止的初始 B 细胞；受抗原刺激后，初级淋巴滤泡内出现生发中心（germinal center, GC），称为次级淋巴滤泡（secondary lymphoid follicle），内含大量增殖分化的 B 淋巴母细胞，后者可向内转移至淋巴结中心部髓质，分化为浆细胞并产生抗体。B 细胞缺陷时，皮质缺乏初级淋巴滤泡和生发中心。

（2）副皮质区（paracortex）：位于皮质深层，为较大片的弥散淋巴组织，主要为 T 细胞定居区域。若将新生动物切除胸腺，此区不能形成，故又称胸腺依赖区（thymus dependent area）。副皮质区有毛细血管后微静脉（high endothelial venule, HEV），血液流经此处，约有10%的淋巴细胞穿越内皮进入副皮质区，在淋巴细胞再循环中起主要作用。副皮质区含有自组织迁移而来的DC，高表达MHC Ⅱ类分子，是一种专职抗原提呈细胞。

（3）皮质淋巴窦：主要是位于被膜下方的被膜下淋巴窦，在被膜侧有数条淋巴管通入。淋巴窦的结构中，窦壁主要由扁平连续的内皮细胞构成，窦腔内有星状的内皮细胞支撑，许多巨噬细胞附着于内皮细胞，淋巴在窦内缓慢流动，有利于巨噬细胞清除抗原。

2. 髓质

髓质位于淋巴结中央，由髓索（medullary cord）和髓窦（medullary sinus）构成。髓索粗细不等并相互联结成网与副皮质区相连，周围有扁平的内皮细胞与淋巴窦相邻。髓索内主要有B细胞和浆细胞，以及巨噬细胞、肥大细胞和嗜酸性粒细胞。当体液免疫应答活跃时，髓索可增粗扩大，髓索内浆细胞显著增多。髓窦结构与皮质淋巴窦相同，腔内富含巨噬细胞，故有较强的捕捉、清除病原体的滤过功能。髓窦位于髓索间或髓索与小梁间的淋巴窦中。窦腔较宽大，互相通连成网状，腔内巨噬细胞较多，故有较强的过滤功能。

3. 淋巴窦（lymphoid sinus）

淋巴窦是淋巴结内淋巴液流动的通道，根据分布的部位而有不同的名称，分别与输入及输出淋巴管相连通。分布于淋巴窦内的网状细胞和网状纤维相互交织成网，支撑着淋巴窦结构。淋巴窦内分布有巨噬细胞和少量的面纱细胞（veiled cell）。巨噬细胞吸附或游离于窦腔内，有利于清除抗原性异物。面纱细胞实质上是存在于淋巴管道中的树突状细胞，由表皮内的朗格汉斯细胞吞噬抗原后，携带抗原经输入淋巴管进入淋巴结后形成。

（二）淋巴细胞再循环

淋巴细胞再循环（recirulation of lymphocyte）是指外周淋巴器官和淋巴组织中的淋巴细胞经淋巴管进入血循环，再经毛细血管后微静脉回到周围淋巴器官和淋巴组织内往复再循环的过程。参与再循环的淋巴细胞，80%以上是T细胞，其次是B细胞，这些淋巴细胞主要位于淋巴器官内，相当于血液中淋巴细胞总数的50倍左右。位于其他淋巴器官的弥散淋巴组织中也有毛细血管后微静脉，该处的淋巴细胞也参与再循环。

淋巴细胞再循环是维持机体正常免疫应答并发挥免疫功能的必要条件，具有重要的生物学意义：①通过再循环，使淋巴细胞在外周免疫器官和组织的分布更为合理，淋巴组织可不断地从循环池中得到新的淋巴细胞补充，有助于增强整个机体的免疫功能；②通过再循环，增加了淋巴细胞与抗原及抗原提呈细胞（APC）接触的机会，有利于适应性免疫应答的产生；③通过再循环，使机体所有免疫器官和组织联系成为一个有机的统一整体，并将免疫信息传递给全身各处的淋巴细胞和其他免疫细胞，有利于动员各种免疫细胞和效应细胞迁移至病原体、肿瘤或其他抗原性异物所在部位，从而发挥免疫效应。

（三）淋巴结的功能

1. 过滤作用

细菌、病毒等病原体侵入人体后，通常随淋巴液进入局部引流淋巴结。淋巴液在淋巴窦内缓慢移动时，淋巴窦内的巨噬细胞及时吞噬、杀伤病原体，净化淋巴液，防止病原体扩散。正常淋巴结对细菌的过滤清除率可达99.5%。

2. 参与免疫反应

淋巴结是人体淋巴细胞接受抗原刺激，进行免疫应答的主要场所之一。进入机体组织的游离抗原，可以经淋巴液引流至局部淋巴结，被副皮质区内的巨噬细胞摄取；或者在组织中被巨噬细胞摄取，随巨噬细胞迁移至副皮质区，将加工后的抗原肽提呈给 T 细胞，使 T 细胞活化、增殖，分化为效应 T 细胞。提呈给 B 细胞，通过 T 细胞、B 细胞相互作用，B 细胞在浅皮质区大量增殖形成生发中心，并分化成浆细胞。效应 T 细胞除在淋巴结内发挥免疫效应外，可经输出淋巴管、胸导管，进入血液循环分布到全身发挥免疫效应。浆细胞小部分迁移至髓质区分泌抗体，寿命较短；大部分经输出淋巴管、胸导管，进入血液循环迁移至骨髓，长期持续产生高亲和力抗体，成为抗体的主要来源。

3. 参与淋巴细胞再循环

淋巴结深皮质区的 HEV 在淋巴细胞再循环中起重要作用。来自血液循环的 T 细胞、B 细胞穿过 HEV 进入淋巴结实质，然后通过输出淋巴管汇入胸导管，最终经左锁骨下静脉返回血液循环（图 3-5）。

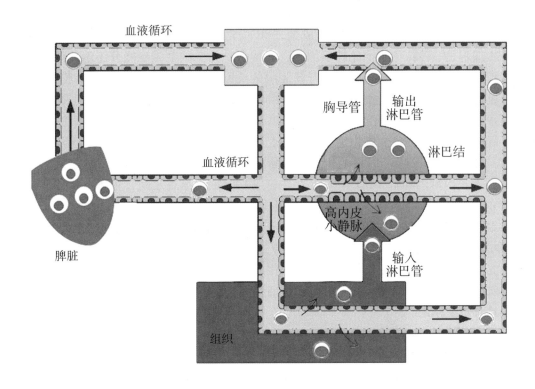

图 3-5　淋巴细胞再循环模式示意

三、黏膜相关淋巴组织

黏膜相关淋巴组织（mucosal-associated lymphoid tissue，MALT）是发生黏膜免疫应答的主要部位，又称黏膜免疫系统（mucosal immune system，MIS）。主要指胃肠道、呼吸道、泌尿生殖道黏膜固有层和上皮细胞下散在的淋巴组织，以及带有生发中心的淋巴组织，如扁桃体、小肠派尔集合淋巴结（Peyer patches，PP）、阑尾等。人体黏膜表面积约 400 m^2，汇集了机体 50% 的淋巴组织。黏膜既是病原体等抗原性异物入侵机体的主要部位,也是人体重要的免疫防御屏障。

(一) MALT 的组成

MALT 主要由肠相关淋巴组织 (gut-assciated lymphoid tissue, GALT)、鼻相关淋巴组织 (nasal-associated lymphoid tissue, NALT) 及支气管相关淋巴组织 (bronchial-associated lymphoid tissue, BALT) 等组成。

1. 肠相关淋巴组织 (GALT)

GALT 包括派尔集合淋巴结、淋巴小结 (淋巴滤泡)、上皮内淋巴细胞 (intraepithelial lymphocyte, IEL)、固有层中弥散分布的淋巴细胞等,主要作用是抵御侵入肠道的病原微生物的感染。GALT 不仅参与肠道局部免疫,而且与全身免疫系统密切相关。

GALT 中的 PP 和 IEL 在摄取肠道抗原及黏膜免疫应答中发挥重要作用。

(1) 派尔集合淋巴结 (PP)。PP 是发生肠黏膜免疫应答的重要部位。其结构是在肠黏膜向肠腔呈圆顶状隆起处,由一层滤泡相关上皮 (follicle-associated epithelium, FAE) 将 PP 与肠腔隔离。由肠上皮细胞构成的 FAE 中散在少数微皱褶细胞 (microfold cell, MC)。M 细胞是一种特化的抗原转运细胞,其特点是无微绒毛,不能分泌消化酶和黏液,易与小肠腔内微生物和颗粒接触,便于肠腔中的抗原由此进入 PP。M 细胞基膜向细胞内凹陷形成口袋,口袋里有 T 细胞、B 细胞、巨噬细胞及树突状细胞。M 细胞通过吸附、胞饮和内吞等方式摄取肠腔内抗原性异物,并以囊泡形式转运给口袋内的巨噬细胞及树突状细胞。巨噬细胞及树突状细胞识别抗原后进入 PP,激活 T 细胞、B 细胞,启动肠道黏膜免疫应答。被激活的 T 细胞、B 细胞也可进入肠系膜淋巴结并最终进入血液循环。

(2) 上皮内淋巴细胞 (IEL)。IEL 存在于肠黏膜上皮细胞之间,主要由 T 细胞组成。约 40% 的 IEL 为胸腺依赖性,由 $\alpha\beta$T 细胞组成,其数量多少与抗原刺激有关,可能是 PP 中的 T 细胞受抗原刺激后增殖,然后通过淋巴循环和血液循环迁移至肠上皮。约 60% 的 IEL 为胸腺非依赖性,由 $\gamma\delta$T 细胞组成,是以造血前体的形式不经过胸腺而直接由骨髓迁移至肠上皮,并在肠上皮提供的微环境中分化成熟。$\gamma\delta$T 细胞属于固有免疫细胞,其特点是具有较强的细胞毒作用,并能分泌多种细胞因子。IEL 在免疫监视和细胞介导的黏膜免疫中具有重要作用。

2. 鼻相关淋巴组织 (NALT)

NALT 包括咽扁桃体、腭扁桃体、舌扁桃体及鼻后部淋巴组织,主要作用是抵御经空气传播的病原微生物的感染。由淋巴小结及弥散的淋巴组织组成的 NALT,表面覆盖有上皮细胞,但无结缔组织被膜,也无输入淋巴管。抗原和异物陷入淋巴上皮隐窝中,被送至淋巴小结。主要由 B 细胞组成的淋巴小结受抗原刺激后增殖形成生发中心。

3. 支气管相关淋巴组织 (BALT)

BALT 主要分布于各肺叶的支气管上皮下,其结构与派尔集合淋巴结相似,滤泡中的淋巴细胞 (主要为 B 细胞) 受抗原刺激后增殖,形成生发中心。

(二) MALT 的功能及其特点

1. 参与黏膜局部免疫应答

MALT 在肠道、呼吸道及泌尿生殖道黏膜构筑了一道免疫屏障,是参与局部特异性免疫应答的主要部位，在黏膜局部抗感染免疫防御中发挥关键作用。此外，MALT 还与肠道正常菌群相互作用，维持生理状态下的肠道自稳。

2. 产生分泌型 IgA

MALT 中的 B 细胞多为产生分泌型 IgA（SIgA）的 B 细胞，这是因为表达 IgA 的 B 细胞可趋向定居于派尔集合淋巴结和肠黏膜固有层淋巴组织。MALT 与淋巴结和脾相比，派尔集合淋巴结含有更多可产生大量 IL-5 的 Th2 细胞，而 IL-5 可促进 B 细胞分化并产生 IgA。B 细胞在肠黏膜受抗原刺激后所产生的大量 SIgA，经黏膜上皮细胞分泌至黏膜表面，成为肠黏膜免疫的主要效应分子。此外，在肠黏膜淋巴组织中产生的部分幼浆细胞（proplasmacyte）可经血液循环进入唾液腺、呼吸道黏膜、女性生殖道黏膜和乳腺等部位，产生 SIgA，发挥相似的免疫作用，使肠道免疫成为全身免疫的一部分。

思考

（1）免疫的功能由免疫系统执行。免疫系统由免疫器官、免疫细胞和免疫分子组成。你了解免疫器官、免疫细胞、免疫分子分别有哪些吗？它们在免疫应答中的作用是什么？

（2）胸腺是 T 细胞发育成熟的重要场所。你知道胸腺微环境在 T 细胞发育中的作用吗？如果切除新生动物的胸腺，会导致何种结果？

（3）成熟的淋巴细胞可以通过淋巴细胞再循环运行于全身。你知道淋巴细胞再循环的生物学意义吗？

单项选择测试题

1. 关于人体免疫细胞产生、发育、分化成熟的场所，下面哪项是正确的？（   ）
   A. 胸腺和淋巴结　　　B. 胸腺和骨髓　　　C. 淋巴结和脾
   D. 骨髓和黏膜免疫系统　　　E. 脾和胸腺

2. 下面哪个器官是中枢免疫器官？（   ）
   A. 扁桃体　　　B. 淋巴结　　　C. 胸腺　　　D. 脾
   E. 肠淋巴组织

3. 关于胸腺作用的描述，哪一项是正确的？（   ）
   A. T 细胞分化、成熟的场所　　　B. B 细胞定居的场所
   C. T 细胞发生的场所　　　D. B 细胞产生免疫应答的场所
   E. T 细胞定居的场所

4. 下面哪个器官不是外周免疫器官？（   ）
   A. 骨髓　　　B. 淋巴结　　　C. 脾脏
   D. 黏膜伴随淋巴组织　　　E. 扁桃体

5. 关于中枢免疫器官与外周免疫器官的区别，正确的是（   ）。
   A. 中枢免疫器官是 T 细胞分化、成熟的场所
   B. 外周免疫器官是 B 细胞分化、成熟的场所
   C. 中枢免疫器官是 B 细胞分化、成熟的场所

D. 外周免疫器官是 T 细胞分化、成熟的场所

E. 中枢免疫器官是免疫细胞产生、分化成熟的场所，而外周免疫器官是淋巴细胞分布、定居和产生免疫应答的场所

6. 人类最大的免疫器官是（　　）。

  A. 骨髓   B. 胰腺   C. 脾脏   D. 胸腺

  E. 淋巴结

7. 免疫系统的组成是（　　）。

  A. 中枢免疫器官、外周免疫器官

  B. 免疫细胞、黏膜免疫系统、中枢免疫器官

  C. 中枢免疫器官、免疫细胞、皮肤免疫系统

  D. 免疫分子、黏膜免疫系统、皮肤免疫系统

  E. 免疫器官和组织、免疫细胞、免疫分子

8. 下列关于淋巴结功能的描述，错误的是（　　）。

  A. 免疫细胞定居的场所   B. 产生免疫应答的场所

  C. 淋巴细胞再循环的场所   D. T 细胞进行阴性选择的场所

  E. 过滤作用

9. 实验动物新生期切除胸腺后（　　）。

  A. 细胞免疫功能正常，体液免疫功能受损

  B. 细胞免疫功能受损，体液免疫功能正常

  C. 细胞免疫功能受损，体液免疫功能缺乏

  D. 细胞免疫功能正常，体液免疫功能正常

  E. 细胞免疫功能缺乏，体液免疫功能受损

（魏晓丽）

第四章 免疫分子：免疫球蛋白

19 世纪后期，E. A. von Behring 应用白喉毒素免疫动物后，从动物血清中分离出能中和白喉毒素的物质，故将其称为抗毒素（antitoxin）。抗体（antibody，Ab）是指 B 淋巴细胞接受抗原刺激后，活化、增殖，并分化为浆细胞后合成分泌的、能与相应抗原特异性结合的糖蛋白。1937 年，Arne Tiselius 和 Elvin A. Kabat 应用凝胶电泳技术将血清蛋白分为白蛋白和球蛋白。球蛋白又分为 α1、α2、β 和 γ 球蛋白（图 4-1），具有抗体活性的部分主要存在于 γ 区，故又称为 γ 球蛋白（丙种球蛋白）。抗体主要存在于血清及其他体液或外分泌液中，故将抗体介导的免疫称为体液免疫，将含有抗体的血清称为抗血清或免疫血清。

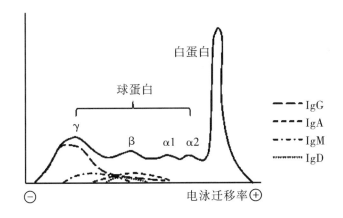

图 4-1 正常人血清电泳分离

注：IgE 含量极少，不能定量表示。

20 世纪 50 年代，Edelman 发现多发性骨髓瘤可合成大量结构均一的球蛋白，这种几乎占血清蛋白 95% 的骨髓瘤蛋白与抗体结构相似，却没有与抗原结合的功能。1968 年，世界卫生组织（WHO）决定，将具有抗体活性或化学结构与抗体相似的球蛋白统称为免疫球蛋白（immunoglobulin，Ig）。Ig 有两种分子形式：分泌型（secreted Ig，SIg）主要存在于血液和组织液中；膜型（membrane Ig，mIg）分布于 B 淋巴细胞表面，为特异性识别抗原的 B 细胞受体。

免疫系统与宿主防御

第一节 免疫球蛋白的基本结构

一、基本结构

Ig 的基本结构为"Y"形的单体结构,其由四条对称的多肽链(两条相同的重链和两条相同的轻链)通过链间二硫键相连而成(图 4-2)。

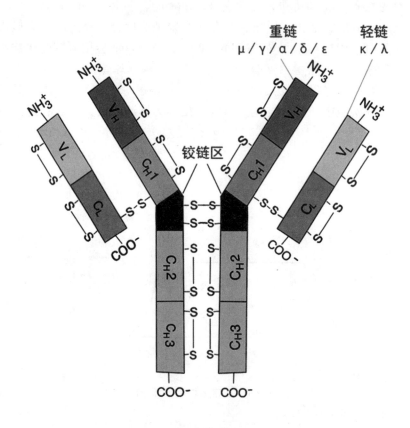

图 4-2 Ig 的基本结构

(一) 重链和轻链

1. **重链**(heavy chain,H 链)

分子量为 55~75 kD,由 450~550 个氨基酸残基构成。根据其氨基酸组成和排列顺序的不同,重链可分为 μ、γ、α、δ、ε 链,并据此将 Ig 分为五个类别,即 IgM、IgG、IgA、IgD、IgE。

2. **轻链**(light chain,L 链)

分子量约为 25 kD,由 214 个氨基酸残基构成。轻链可分为 κ、λ 两种,并据此将 Ig

分为 κ 型和 λ 型。正常人血清中 κ 型和 λ 型含量比约为 2∶1。

(二) 可变区和恒定区

1. 可变区（variable region，V 区）

在轻链近 N 端的 1/2 和重链近 N 端的 1/4（或 1/5）范围内，因其氨基酸组成和排序变化较大，故称为可变区。重链和轻链的 V 区分别为 V_H、V_L（图 4-3）。

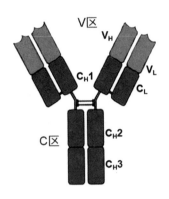

图 4-3 Ig 的可变区和恒定区

V 区内氨基酸组成及排列的变化程度并不均一，其中变化最为剧烈的特定部位称为高变区或超变区（hypervariable region，HVR）。超变区在链内二硫键作用下，折叠成特定的空间构型，可与抗原表位互补结合，故超变区又可称为互补决定区（complementary-determining region，CDR）。超变区氨基酸的空间变化多样性是 Ig 能与不同抗原发生特异性结合的分子基础（图 4-4）。

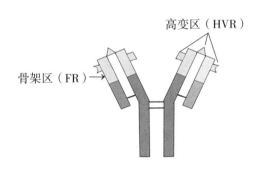

图 4-4 Ig 可变区

2. 恒定区（constant region，C 区）

在轻链近 C 端 1/2 及重链近 C 端 3/4 或 4/5 区域内，因其氨基酸组成及排列较为保守，在同一物种的同一类 Ig 中相对稳定，故称为恒定区。其作用主要是稳定超变区的空间构型，以利于 CDR 与抗原表位发生精细的特异性结合。重链和轻链的 C 区分别为 C_H 和

C_L。不同类别Ig的C_H长度不同,可包含$C_H1\sim C_H3$或$C_H1\sim C_H4$。

(三) 铰链区 (hinge region)

铰链区位于C_H1与C_H2之间的重链之间二硫键连接处附近。铰链区约含30个氨基酸残基,富含脯氨酸,不易形成α螺旋,故易于伸展和转动。其作用是:①有利于Ig的CDR与抗原表位吻合;②当抗体与抗原结合时,铰链区的伸展使Ig分子发生"T"→"Y"的构型改变,从而暴露位于C_H2的补体结合点,为补体经典激活途径提供条件。

(四) 结构域 (domain)

Ig的重链、轻链每隔10个氨基酸即由链内二硫键连接成一个球形单位,可行使特定功能,称为Ig的功能区。轻链具有V_L、C_L两个功能区。重链则具有一个V_H区及3~4个C_H区,其中IgG、IgA和IgD的C区具有C_H1、C_H2、C_H3三个功能区,而IgM、IgE还有C_H4功能区(图4-5)。

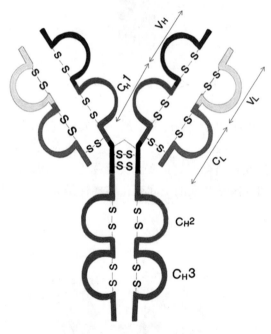

图4-5 Ig的结构域

1. V_H和V_L

该区是Ig与抗原特异性结合的部位。经链内二硫键连接及β折叠后,V_H及V_L区的6个CDR特异序列位于Ig分子的N端,共同构成凹槽状空间结构供抗原表位特异性结合。

2. C_H1和C_L

同种异体间的Ig在该区存在着结构的差异,即Ig同种异型的遗传标记。

3. C_H2

IgG的C_H2有补体C1q的结合位点,可启动补体经典激活途径;母体的IgG可借助C_H2主动通过胎盘传递给婴儿,发挥被动免疫作用。

4. C_H3 或 C_H4

Ig 具有结合多种细胞表面的 Fc 受体（FcR）的功能，不同的 Ig 可结合不同细胞，从而产生不同的免疫效应。例如，IgG C_H3 可与巨噬细胞、中性粒细胞、NK 细胞等表面的 IgG FcR 结合，起到免疫调理和 ADCC 效应作用；而 IgE C_H3 可与肥大细胞、嗜碱性粒细胞表面的 IgE FcR 结合，从而诱导 I 型超敏反应。IgM 借助其 C_H3 或 C_H4，与补体 C1q 结合激活补体。

二、其他结构

（一）连接链（joining chain，J 链）

J 链是富含半胱氨酸的多肽链，分子量约为 15 kD，由浆细胞合成。主要作用是在羧基端连接 Ig 单体成为双体或多聚体，如连接分泌型 IgA（secretory IgA，SIgA）成为双体或连接 IgM 成为五聚体，起稳定多聚体结构及参与体内运转的作用（图 4-6）。

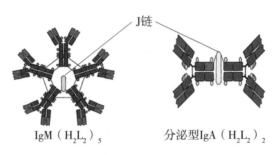

图 4-6 Ig 的连接链

（二）分泌片（secretory piece，SP）

SP 是 SIgA 的结构成分，分子量约为 74 kD，由黏膜上皮细胞合成。SP 的作用是保护 SIgA 的铰链区，使其免受外分泌液中蛋白酶的降解（图 4-7）。

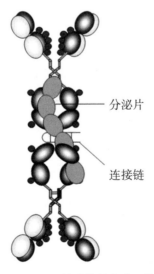

图 4-7 Ig 的连接链和分泌片

三、Ig 的水解片段

Ig 分子的某些部位具有易于酶解的特点，用酶将 Ig 水解为小片段，可以了解免疫球蛋白的框架结构，是研究 Ig 结构与功能的重要方法之一。

（一）木瓜蛋白酶（papain）

木瓜蛋白酶可在重链间二硫键近 N 端处切断 Ig，使 Ig 形成 3 个水解片段：2 个相同的单价抗原结合片段（fragment of antigen-binding，Fab）；1 个可结晶片段（fragment of crystalline，Fc）。Fab 段由轻链和重链近 N 端的 1/2 组成，具有与抗原特异性结合的功能。Fc 段由 2 条近 C 端的 1/2 重链构成，保留有重链的免疫原性和相应功能区的生物学活性（图 4-8）。

（二）胃蛋白酶（pepsin）

胃蛋白酶可于重链间二硫键近 C 端处切断 Ig，使 Ig 形成含有 2 个 Fab 段的双价 F(ab')$_2$ 片段和小分子多肽碎片（pFc'），F(ab')$_2$ 片段具有抗体活性，pFc' 则无生物活性（图 4-8）。

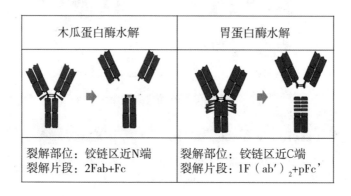

图 4-8　Ig 的水解片段

第二节　免疫球蛋白的异质性

机体内 Ig 分子呈现的高度不均一的异质性（heterogeneity），由外源和内源因素导致。无数不同结构的抗原表位为其外源因素；不同 Ig 分子的 V 区和 C 区、重链类别和轻链型别为其内源因素。

一、免疫球蛋白的分类

（一）类和亚类

同一种属的不同个体，其 Ig 重链 C 区的氨基酸组成、氨基酸排序和抗原特异性存在差异，包括 μ、γ、α、δ、ε 链五种，据此分为 IgM、IgG、IgA、IgD、IgE 共五类 Ig（图 4-9）。

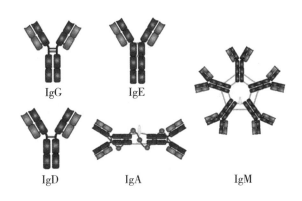

图 4-9　五类 Ig 的结构模式

在同一类 Ig 中，其重链 C 区免疫原性、二硫键位置和数目存在差异，据此可分为若干亚类。IgG 有 IgG1、IgG2、IgG3、IgG4 四个亚类（图 4-10）；IgA 有 IgA1、IgA2 两个亚类；IgD 和 IgE 尚未发现亚类存在。

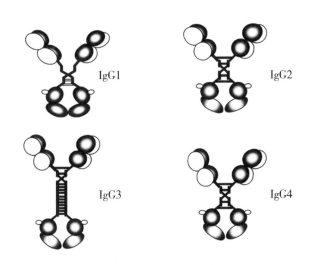

图 4-10　IgG 分子的四个亚类

（二）型和亚型

在同一类 Ig 中，其轻链 C_L 区氨基酸组成和排列顺序存在差异，据此可分为 κ 型和 λ 型。根据 λ 链氨基酸排列的细微差异，又可分为 λ1、λ2、λ3、λ4 四个亚型；κ 链尚未发现亚型。

二、免疫球蛋白的血清型

免疫球蛋白为大分子蛋白质，所以也具备抗原的各种性质，对异种、同种异体，甚至宿主自身都是良好的抗原。不同物种或同一物种的不同个体，甚至同一个体内不同的抗体形成细胞，由于遗传性上的差异，导致它们所产生的 Ig 分子在抗原特异性上有所不同。Ig 分子抗原性的差异可采用血清学的方法检测分析，故也称为 Ig 的血清型。人类 Ig 的抗原性分为同种型、同种异型和独特型（图 4-11、表 4-1）。

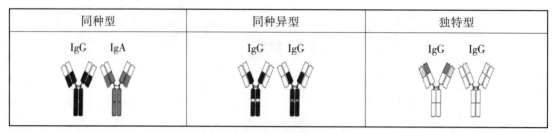

图 4-11　免疫球蛋白的血清型

表 4-1　免疫球蛋白的血清型

血清型	分布	类别	变异部位
同种型	同种动物内所有正常个体	类（IgG、IgA、IgM、IgD、IgE）	C_H
		亚类（IgG1~IgG4、IgA1、IgG2）	C_H
		型和亚型	C_L
同种异型	同种动物内不同个体	IgGm1~IgGm30、IgA2m1、IgA2m2、IgEm1	C_H、C_L
独特型	单细胞克隆产生的 Ig	极多，$>10^8$	V_H、V_L 抗原结合部位的高变区

（一）同种型（isotype）

同种动物所有正常个体具有共同的 Ig 的特异性抗原结构，即为同种型。同种型 Ig 的抗原表位存在于 C_H 和 C_L，包括 Ig 重链的类和亚类以及轻链的型和亚型。

（二）同种异型（allotype）

同一物种内不同个体间的 Ig 的抗原特异性存在差异，这种差异主要位于 IgC_H 和 C_L 特定部位的某个或数个氨基酸的结构。它取决于个体的等位基因的分布，主要存在于 γ 链、α 链、ε 链和 κ 链的 C 区，也可存在于重链的 V 区。如人类 IgG 已发现有 30 种左右的同种异型（IgGm1~IgGm30）。人类 IgA2 有两种同种异型（IgA2m1、IgA2m2），κ 轻链有 IgKm1、IgKm2 和 IgKm3 三种。IgE 仅有一个，即 IgEm1。

（三）独特型（idiotype）

同一个体内不同 B 淋巴细胞克隆所产生的 Ig，其 V 区的抗原特异性也存在差异，即为抗体的独特型。独特型抗原表位由 Ig 的可变区内氨基酸序列不同所致，Ig 的独特型结构，又称独特位（idiotype）。独特位在异种、同种异体及自身体内所诱导产生的相应抗体称为独特型抗体。Ig 的独特型与抗独特型抗体是机体免疫调节网络的重要组成。

血清中的抗体是由多克隆 B 细胞产生的多种抗体混合物，它含有 Ig 的各类、亚类、型、亚型和千变万化的抗体特异性，造成这种抗体多样性的原因有内因和外因。外因是自然界中复杂多样的抗原分子及其抗原表位，但更为重要的是编码 Ig 的基因存在极端多样的组合可能。

第三节 免疫球蛋白的生物学功能

一、特异性结合抗原

抗体与抗原特异性结合是抗体最主要的生物学活性，由 Ig V 区的氨基酸组成及空间构型共同构成开阔的环状凹槽供抗原表位互补结合。抗体与抗原的结合是特异性的、可逆性的表面结合，并且需要足够的结合力。抗体本身不能溶解或吞噬、杀伤带有特异性抗原表位的靶细胞，通常需要补体、吞噬细胞、NK 细胞等共同发挥作用。

二、激活补体

当抗体与抗原结合后，抗体分子的构型发生改变，暴露 IgM C_H3 或 IgG C_H2 的补体结合位点，IgM 或 IgG（IgG1～IgG3）可通过经典途径激活补体，促进补体激活并发挥对靶细胞的杀伤或溶解作用。凝聚的 IgA、IgG4 和 IgE 可通过替代途径激活补体。

三、亲细胞性

人体内多种细胞具有 Ig 的 Fc 受体。不同类别的 Ig 通过其 Fc 段，可与不同细胞的相应 FcR 结合，产生不同的免疫效应。

（一）调理作用

与抗原特异性结合的 IgG、IgM、IgA 通过 Fc 段与单核巨噬细胞、中性粒细胞等吞噬细胞表面的相应的 FcR 结合，使抗原固定于吞噬细胞表面，减少了与吞噬细胞间的静电斥力，使其易被吞入。这种 Ig Fc 段与 FcR 结合可促使吞噬细胞（Mφ）活化，增强其吞噬能力的功能称为抗体的调理作用（opsonization）。

（二）细胞毒作用

当 IgG 与带有相应抗原表位的靶细胞结合后，通过其 Fc 段与 NK 细胞的 Fc γR 结合，促使 NK 细胞的细胞毒颗粒释放，发挥抗体依赖细胞介导的细胞毒作用（ADCC），使靶细胞溶解。

（三）介导 I 型超敏反应

IgE 通过 Fc 段与肥大细胞、嗜碱性粒细胞的 Fc εR 结合，使之致敏，当变应原再次进入机体时，可立即与致敏细胞表面的 IgE 结合，诱发 I 型超敏反应。

四、通过胎盘或黏膜发挥免疫作用

IgG 能借助其 Fc 段主动穿过胎盘进入胎儿血循环，形成婴儿的天然被动免疫。SIgA

可经黏膜上皮细胞进入消化道、呼吸道,发挥局部免疫作用。

五、免疫调节功能

抗体对体液免疫有正、负调节作用。另外,抗体还可通过独特型的免疫网络参与机体的免疫调节。

第四节 各类免疫球蛋白的特性与功能

五类免疫球蛋白虽然都有特异性结合抗原的共性,但它们的分子结构与功能有所不同,各具特点(表4-2)。

表4-2 五类 Ig 的理化特性和生物学活性

	IgG	IgA	IgM	IgD	IgE
沉降系数(S)	7	6.6~14	18~19	7	8
半衰期(d)	23	5.8	5.1	2.8	2.3
合成率/[mg/(kg·d)]	33	24	7	0.4	0.02
产生顺序	2	3	1	4	5
血清含量/(mg/mL)	8~16	1.4~14	0.4~2	0.03~0.4	7~45ng/ml
占血清免疫球蛋白/%	75~85	10~15	5~10	0.05	0.002
重链	γ1~γ4	α1、α2	μ	δ	ε
免疫学特征	再次免疫应答	黏膜局部抗体	初次免疫应答	膜表面分子	I型超敏反应
抗原结合价	2	2(分泌型4)	10	2	2
补体结合(经典途径)	IgG1~IgG3	-	+	-	-
补体结合(旁路途径)	IgG4	+	-	-	+
通过胎盘	+	-	-	-	-
与肥大细胞结合	IgG4				+
与 Mφ 等结合	+	+	-	-	±

一、IgG

IgG 为标准的单体 Ig 分子,分子结构式为 $\gamma_2\kappa_2$ 或 $\gamma_2\lambda_2$。IgG 合成速度快、分解慢、半衰期长(16~24天),在血清中的含量最高(约占血清 Ig 总量的75%),是主要的抗感染抗体。另外,IgG 能激活补体,具有中和毒素、中和病毒和免疫调节等作用。IgG 一般于婴儿出生后3个月开始合成,3~5岁达到成人水平。IgG 是唯一能主动穿过胎盘的 Ig,对防止新生儿感染具有重要意义。此外,有些自身抗体如抗甲状腺球蛋白抗体也属于 IgG,

也是造成免疫损伤的重要因素。

二、IgM

血清中的 IgM 是以五聚体形式存在的巨球蛋白,结构式为 $(\mu_2\kappa_2)_5$-J,是分子量最大的免疫球蛋白,故不易透出血管,主要分布在血流中(图 4-12),占血清总 Ig 的 5%～10%。IgM 具有强大的结合抗原、杀菌、激活补体、免疫调理和凝集作用(较 IgG 高 500～1 000 倍),对防止菌血症、败血症的发生具有重要的作用。IgM 的合成最早(自胚胎晚期开始合成),若新生儿脐血中的 IgM 升高,提示有宫内感染;IgM 亦为初次免疫应答早期阶段产生的主要免疫球蛋白,是感染或疫苗接种后最早出现的抗体,所以检测 IgM 水平可作为感染性疾病的早期诊断指标。

人体天然血型抗体为 IgM,是造成 ABO 血型引起不符输血反应的重要因素。此外,IgM 还参与某些自身免疫病及超敏反应的病理过程。

B 淋巴细胞的膜表面存在单体 IgM 分子,为膜表面免疫球蛋白(surface membrane immunoglobulin,SmIg),作为 B 淋巴细胞抗原受体而引发体液免疫应答。

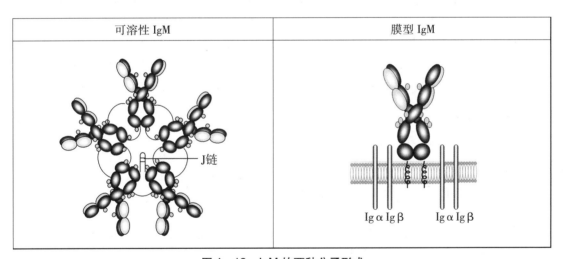

图 4-12 IgM 的两种分子形式

三、IgA

IgA 有两种形式,即血清型和分泌型。

(一)血清型 IgA

血清型 IgA 为单体,结构式为 $\alpha_2\kappa_2$ 或 $\alpha_2\lambda_2$,功能区分布与 IgG 十分相似,占血清总 Ig 的 10%～20%。血清型 IgA 虽也可以结合抗原,但免疫作用较弱。IgA 能通过替代途径激活补体在感染早期发挥积极作用。血清型 IgA 能以无炎症形式清除大量抗原,对维持机体内环境的稳定发挥着积极的作用。

(二)分泌型 IgA(SIgA)

SIgA 广泛存在于乳汁(初乳中含量较高)、唾液,以及呼吸道黏膜、胃肠道和泌尿生殖道分泌液中。SIgA 为双体结构，分子结构内有连接链（J 链）及分泌片（secretory piece，SP），其双体结构式为 $(\alpha_2\kappa_2)_2$-J-Sp 或 $(\alpha_2\lambda_2)_2$-J-Sp。分泌片由黏膜上皮细胞合成，其本质是黏膜上皮细胞的多聚 Ig 受体（poly-Ig-R）。当 IgA 双体从浆细胞分泌后，即与黏膜上皮细胞基底膜的 poly-Ig-R 结合，被细胞吞饮并转运至黏膜上皮细胞的游离面，在酶作用下形成带 SP 的 SIgA。SP 可以保护 SIgA 免受蛋白酶的降解。SIgA 对机体有局部免疫作用，如皮肤和黏膜表面的 SIgA 可与入侵的微生物素结合，中和病毒及毒素、抑制病毒复制等，发挥局部免疫屏障作用。IgA 虽不能通过胎盘，但婴儿可从初乳中获得高浓度的 SIgA。SIgA 自出生后 4~6 个月开始合成，青少年时期可达成人水平。SIgA 合成功能低下的幼儿易患呼吸道、消化道感染；老年性支气管炎也可能与局部 SIgA 合成功能降低有关。

四、IgE

IgE 对肥大细胞及嗜碱性粒细胞具有高度亲和性，其结构式为 $\varepsilon_2\kappa_2$ 或 $\varepsilon_2\lambda_2$。正常人血清中 IgE 含量极低，为 0.01~0.9 mg/L，约占 Ig 总量的 0.002%，一般要用放射免疫的方法才能测出。其半衰期短，代谢率高。IgE 主要由呼吸道和消化道等黏膜固有层的浆细胞产生，这些部位正好是过敏原侵入的主要门户及 I 型超敏反应的多发部位。

IgE 的 Fc 受体有两种：Fc ε I 主要分布在肥大细胞、嗜碱性粒细胞膜上，为高亲和力受体，与 I 型超敏反应的发生有关；Fc ε II 主要分布在巨噬细胞、B 细胞、嗜碱性粒细胞等表面，为低亲和力受体，与调节 IgE 产生、促进吞噬及抗寄生虫感染等功能相关。

五、IgD

IgD 的血清含量较低（约占总 Ig 的 1%），结构式为 $\delta_2\kappa_2$ 或 $\delta_2\lambda_2$。目前对血清 IgD 的功能尚不清楚。

SmIgD 是 B 细胞表面的重要标志。正常情况下，B 细胞在由干细胞分化的过程中，SmIgM 最早表达，SmIgD 随后出现。若仅表达 SmIgM，则 B 细胞极易形成耐受；一旦开始表达 SmIgD 则意味着此 B 细胞将继续分化、成熟为产生 IgG 或 IgA 等抗体的 B 细胞。故认为 IgM 是耐受性受体，而 IgD 为激活性受体。

第五节 人工制备抗体

根据原理和方法的不同，人工制备抗体可分为多克隆抗体、单克隆抗体和基因工程抗体。

一、多克隆技术（polyclonal antibody，PcAb）

多数天然抗原具有多种抗原表位，所以传统上将天然抗原注入动物机体后，刺激多个 B 细胞克隆发生免疫应答，产生多种相应的抗体混合的抗血清，这种由多个克隆细胞所产生的多种抗体的混合物是第一代人工抗体，即多克隆抗体。此类抗体用于分析抗原常发生的交叉反应。

二、单克隆抗体 (monoclonal antibody, McAb)

由一个始祖细胞分化、增殖所产生的遗传特征完全相同的细胞群称为克隆 (clone)。由一个克隆细胞所产生、只作用于某一抗原表位的高度特异、高度均一的抗体即单克隆抗体。

1975 年，Kohler 和 Milstein 成功地将免疫小鼠的脾脏 B 淋巴细胞与同系小鼠骨髓瘤细胞融合，形成了 B 淋巴细胞 - 骨髓瘤细胞综合体，即杂交瘤细胞 (hybridoma)。杂交瘤细胞既能分泌特异性抗体，又可长期在体外传代培养，因而可无限地制备性质纯、特异性高、无交叉反应的单克隆抗体。由杂交瘤技术制备的 McAb 又称第二代人工抗体。现已广泛用于医学生物学的各个领域。由于目前 McAb 多为鼠源性的，对人仍为异种抗原，在一定程度上限制了临床治疗的应用。

三、基因工程抗体 (gene engineering antibody, GeAb)

利用基因重组技术制备的抗体即为基因工程抗体，又称重组抗体，是第三代人工抗体。其原理是由 B 淋巴细胞获得编码抗体的基因，或聚合酶链反应体外扩增抗体的基因片段，经体外 DNA 重组后，转化受体细胞，再由其表达特定的抗体。

基因工程抗体保留了天然抗体的特异性和主要生物学活性，减少或去除无关结构，因此比天然抗体具有更广泛的应用前景。

> **讨论**：IgG 在婴儿出生后 3 个月开始合成，5 岁达成人水平；IgM 在胎儿晚期合成，5 个月～1 岁达成人水平；IgA 在出生后 3～6 个月开始合成，4～12 岁达成人水平。这一规律在人的生长发育过程中有何实际意义？

思考

(1) 免疫球蛋白的基本结构是由 2 条重链和 2 条轻链构成的 "Y" 形单体，此结构可分为几个区？几个结构域？各区和各结构域分别有何功能？

(2) 免疫球蛋白根据其重链可分为几类？它们在分子结构上有何不同？

(3) Ig 被木瓜蛋白酶、胃蛋白酶裂解，分别产生哪些片段？有何功能？

(4) 各类 Ig 在生物学功能上有何区别？为何胎儿脐血中检出高滴度 IgM 时，会考虑胎儿有宫内感染，而成人血中检出高滴度的 IgM，则表示有新近感染？SIgA 如何参与黏膜局部免疫？

(5) 人工制备抗体包括多克隆抗体、单克隆抗体及基因工程抗体。单克隆抗体与多克隆抗体相比较，具有哪些优点？

单项选择测试题

1. 关于 IgE，下列选项中错误的是（　　）。
   A. IgE 在五类 Ig 中含量最低　　　　B. IgE 可介导 I 型超敏反应
   C. IgE 有 C_H4 区　　　　　　　　D. IgE 有亲细胞性
   E. IgE 在种系发育过程中最早发生

2. 下列备选答案中，哪一项是错误的？（　　）
   A. IgM 在种系发育过程中，产生最早
   B. IgM 在个体发育过程中，产生最早
   C. IgM 是分子量最大的免疫球蛋白
   D. IgM 血清半衰期比 IgG 的长
   E. IgM 具有补体 C1q 结合点

3. 各类免疫球蛋白分型及亚型的依据是（　　）。
   A. V_H 抗原特异性的不同　　　　　B. V_L 抗原特异性的不同
   C. C_H 抗原特异性的不同　　　　　D. C_L 抗原特异性的不同
   E. C_H 及 C_L 抗原特异性的不同

4. 抗体与抗原表位互补结合的部位是（　　）。
   A. C_L、C_H　　　B. V_H　　　C. V_H、V_L 中的 CDR
   D. V_L 中的 CDR　　E. Fc 段

5. 独特型抗原表位的位置在（　　）。
   A. V_H/V_L　　B. C_H/C_L　　C. V_H/C_H　　D. V_L/C_L
   E. CDR

6. 抗体与抗原特异性结合的部位在（　　）。
   A. V_L 和 V_H　　B. V_H　　C. C_L 和 C_H　　D. Fc 段
   E. C_H

7. IgG 分子的抗原结合部位存在于（　　）。
   A. Fc 段　　　　　B. Fab 段　　　　C. Fc 和 Fab 间的铰链区
   D. 轻链 C-末端区　E. 重链 C-末端区

8. 以下关于 Ig 的叙述错误的是（　　）。
   A. 分子量最大的免疫球蛋白是 IgM
   B. 血清中含量最多的是 IgG，含量最少的是 IgA
   C. SIgA 是肠道内起保护作用的主要 Ig
   D. 机体的抗感染作用在血液中主要是 IgM，在体液中主要是 IgG
   E. 唯一能通过胎盘的 Ig 是 IgG，初生婴儿从母乳中获得的 Ig 是 SIgA

9. 以下关于 IgM 的叙述，错误的是（　　）。
   A. IgM 是分子量最大的 Ig
   B. IgM 活化补体的能力比 IgG 强
   C. IgM 在机体的早期免疫防御中具有重要作用

D. IgM 中和病毒和外毒素的作用比 IgG 强

E. 血清中 IgM 水平的升高提示有近期感染

10. 在肠道内起保护作用的免疫球蛋白主要是（　　）。

    A. IgM   B. IgG   C. IgA   D. IgD

    E. SIgA

11. 结合肥大细胞和嗜碱性粒细胞的 Ig 是（　　）。

    A. IgM   B. IgG   C. IgE   D. IgA

    E. IgD

12. 儿童患肠道寄生虫病时，血液和肠黏液中哪种 Ig 可能增高？（　　）

    A. IgG   B. IgA   C. IgM   D. IgD

    E. IgE

13. 抗体不参与下列哪种作用？（　　）

    A. ADCC 作用   B. 毒素中和作用   C. 免疫调理作用

    D. Th 细胞的活化   E. 补体经典途径激活

（饶朗毓）

第五章 免疫分子：补体系统

19世纪90年代，比利时细菌学家、免疫学家Jules Bordet发现新鲜血清中，有一种不耐热的成分，可以辅助特异性抗体介导的溶菌作用，称为防御素（alexin）。由于这种成分是抗体发挥溶细胞作用的必要补充条件，1899年Ehrlich将此成分称为补体（complement）。现在已明确知道，补体并非单一成分，而是一组经活化后具有酶活性的蛋白质，包括30多种可溶性蛋白和膜结合蛋白，存在于人和脊椎动物血清与组织液中，故称为补体系统（complement system），是机体免疫应答的放大系统和效应系统。

第一节 补体系统的概述

一、补体系统的命名

（一）补体成分的命名

参与补体活化经典途径和末端通路的固有成分按其发现的先后顺序，命名为C1、C2、C3～C9；补体系统的其他成分则以英文大写字母表示，如B因子、H因子、D因子等；

（二）补体片段的命名

补体活化后的裂解片段，其中小片段为a，释放在液相中（如C3a、C4a、C5a）；较大者为b，固定于细胞表面（如C3b、C4b、C5b）；但C2分子除外，C2a为大片段，C2b为小片段。

（三）其他命名原则

具有酶活性的补体分子在其上方加一横线表示，如$\overline{C1}$、$\overline{C3bBb}$；部分补体调节蛋白按其功能命名，如$\overline{C1}$抑制物（C1 INH）、衰变加速因子（DAF）、膜辅助蛋白（MCP）等；组成某一补体成分的肽链用希腊字母表示，如C3α链和β链。

二、补体系统的组成

补体系统是存在于脊椎动物血清中的具有酶活性的不耐热的蛋白质，由30多种组分构成。按照其生物学活性的不同，可将其分为三类。

（一）补体固有成分

补体固有成分指参与补体活化级联反应的基本成分，存在于血浆和体液中，包括经典激活途径的C1（包括3个亚单位，分别是C1q、C1r、C1s）、C2、C4；甘露糖结合凝集素

(MBL)途径的MBL和MBL相关丝氨酸蛋白酶（MASP）；替代（旁路）激活途径的B因子、D因子和备解素（P因子）；参与补体激活共同末端通路的C3、C5、C6、C7、C8和C9。

（二）补体调节蛋白（complement regulatory protein）

补体调节蛋白是通过调节补体激活途径中关键酶而控制补体活化强度和范围的蛋白分子，存在于血浆中及细胞膜表面，以可溶性形式或膜结合形式存在，包括血浆中的C1抑制物（C1INH）、C4结合蛋白、I因子、H因子等；存在于细胞膜表面的CD59、衰变加速因子（DAF）、膜辅助蛋白（MCP）等。

（三）补体受体（complement receptor，CR）

补体受体指存在于不同细胞膜表面，可与补体激活过程中所形成的活性片段结合、介导多种生物学效应的受体。目前有CR1～CR5、C1qR、C3aR、C4aR、C5aR等。

三、补体系统的来源和理化特性

（一）补体的来源

大约90%的人体血浆补体是在肝脏中产生的，其他器官和细胞也可以产生某些补体成分，如单核巨噬细胞、内皮细胞、淋巴细胞、肾上皮细胞、生殖器官等。在感染、组织损伤和炎症的急性期，多种促炎性细胞因子（如IFN-γ、IL-1、IL-6、TNF-α等）能刺激补体基因的转录和表达，合成大量补体，导致血清补体水平升高。

（二）补体的理化性质

补体成分均为糖蛋白，但肽链结构不同。血清中的补体蛋白占血清总蛋白的10%左右，多数成分属β球蛋白，少数为α或γ球蛋白；其中C3含量最高，D因子最低。大多数补体成分在温度上不稳定，56℃加热30分钟即失去活性。因此，用于研究或测试的补体样本应保持在-20℃或冷冻干燥。

第二节 补体系统的激活

生理条件下，补体固有成分以无活性的酶原形式存在于体液中。在某些活化物的参与下，或在特定的固相表面，补体成分通过级联酶促反应被激活，产生具有生物学作用的产物。

补体的激活途径主要有经典途径（classical pathway）、MBL途径（MBL pathway）和旁路（alternative pathway）途径。尽管以上三条途径有各自不同的前端反应，但具有共同的末端通路，即膜攻击复合物（MAC）的形成及其溶解靶细胞效应。

一、经典激活途径

（一）参与的补体成分

参与经典途径的补体成分依次为C1、C4、C2、C3、C5～C9。血浆中C1通常以

C1q(C1r)$_2$(C1s)$_2$复合大分子形式存在（图5-1），其中C1q为六聚体，存在于与Ig补体结合位点的结合部位，每个C1r和C1s分子均含有一个丝氨酸蛋白酶结构域。

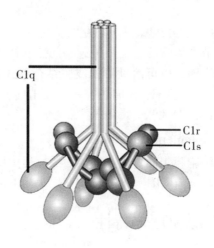

图5-1 C1复合物结构示意

（二）激活物

抗原与抗体（IgG1、IgG2、IgG3和IgM）特异性结合形成的免疫复合物（immune complex, IC）是经典途径的主要激活物。此外，某些病毒蛋白（如HIV的gp120）、C反应蛋白和细菌脂多糖（LPS）等也可作为激活物。可溶性或游离的抗体不能激活补体。

（三）激活过程

补体激活的经典途径可分为三个阶段，即识别阶段、活化阶段和攻膜阶段。其中，识别阶段和活化阶段为经典激活过程的前端反应，攻膜阶段为三条途径都具有的共同末端通路。

1. 识别阶段

识别阶段又称C1酯酶形成阶段。当C1q与2个或2个以上免疫复合物中的IgG或IgMFc段结合后，促使C1r自身活化，活化的C1r可激活C1s的丝氨酸蛋白酶活性，进而裂解C4和C2，并启动经典激活途径，完成识别阶段。

2. 活化阶段

活化阶段即C3转化酶和C5转化酶形成的阶段。在Mg^{2+}存在下，C1s裂解C4为C4a和C4b，大部分新生的C4b与H_2O反应而失活，仅5%的C4b能结合至紧邻抗原抗体结合处的细胞或颗粒表面。同样，C1s裂解C2为C2a和C2b，C2a可与C4b结合形成C4b2a复合物，即C3转化酶（C3 convertase）。C3转化酶继而裂解C3产生C3a和C3b，约10%左右的C3b可与C4b2a结合于细胞表面，形成C4b2a3b复合物，即C5转化酶（C5 convertase）。C3是血浆中含量最高的补体成分，其活化是补体活化级联反应中的枢纽步骤。

补体经典激活途径的前端反应过程如图5-2所示。

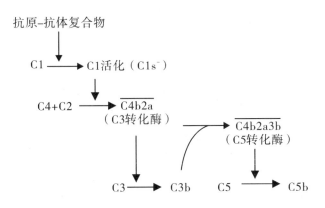

图 5-2 补体激活经典途径的前端反应

二、MBL 激活途径

参与 MBL 途径的补体成分有 MBL、丝氨酸蛋白酶、C2、C3、C4、C5～C9。

MBL 途径的主要激活物为含 N 氨基半乳糖或甘露糖基的病原微生物。病原微生物感染早期，体内巨噬细胞和中性粒细胞产生的 TNF-α、IL-1 和 IL-6 等细胞因子，诱发机体急性期反应。肝细胞合成、分泌急性期蛋白，其中参与补体激活的有 MBL 和 C 反应蛋白。MBL 结构类似于 C1q 分子，在 Ca^{2+} 存在下，可直接识别并结合多种病原微生物表面的糖结构，从而启动 MBL 途径。

MBL 与病原微生物表面的 N 氨基半乳糖或甘露糖结合，并发生构象改变，导致 MBL 相关的丝氨酸蛋白酶（MBL associated serine protease，MASP）活化。MASP 有两类：①活化的 MASP2 能以类似于 C1s 的方式依次裂解 C4 和 C2，形成与经典途径类似的 C3 转化酶 $\overline{C4b2a}$，进而激活后续补体成分；②活化的 MASP1 可直接裂解 C3，生成 C3b，促使其进一步与 B 因子结合形成旁路途径 C3 转化酶 $\overline{C3bBb}$，参与并增强旁路途径的正反馈环路。因此，MBL 途径对补体经典途径和旁路途径活化均具有交叉促进作用（图 5-3）。

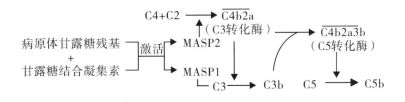

图 5-3 补体活化的 MBL 途径

三、旁路激活途径

旁路激活途径又称替代途径，不依赖抗体。旁路途径是抵御微生物感染的非特异性防线，在感染早期为机体提供了有效的防御机制，也是补体主要的效应放大机制。

参与旁路途径的补体成分有 C3、C5～C9、B 因子、D 因子和备解素（P 因子）。

某些细菌、脂多糖、酵母多糖、葡聚糖凝聚的 IgA 和 IgG4 是旁路途径的激活物。旁路途径的激活物实际上是为补体的活化提供保护性环境和接触表面。

C3 是启动旁路途径的关键分子。生理条件下，血清中的 C3 受蛋白酶作用可缓慢而持续地裂解，产生低水平的 C3b。结合于自身组织细胞表面的 C3b 可被多种调节蛋白（如 H 因子、I 因子、DAF 等）灭活；而在病理情况下，结合于病原微生物细胞表面的 C3b 不能被有效地灭活，可与 B 因子结合，结合的 B 因子可被 D 因子裂解为 Ba 和 Bb，Bb 仍与 C3b 结合，形成C3bBb，即旁路途径 C3 转化酶。P 因子与 C3b 和 Bb 分子结合可稳定转化酶，防止其被降解。结合于激活物表面的C3bBb可裂解 C3 产生 C3a 和 C3b，C3b 与上述 C3bBb结合形成C3bBb3b多分子复合物，即旁路途径 C5 转化酶（图 5-4A）。

补体活化过程中形成的 C3 转化酶不断使 C3 裂解，生成大量的 C3b，新产生的 C3b 又可与 B 因子结合，形成 C3 转化酶，从而构成 C3 正反馈环，放大补体的激活效应（图 5-4B）。

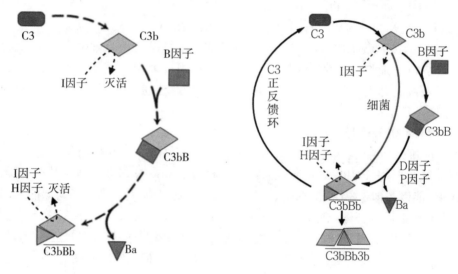

A　补体激活的旁路途径（正常状态）　　B　补体激活的旁路途径（激活状态）
图 5-4　补体激活的旁路途径

四、补体激活的共同末端通路

补体激活的三条途径均可形成攻膜复合物，最终导致靶细胞膜受损，即三条途径的共同末端通路。具体过程如下：三条途径形成的 C5 转化酶（C4b2a3b或C3bBb3b）裂解 C5 成 C5a 和 C5b，C5a 游离于液相，C5b 与 C6 结合为 C5b6；C5b6 自发与 C7 结合成 C5b67 复合物，可于附近的细胞膜上，进而与 C8 高亲和力结合，形成的C5b678可促使 12～16 个 C9 分子聚合，形成C5b6789大分子复合物，即 MAC（membrane attack complex，MAC）。MAC 为中空的 C9 聚合体，其插入细胞膜的磷脂双层而形成一个跨膜通道，导致胞内渗透压发生改变，细胞崩解。此外，MAC 插入细胞膜可达使致死量的钙离子向细胞内弥散，最终导致细胞死亡（图 5-5）。

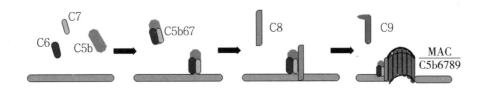

图 5-5 补体激活的共同末端通路

五、补体三条激活途径的特点与比较

补体是一种相对独立的天然免疫防御机制，在种系进化中，三条途径出现的顺序依次为旁路途径、MBL 途径和经典途径。旁路途径和 MBL 途径主要参与固有免疫的效应机制，是机体抵御微生物感染强有力的非特异性防线，而经典途径则在特异性体液免疫的效应阶段发挥作用。三者起点不同，但相互间存在交叉，并具有共同的末端通路。补体三条活化途径的比较见表 5-1。

表 5-1 补体三条激活途径的比较

	经典途径	MBL 途径	旁路途径
激活物	IgM、IgG1～IgG3 与抗原的复合物	病原微生物表面的 N 氨基半乳糖或甘露糖	细胞脂多糖、酵母多糖、葡聚糖等
起始分子	C1q	C4、C2	C3
参与成分	C1～C9	C2～C9、MASP	C3、C5～C9、B 因子、D 因子
C3 转化酶	$\overline{C4b2a}$	$\overline{C4b2a}$	$\overline{C3bBb}$
C5 转化酶	$\overline{C4b2a3b}$	$\overline{C4b2a3b}$	$\overline{C3bBb3b}$
意义	参与特异性体液免疫的效应阶段，感染后期发挥作用	参与非特异性免疫的效应阶段，感染早期发挥作用	参与非特异性免疫的效应阶段，感染早期发挥作用

第三节 补体激活的调控

补体系统的活化存在着精密的调控机制，如果补体系统活化失控，则会对自身组织细胞造成损伤。其机制主要包括：补体活性片段的自发性衰变；血浆中和细胞膜表面存在的多种补体调节蛋白，通过控制级联酶促反应过程中酶活性和 MAC 组装等关键步骤而发挥调节作用；控制补体活化的启动。

一、经典途径的调节

补体活化经典途径的调节主要是调控 C3 convertase 和 C5 convertase 的形成。

（一）C1 抑制物（C1 inhibitor，C1INH）

C1 抑制物是一种丝氨酸蛋白酶抑制剂，可与活化的 C1r、C1s 共价结合形成稳定的复合物，导致 C1 丝氨酸蛋白酶失活，不能裂解 C4 和 C2，从而阻断 C4b2a 形成。

（二）C4 结合蛋白（C4 binding protein，C4bp）

C4bp 是可溶性蛋白，通过与 C2 竞争性结合 C4b 而阻断 C4b2a 组装或使 C4b2a 失活，还可促进 I 因子对 C4b 的裂解作用。

（三）补体受体 1（CR1，CD35）

补体受体 1 广泛表达于红细胞及有核细胞表面，可识别 C3b 和 C4b。CR1 与 C4b 结合，可阻断 C4b 与 C2 结合，抑制 C4b2a 形成。

（四）I 因子

I 因子为血浆蛋白，在 C4bp、H 因子、MCP 和 CR1 等辅助下，可将 C4b 和 C3b 裂解失活，从而阻断 C3 转化酶和 C5 转化酶的形成或抑制其活性。

二、旁路途径的调节

补体活化旁路途径 C3 convertase 和 C5 convertase 的形成受多种调节蛋白的调控。如：I 因子可裂解 C3b；H 因子能与 C3b 结合，辅助 I 因子裂解 C3b，竞争性抑制 B 因子与 C3b 结合，阻止旁路途径 C3 转化酶和 C5 转化酶的形成；CR1、MCP 可促进 I 因子对 C3b 的灭活作用；P 因子与 C3bBb 结合可形成稳定的 C3bBbP，增强其裂解 C3 的作用。

三、攻膜复合物形成的调节

（一）膜反应性溶解抑制物（membrane inhibitor of reactive lysis，MIRL）（CD59）

膜反应性溶解抑制物广泛表达于多种组织细胞表面，可阻止 MAC 的组装，抑制 MAC 对自身正常细胞的溶解破坏。

（二）C8 结合蛋白（C8 binding protein，C8bp）

C8 结合蛋白能与 C8 结合，从而抑制 MAC 形成，保护自身组织细胞免受溶解破坏。

（三）S 蛋白（S protein，SP）

S 蛋白是一种血浆蛋白，可阻止 C5b7 复合物与靶细胞膜结合，从而抑制 MAC 形成。

第四节 补体的生物学作用

补体活化的终末效应是在细胞膜上组装攻膜复合物，介导细胞溶解作用。同时，补体激活过程中产生多种裂解片段，通过与细胞膜上相应的受体结合，介导多种生物学功能。

一、溶菌、溶解细胞的细胞毒作用

补体系统激活后产生攻膜复合物，可形成穿膜的亲水性通道，破坏磷脂双层，最终导致目标细胞的溶解。这种补体介导的细胞溶解是机体抵抗病原体感染的重要防御机制。

补体的溶细胞效应对革兰氏阴性菌的作用较强，而对革兰氏阳性菌相对不敏感。补体不仅可以抵抗细菌，也可抵抗其他微生物及寄生虫感染。例如，病毒与相应的抗体结合后，补体的参与可防止病毒对易感细胞的吸附和穿入，或直接溶解有包膜的病毒，显著增强抗体对病毒的灭活作用。在某些病理情况下，补体也可引起宿主细胞溶解，从而导致组织损伤与疾病，如血型不同之间进行的输血可引起溶血反应。

二、调理作用

补体激活过程中产生的 C3b、C4b 和 iC3b 是重要的调理素。它们可以黏附在细菌或其他颗粒的表面，与中性粒细胞或巨噬细胞表面相应的受体 CR1、CR3 或 CR4 结合，充当靶细胞（或免疫复合体）与吞噬细胞之间的连接物，促进吞噬作用，称为调理作用。补体的调理吞噬作用是机体抵抗全身性细菌感染或真菌感染的主要防御机制之一。

三、清除循环免疫复合物

补体成分的存在有助于减少循环免疫复合物（IC）产生，并使已生成的 IC 解离或溶解，避免 IC 过度生成或沉积所致的组织损伤，从而发挥自我稳定作用。其机制是：补体与 Ig 结合，干扰 Fc 片段间的相互作用，抑制新 IC 的形成或分解已形成的 IC；循环 IC 激活补体，IC 可通过 C3b 结合到红细胞表面，并通过血液运输到肝脏，在那里它被巨噬细胞清除，称为免疫黏附。红细胞的数量巨大，故成为清除 IC 的主要参与者。

四、炎症介质作用

补体是机体内重要的炎症介质之一，可以通过多种途径引起不同程度的炎症。

C3a、c4a 和 c5a 也被称为过敏毒素，因为它们可与肥大细胞和嗜碱性粒细胞表面的受体结合，使其脱颗粒，释放组胺和其他活性物质，引起过敏反应的病理变化。

C5a 是一种中性粒细胞趋化因子，可趋化中性粒细胞向炎症部位聚集，诱导中性粒细胞表达黏附分子，增强对病原体的吞噬和消除，并引起炎症反应。

C2b 和 C4a 具有激肽样活性，可引起血管扩张、毛细血管通透性增高、平滑肌收缩等。

五、参与适应性免疫反应

补体活化产物、补体受体及补体调节蛋白可通过不同机制参与适应性免疫应答，如补体介导的调理作用可促进抗原提呈细胞摄取和提呈抗原；与抗原结合的 C3d 可介导 BCR 与 CR2/CD19/CD21 复合物交联，促进 B 细胞活化等。

第五节　补体系统异常与疾病

补体遗传性缺陷、功能障碍或过度活化均可参与某些疾病的发生发展过程。伴随某些疾病的发生，补体含量会出现明显的增高或降低。

一、补体遗传性缺陷

（一）补体成分的缺陷

几乎所有的补体成分均可发生遗传缺陷，从而影响机体的防御功能。补体固有成分缺陷时，如 MBL 及 C3 缺乏可导致严重的反复感染；Clq、C2、C4 和 MBL 缺乏可引起系统性红斑狼疮等自身免疫病；Clq 还与癫痫发作、阿尔茨海默病（Alzheimer's disease）有关；C5、C6、C7、C8、C9 成分缺乏使 MAC 不能形成，不能有效溶解病原微生物，患者易发生化脓性感染。

（二）补体调节分子缺陷

C1 抑制物缺陷时不能有效抑制 C1 的活化，导致 C2 持续过度裂解，具有激肽样作用的 C2b 大量产生，增加血管通透性，引起常见的补体缺陷病——遗传性血管神经性水肿。患者表现为反复发作的皮肤黏膜水肿，若水肿发生于喉头可导致窒息而死。

（三）补体受体缺陷

红细胞表面 CR1 表达减少，可致循环 IC 清除障碍，常引起某些自身免疫病，如系统性红斑狼疮（SLE）。CR3 与 CR4 缺陷时，常导致反复发作的化脓性感染。

二、补体含量的改变

补体含量或活性的增高常见于急性炎症和组织损伤，如急性风湿热、结节性多动脉炎、皮肌炎、心肌梗死、痛风等。补体的含量降低多因合成不足，常见于如肝硬化、慢性活动性肝炎等严重肝脏疾病。

三、补体与感染性疾病

补体在机体抵御病原微生物感染中发挥重要作用。某些情况下，病原微生物可借助补体受体入侵细胞，主要有：①病原微生物表面与 C3b、iC3b、C4b 等补体片段结合，通过 CR1、CR2 而进入细胞，使感染扩散；②某些微生物能以补体受体能以补体调节蛋白作为受体而入侵细胞，如 EB 病毒以 CR2 为受体，麻疹病毒以 MCP 为受体，柯萨奇病毒和大肠杆菌以 DAF 为受体等。

讨论：患者，男，35 岁，因双眼睑水肿 2 h，颜面部肿胀、咽痛、呼吸困难，1 h 入院。患者既往于 18 岁发病，曾发作过数十次，发病部位多位于上肢及下肢，皮肤黏膜出现局限性、非凹陷性、无压痛性水肿，3 d 后水肿可自行缓解。其爷爷和叔叔均患过此病。体检：急性重病容，面部高度肿胀，皮肤稍发硬，眼睑水肿，眼裂呈缝隙状，双唇肿胀外翻，咽部黏膜稍肿胀，呈吸气性呼吸困难。间接喉镜下见会厌及双侧声带充血、水肿。手背查：C40.075g，CNH0679/L，均明显低于正常值。诊断：遗传性血管神经性水肿。问题：该病是如何引起的？

思考

（1）补体是如何被发现的？其思路对我们科学研究有什么启迪？
（2）按补体系统生物学作用的不同，可将其可分为哪三类？
（3）试列表比较补体活化的三条途径。
（4）简述补体的生物学作用。

单项选择测试题

1. 参与溶菌作用的补体成分有（   ）。
   A. C3、C5～C9　　B. C3～C9　　C. C5～C9　　D. C1～C9
   E. C3～C5

2. 参与替代途径激活补体的物质是（   ）。
   A. IgG　　B. IgM　　C. IgE　　D. IgA
   E. MBL

3. 补体系统在激活后可以（   ）。
   A. 裂解细菌　　B. 诱导免疫耐受　　C. 结合细胞毒性 T 细胞
   D. 启动抗体的类别转换　　E. 抑制超敏反应

4. 具有调理吞噬作用的补体裂解产物是（   ）。
   A. C5b　　B. C3b　　C. C2b　　D. C4a
   E. C2a

5. 补体固有成分中分子量最大的是（   ）。
   A. C9　　B. C5　　C. C4　　D. C3
   E. C1

6. 在经典激活途径中，补体的识别单位是（   ）。
   A. C4　　B. C2　　C. C1s　　D. C1r
   E. C1q

7. 经典途径中各补体成分的激活顺序是（   ）。
   A. C123456789　　B. C142356789　　C. C132456789　　D. C143256789
   E. C124536789

（刘玉琳）

第六章 免疫分子：细胞因子

细胞因子（cytokine，CK）是由免疫细胞（如淋巴细胞、单核/巨噬细胞、树突状细胞等）或者非免疫细胞（如粒细胞、成纤维细胞、内皮细胞等）经刺激而合成和分泌的一种具有高效性、多功能的小分子可溶性蛋白或者多肽。CK可通过与相应受体结合调控细胞生长、分化和行使效应，调节免疫反应，并在一定条件下参与炎症、肿瘤发生、生殖、衰老等各种重要生物学过程。机体免疫反应和免疫调节机制非常复杂，免疫细胞之间存在着高度有序的分工和协调。并且这一过程的有效完成，高度依赖于细胞间信息的有效交换，而细胞因子是免疫细胞间信息传递的重要媒介和主要方式。自1957年发现干扰素以来，现已发现200多种细胞因子。

第一节 细胞因子的分类

细胞因子种类很多，分类的方法也很多。根据细胞来源，可将其分为淋巴因子（lymphokine）、单核细胞因子（monokine）、脂肪因子（adipokine）等；根据其功能可分为肿瘤坏死因子、生长因子、转化生长因子等。目前，最常用的是根据其结构和功能分为干扰素、白细胞介素、肿瘤坏死因子、趋化因子、生长因子和集落刺激因子六大类。

一、干扰素（interferon，IFN）

干扰素是一组能干扰病毒感染和复制的细胞因子，具有抗病毒、抗肿瘤、抗细胞增殖和免疫调节等功能。根据其结构特点和生物活性不同，可分为Ⅰ型、Ⅱ型两大类。Ⅰ型干扰素主要由病毒感染细胞和pDC产生，具有较强的抗病毒和抗肿瘤作用，包括干扰素-α和干扰素-β。其中，IFN-α主要由白细胞产生。IFN-β主要由成纤维细胞产生；Ⅱ型干扰素主要由活化的T细胞和NK细胞产生，主要有干扰素-γ，具有较强的免疫调节作用，可激活单核-吞噬细胞，促进MHCⅠ类和MHCⅡ类分子表达，促进Th0细胞向Th1细胞分化，抑制Th0细胞向Th2细胞分化。目前，已发现10多种干扰素家族细胞因子。

二、白细胞介素（interleukin，IL）

白细胞介素是一组由淋巴细胞、单核-巨噬细胞和其他非免疫细胞产生的，能介导白细胞之间或者白细胞与其他细胞之间相互作用的细胞因子。其主要作用是调节细胞生长、分化，参与免疫应答和介导炎症反应等。到目前为止，已经发现了38种白细胞介素，并依次按发现时间先后顺序被命名为IL-1～IL-38。

三、肿瘤坏死因子（tumor necrosis factor，TNF）

肿瘤坏死因子是一类可导致肿瘤组织或肿瘤细胞发生坏死的细胞因子家族，具有抗病毒、抗肿瘤、免疫调节、促进炎症反应、致热、引发恶病质等重要生物学作用。TNF 根据其来源和结构不同，可分为肿瘤坏死因子-α（TNF-α）和肿瘤坏死因子-β（TNF-β），两者均由同源三聚体组成，且具有相同受体结合特征和相似的生物学功能。TNF-α 主要由激活的单核-巨噬细胞产生，但 T 淋巴细胞、NK 细胞和肥大细胞均可以生成；TNF-β 主要由激活的 T 细胞产生，通常只在局部发挥作用，也被称为淋巴毒素（lymphotoxin，LT）。TNF 可通过直接作用，或者刺激巨噬细胞释放 IL-1 作用于下丘脑体温调节中枢，导致发热反应。TNF 也可以通过促进蛋白质消耗、分解，引起代谢紊乱，诱发恶病质。目前，已发现的在肿瘤坏死因子家族细胞因子达 30 多种，如肿瘤坏死因子相关的凋亡诱导配体（TRAIL）、FasL、CD40L 等。

四、生长因子（growth factor，GF）

生长因子一般是指能调节和促进多种不同细胞生长、分化的细胞因子。生长因子种类繁多，包括表皮生长因子（epidermal growth factor，EGF）、成纤维细胞生长因子（fibroblast growth factor，FGF）、神经生长因子（nerve growth factor，NGF）、血管内皮生长因子（vascular endothelial growth factor，VEGF）、血小板生长因子（platelet derived growth factor，PDGF）和转化生长因子-β（transforming growth factor-β，TGF-β）等。其中，TGF-β 在表皮生长因子协同作用下，可改变成纤维细胞贴壁生长特性，使其获得在琼脂中生长的能力，并失去密度依赖的生长抑制作用，在肿瘤发生过程中有重要作用。另一方面，TGF-β 因可抑制免疫细胞增殖，抑制淋巴细胞分化，抑制 PBMC 生成 IFN-γ、TNF-α 等免疫抑制效应而受到广泛关注。

五、集落刺激因子（colony-stimulating factor，CSF）

集落刺激因子是一类由单核-巨噬细胞、血管内皮细胞、成纤维细胞和活化 T 细胞等产生的能刺激多能造血干细胞与造血祖细胞分化和增殖的细胞因子。根据其功能和作用的细胞不同，主要分为血小板生成素（TPO）、促红细胞生成素（EPO）、干细胞因子（SCF）、粒细胞集落刺激因子（G-CSF）、巨噬细胞集落刺激因子（M-CSF）、粒细胞巨噬细胞集落刺激因子（GM-CSF）等。其中，GM-CSF 可刺激骨髓前体细胞向粒细胞和单核细胞生长及分化；SCF 主要由骨髓基质细胞产生，可刺激多能造血干细胞发育；IL-3 可诱导早期造血祖细胞增殖分化为多种血细胞；EPO 主要由肾小管周围间质细胞产生，可促进骨髓红细胞前体分化发育为成熟的红细胞；TPO 由内皮细胞和平滑肌细胞产生，可刺激骨髓巨核细胞分化发育为血小板。

六、趋化因子（chemokine）

趋化因子是一类含碱性蛋白、分子量小（8～12 kD）、结构相似、对白细胞具有趋化和激活功能的细胞因子。几乎所有的趋化因子都含有由 1 对或 2 对保守半胱氨酸残基（C）

形成的分子内二硫键。根据近氨基端 C 的数量和顺序，可将其分为 CXC（α 亚族）、CC（β 亚族）、C（γ 亚族）和 CX3C（δ 亚族）四个亚家族。α 亚族趋化因子如 IL-8，对中性粒细胞和初始 T 淋巴细胞具有趋化作用；β 亚族趋化因子如 MCP-1，具有对 T 细胞、单核细胞、嗜碱性粒细胞和 DC 的趋化效应；γ 亚族趋化因子如淋巴细胞趋化蛋白，对 T 淋巴细胞、NK 和树突状细胞（DC）均具有趋化作用；δ 亚族趋化因子如 Fractalkine，对单核细胞和 T 细胞有趋化作用。此外，趋化因子也广泛参与免疫细胞发育、淋巴器官形成、调节血管生成、诱导细胞凋亡、启动和调节适应性免疫反应等多种生物学过程，在肿瘤发生、发展和转移过程中有重要作用。

目前，人们已采用在各类趋化因子亚家族名称后缀 L 后加上阿拉伯数字序列号的方式来表示各种趋化因子。如已发现的趋化因子 CXCL1 ～ CXCL16、CCL1 ～ CCL28、XCL1、XCL2 和 CX3CL1。

第二节　细胞因子的共同特性

细胞因子生物活性各异，种类繁多，具有多细胞来源和自限性分泌特点。正常情况下，一种细胞常可以分泌多细胞因子，同时细胞在表达某一种细胞因子后，机体会通过负反馈调控阻止其过量表达。此外，细胞因子在理化性质、作用方式、生物学作用特点等方面具有如下特征。

一、理化性质

细胞因子多为小分子可溶性多肽或蛋白（8 ～ 30 kD），多为糖蛋白。绝大多数细胞因子（如 IL-2）以单体形式存在，少数（如 IL-5、IL-10、IL-12、M-CSF、TGF-β 等）以二聚体形式存在，而 TNF-α 和 TNF-β 以同源三聚体形式发挥生物学功能。

二、作用方式

细胞因子有 3 种主要作用方式：自分泌、旁分泌和内分泌。

（1）自分泌是指来源于某种细胞的细胞因子对其自身产生作用。如活化 T 细胞产生的白细胞介素 - 2（IL-2）可作用于自身，从而刺激 T 细胞生长、增殖（图 6 - 1A）。

（2）旁分泌是指来源于某种细胞的细胞因子对其相邻细胞发挥作用。如活化的 T 细胞产生的 IL- 4 可以刺激相邻 B 细胞分化发育（图 6 - 1B）。

（3）内分泌是指某种细胞因子通过循环系统对位于远处的靶细胞产生作用。如高浓度 IL-1 可通过血液循环流动作用于下丘脑体温调节中枢（图 6 - 1C）。

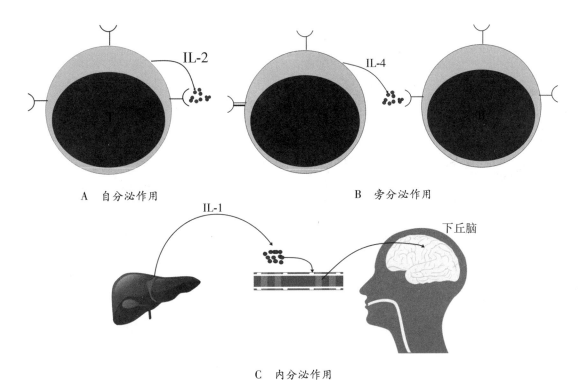

A 自分泌作用　　B 旁分泌作用

C 内分泌作用

图 6-1　细胞因子作用方式

三、作用特点

细胞因子的作用特征主要表现为多效性、重叠性、协同性、拮抗性和网络性。

（1）多效性是指一种细胞因子可对多种不同类型的靶细胞产生作用，并表现出多种生物学效应。例如，巨噬细胞分泌的 IL-1 可以激活 T 细胞，也可以促进 B 细胞的增殖和分化（图 6-2A）。

（2）重叠性是指两种或两种以上细胞因子对同一类靶细胞产生作用，并表现出相同或相似生物学效应。例如，IL-2、IL-6 和 IFN-γ 均可以刺激 CTL 细胞增殖和分化（图 6-2B）。

（3）协同性是指一种细胞因子增强另一种细胞因子发挥某种生物学功能。例如，IL-5 可增强 IL-4 诱导 B 细胞分泌 IgE 类抗体的免疫调节效应（图 6-2C）。

（4）拮抗性是指一种细胞因子抑制另一种细胞因子发挥某种生物学作用。例如，IFN-γ 可促进 Th0 细胞分化成 Th1 细胞，而 IL-4 却抑制 Th0 细胞分化成 Th1 细胞，IFN-γ 和 IL-4 是一对作用相反的细胞因子（图 6-2D）。

免疫系统与宿主防御

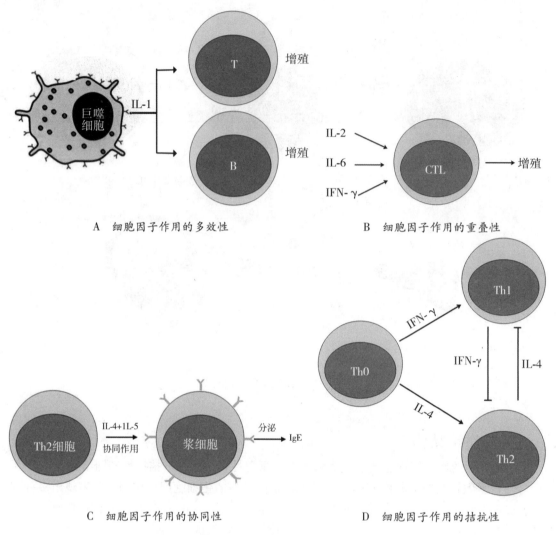

图 6-2 细胞因子作用特点

（5）网络性是指在免疫应答过程中，各种细胞因子的作用并不是孤立存在的，而是通过调节细胞因子的合成和分泌、调控细胞因子受体的表达和影响其生物效应等方式，形成复杂有序的细胞因子网络，发挥调节免疫应答、维持免疫系统稳态平衡等功能。例如，辅助性 T 细胞（Th）可通过复杂的细胞因子调控网络来实现免疫应答调节功能。

第三节 细胞因子受体

细胞因子受体通常是具有膜受体特征的跨膜分子，由胞外区、跨膜区和胞内区等功能区组成，其表达受包括细胞因子在内的多种因素调控。细胞因子通过自分泌、旁分泌和内分泌方式与靶细胞表面相应受体结合，并启动相应信号通路，刺激机体合成、分泌其他效应物质而发挥生物学作用。细胞因子受体的命名方式通常以相应的细胞因子后加"受体"或 R 来表示，如 IL-1R（IL-1 受体）、TNFR（肿瘤坏死因子受体）等。

一、细胞因子受体的分类

对细胞因子受体可根据其存在形式可以分为膜结合型和可溶性两大类。但有时一种受体可以既有膜结合型受体，也有可溶性受体。对于膜结合型受体，可根据其胞外区结构特征和氨基酸序列的相似性，进一步分为 Ig 超家族、Ⅰ型细胞因子受体家族、Ⅱ类细胞因子受体家族、TNF 受体家族和趋化因子受体家族 5 个类别（图 6-3）。

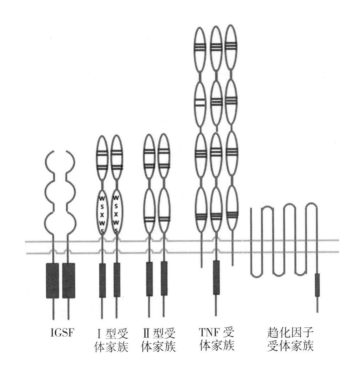

图 6-3 细胞因子受体的类型

（一）免疫球蛋白超家族受体（Ig superfamily receptor，IgSFR）

此类受体因在结构上与免疫球蛋白的 V 区和 C 区相似而得名，也称为 IL-1R 家族（IL-1 受体家族），主要包括 IL-1、IL-18、IL-33、M-CSF、SCF 等细胞因子相应受体，可通过 IRAK/NF-κB 途径传递信号。其中，M-CSF、SCF 等集落刺激因子受体胞内区含有酪氨酸激酶（PTK）活性结构域，可直接激活 RAS、PI3K 等多种信号通路。

（二）Ⅰ型细胞因子受体家族（type Ⅰ cytokine receptor family）

此类受体主要通过 JAK-STAT 通路传递信号，胞外区含有保守的半胱氨酸和 Trp-Ser-X-Trp-Ser（WSXWS）基序（X 代表任意氨基酸），也称为血细胞生成素受体家族。受体包含 1～3 条糖基化的多肽链，有低亲和力结合细胞因子（结合链）和信号转导（转导链）功能。

转导链不具有细胞因子专一性，但该链一旦与结合链结合，即可使其由低亲和力受体变构为高亲和力受体，且其为受体结合细胞因子所必需。主要包括 IL-2、IL-3、IL-4、IL-5、IL-6、IL-7、IL-9、IL-11、IL-12、IL-13、IL-15、IL-21、G-CSF、GM-CSF 等相应受体。

（三）Ⅱ型细胞因子受体家族（type Ⅱ cytokine receptor family）

此类受体也通过 JAK-STAT 通路传递信号，胞外区含有保守的半胱氨酸，以及 2～4 个Ⅲ型纤维连接蛋白结构域，但没有 WSXWS 基序，也称为干扰素受体家族（IFN 受体家族）。主要包括干扰素-α、干扰素-β、干扰素-γ 和 IL-10 等细胞因子受体。

（四）TNF 受体家族

这些受体通过 TRAF/NF-κB 和 TRAF/AP-1 通路传递信号。其胞外区包含几个富含半胱氨酸的结构域，大部分为同源三聚体。主要包括肿瘤坏死因子-α、淋巴细胞因子、FasL、CD40L、神经生长因子等细胞因子的受体。

（五）趋化因子受体家族（chemokine receptor family）

该类受体通常为单链分子，其 N 端胞外区和 C 端胞内区均较短，跨膜区较长且含有 7 个跨膜结构域，属于 G 蛋白偶联受体超家族。受体跨膜区可形成短的 3 个胞外环和 3 个胞内环，且胞内环与 GTP 结合蛋白相连，能启动信号转导；主要表达于骨髓来源的各类白细胞亚群，也表达于上皮细胞、血管内皮细胞、神经细胞等。趋化性细胞因子受体可根据其配体特征的不同而相应地分为 4 类。在大多数情况下，一个趋化因子受体可以与多种配体结合（如 CCR3 与 CCL5、CCL7、CCL8、CCL24、CCL26 等多种细胞因子结合），一种配体也可以与多个受体结合（如 CCL5 与 CCR1、CCR3、CCR5 均可以结合），属于共同趋化因子受体。这种结合特征使得一种趋化因子可以募集表达不同趋化因子受体的多种免疫细胞，而表达某一种趋化因子受体的免疫细胞也可以被多种趋化因子所招募，大大提高了趋化因子和免疫细胞的迁移活化效率。然而，少数趋化因子受体只与一种配体结合，属于特异性趋化因子受体，如 CXCR4 只能与 CXCL12 结合。趋化因子受体通常以 R 作为趋化因子亚家族的后缀，后跟阿拉伯数字，按照发现受体的顺序排列。如 CCL 趋化因子受体有 11 种，分别用 CCR1～CCR11 表示；CXCL 趋化因子受体有 6 种，分别用 CXCR1～CXCR6 表示。其中，CCR5 是 HIV 感染巨噬细胞和 T 淋巴细胞的辅助受体，在 HIV 感染过程中有重要作用，因此 CCR5 突变或者缺失可在一定程度上抵抗 HIV 感染。

二、细胞因子受体共有链

大多数细胞因子受体由 2 条或 3 条多肽链组成，其中 1 条（或 2 条）多肽链可与细胞因子特异性结合，称为细胞因子结合亚单位，形成低亲和力受体。另一条多肽链负责信号转导，称为信号转导亚单位。一般情况下，信号转导亚单位不单独与细胞因子结合，而是首先与结合亚单位结合，形成高亲和力受体并传递相应信号。由于机体内存在多种细胞因子受体共有一种信号转导亚单位的现象，因此，信号转导亚单位也被称为细胞因子受体共有链（common chain）。现已发现机体存在 β 链（βc）、γ 链（γc）和 gp130 等细胞因子受体共有链。例如，IL-3、IL-5 和 GM-CSF 等相应受体共有 βc 链，IL-2、IL-4、IL-7、IL-9、IL-15 和 IL-21 等相应受体共有 γc 链，IL-6、IL-11 和 IL-27 等相应受体共有相同的 gp130 亚基。

三、可溶性细胞因子受体、细胞因子诱饵受体和细胞因子受体拮抗剂

（一）可溶性细胞因子受体（soluble cytokine receptor，sCKR）

大多数细胞因子受体会同时具有可溶性存在形式，并且这种可溶性细胞因子受体也可与细胞因子结合，对相应的膜结合型受体产生竞争性抑制功能。因此，临床上检测某些可溶性细胞因子受体，可为相关疾病的诊断、预后或者疗效监测提供依据。

（二）细胞因子诱饵受体（decoy receptor）

此类受体通常在胞质区缺少信号转导结构域，在与相应细胞因子结合后不能启动相应生物学效应，导致细胞因子失活，或者因介导细胞因子内化和降解而对相应细胞因子的功能产生负调节效应。常见的有 IL-1 Ⅱ型受体、TNF 诱骗受体、IL-13Rα2 亚单位等。

（三）细胞因子受体拮抗剂

为了对细胞因子的功能和活化水平进行精确调控，机体内天然存在某些细胞因子受体的拮抗剂。此外，某些病毒也可以产生细胞因子结合蛋白，从而干扰或抑制细胞因子与相应受体结合，影响人体正常免疫功能。因此，人工制备细胞因子受体拮抗剂或结合物可用于由治疗细胞因子过量引起的相关疾病。如单核 – 巨噬细胞产生的 IL-1 受体拮抗剂（IL-1ra）与 IL-1 有一定同源性，可竞争性结合 IL-1R，抑制 IL-1 的生物学活性。

第四节　细胞因子的生物学意义

细胞因子具有广泛而重要的生物功能，在免疫应答、免疫调节和免疫细胞分化发育中发挥重要作用。近年来，随着现代生物技术发展，重组表达的细胞因子、细胞因子抗体和细胞因子受体拮抗剂作为一种新型生物反应调节因子，在临床上得到了广泛应用并取得了令人瞩目的成就。然而，细胞因子和其他免疫分子一样，也是一把"双刃剑"，不仅可以参与免疫应答，发挥抗感染、抗肿瘤、诱导细胞凋亡等功能，而且在一定条件下也可以参与包括肿瘤在内的多种疾病的发生和进展。

一、细胞因子的生物学功能

（一）细胞因子参与免疫细胞的分化发育和功能发挥过程

1. 调节免疫细胞在中枢免疫器官中的分化发育

骨髓基质细胞（BMSCs）可分泌如 IL-7、SCF、CXCL12 等多种细胞因子，调节多种免疫细胞在中枢免疫器官中的分化发育，在骨髓多能造血干细胞（HSC）分化发育为不同谱系的免疫细胞过程中起关键作用。胸腺微环境中产生的细胞因子在调节造血干细胞和免疫细胞的增殖与分化方面也起着关键作用。

2. 调节免疫细胞在外周免疫器官中的分化发育、激活和功能的行使

就 T 细胞而言，IL-2、IL-7 和 IL-18 可激活 T 细胞并促进其增殖。IL-12 和干扰素 – γ

诱导 T 细胞分化为 Th1 型细胞亚群，抑制其向 Th2 细胞分化；而 IL-4 则可诱导 T 细胞分化为 Th2 型细胞亚群，抑制其向 Th1 细胞分化；TGF-β 可诱导 T 细胞分化为 Treg 细胞；TGF-β 和 IL-6 联合作用可诱导 T 细胞分化为 Th17 细胞亚群。IL-23 可促进 Th17 细胞的增殖和功能维持；IL-2、IL-6 和干扰素-γ 可显著促进 CTL 的分化，增强其杀伤功能。就 B 细胞而言，IL-4、IL-5、IL-6 和 IL-13 可以促进 B 细胞活化、增殖和分化为浆细胞。多种细胞因子调节 B 细胞分泌的 Ig 类转化。例如，IL-4 可以诱导 IgG1 和 IgE 生成，TGF-β 和 IL-5 可以诱导 IgA 生成。此外，IL-15 刺激 NK 细胞增殖；IL-5 刺激嗜酸性粒细胞分化为效应细胞，在抗蠕虫等寄生虫感染中产生重要作用。

（二）细胞因子参与机体抗感染、抗肿瘤作用

多种细胞因子可通过激活相应的免疫细胞，直接或间接调节先天免疫反应和获得性免疫反应，发挥抗感染、抗肿瘤作用。

1. 抗感染作用

细胞因子参与抗感染免疫反应的全部过程。当机体受到病原体感染时，在细胞因子网络调控作用下，激活固有免疫和适应性免疫应答，构成重要的抗感染防御系统，从而有效清除病原体，维持机体的动态平衡和内环境稳定。如机体产生的 IL-1、IL-2、IL-4、IL-5 和 IL-6 可促进 T 淋巴细胞、B 淋巴细胞活化和增殖，并分化为效应性 T 淋巴细胞和浆细胞，从而消除细菌感染；细菌感染可直接刺激感染部位的巨噬细胞释放 IL-1、TNF-α、IL-6 等细胞因子，引起局部和全身炎症反应，促进病原体的清除；IL-8 趋化中性粒细胞进入感染部位，清除细菌和真菌感染。在针对病毒感染过程中，机体产生 IFN-α 和 IFNF-β，作用于病毒感染细胞及其邻近的未感染细胞，诱导产生抗病毒蛋白酶，发挥抗病毒作用；IL-2、IL-12、IL-15 和 IL-18 也可显著促进 NK 细胞对病毒感染细胞的杀伤作用。

2. 抗肿瘤作用

多种细胞因子可通过激活效应细胞直接或间接发挥抗肿瘤作用。例如，IL-2、IFN-γ 等细胞因子可诱导 CTL 和 NK 细胞的细胞毒作用；TNF-α 和 TNF-β 可直接杀死肿瘤细胞；IFN-γ 可诱导肿瘤细胞表达 MHC I 类分子，增强对机体肿瘤细胞的杀伤力。此外，在肿瘤坏死因子家族中，有多种细胞因子可以诱导细胞凋亡，参与机体抗肿瘤免疫。例如，TNF-α 可诱导肿瘤细胞或病毒感染细胞的凋亡，活化 T 细胞表达 Fas 配体（FasL）与靶细胞上的 Fas 分子以膜融合形式结合而诱导细胞凋亡。

（三）细胞因子其他生物学作用

除了对免疫反应的正向调节外，细胞因子也可以起重要的负向调节作用。例如，IL-10 和 TGF-β 可通过直接抑制免疫细胞的功能或诱导调节性 T 细胞（Treg 细胞），在免疫抑制中起间接作用。此外，细胞因子还具有促进血管生成、刺激造血、参与中枢神经系统发育和损伤修复、促进组织创伤修复、调节多种激素分泌等功能。

二、细胞因子参与某些临床病理作用

与其他免疫分子一样，细胞因子不仅可以起免疫调节作用，而且在一定条件下也参与多种疾病的发生。

（一）细胞因子风暴（cytokine storm）

细胞因子风暴是指机体在短时间产生了大量细胞因子，导致全身炎症性反应综合征，进而可导致多器官功能障碍综合征，又称高细胞因子血症。细胞因子风暴的形成主要是由于异常条件下促炎细胞因子和抗炎细胞因子失衡，导致体液中迅速大量产生 IL-1、IL-6、IL-12、IL-18、TNF-α、IFN-α、IFN-β、IFN-γ、MCP-1 等多种促炎细胞因子的结果。在新型冠状病毒肺炎进展中，细胞因子风暴是病程由轻症向重症和危重症转换的一个重要节点，同时也是造成重症和危重症死亡的一个原因。此外，移植物抗宿主病（GVHD）、急性呼吸窘迫综合征（ARDS）、脓毒症和流感等均可有细胞因子风暴的发生。

（二）导致机体发热反应

IL-1、IL-6 和 TNF-α 可作用于下丘脑体温调节中枢，引起机体发热，因此被称为内源性致热源。应用重组 IL-1 受体拮抗剂阻断 IL-1 和 IL-1R 结合可降低人内毒素休克导致的死亡风险。

（三）介导肿瘤免疫逃逸

肿瘤的发生和逃逸与细胞因子及其受体异常表达密切相关。例如，骨髓瘤细胞表面高表达 IL-6R，是正常浆细胞的 10 倍以上，并可大量分泌 IL-6。抗 IL-6 抗体在体外可抑制骨髓瘤细胞的生长。此外，多种肿瘤细胞通过分泌 TGF-β 和 IL-10，抑制机体的免疫功能，有助于肿瘤逃避免疫监视。

（四）参与免疫系统相关疾病

细胞因子在超敏反应、免疫缺陷性疾病、自身免疫性疾病、器官移植排斥反应等多种临床疾病中发挥重要的作用，其具体的作用及其机制将在相关章节中详细阐述。

三、细胞因子与疾病治疗

目前已有多种细胞因子抗体、重组细胞因子和细胞因子拮抗剂获准上市，并广泛应用于临床。例如，中国的 IFN-α1 早于 1991 年通过新药评审进入临床应用，在治疗白血病和病毒感染方面取得了显著疗效。目前，国际上批准生产的细胞因子药物主要包括 EPO、IFN-γ、GM-CSF、G-CSF、IL-2 等。细胞因子补充替代疗法已广泛用于细胞因子不足的相关疾病治疗，例如，GM-CSF 用于刺激造血，干扰素用于治疗肿瘤和病毒感染等。此外，针对机体细胞因子生成过多，以可溶性细胞因子受体、细胞因子受体拮抗剂或抗细胞因子抗体为主的细胞因子拮抗疗法也在临床得到广泛应用。例如，应用 TNF 抗体治疗类风湿性关节炎，应用抗 IL-2R 的抗体预防和治疗移植排斥反应。

讨论：在病原菌入侵时，免疫细胞会分泌大量细胞因子，而这些细胞因子又可以作用于更多的免疫细胞，从而形成正反馈回路，参与病原菌的清除，这一通路受到机体严密调控。但在异常情况下，如患急性呼吸窘迫综合征、脓毒血症、新型冠状病毒肺炎等疾病时，机体会发生细胞因子过度分泌，导致多器官功能衰竭。请你联系本章节相关内容阐述细胞因子风暴的免疫学发生机制。

思考

（1）细胞因子是由机体多种细胞分泌的小分子蛋白质。根据其结构和生理功能可分为六类，请问你知道是哪六类吗？每一类细胞因子主要有何功能特点？

（2）细胞因子通过与细胞表面相应受体结合而发挥作用。请问细胞因子的作用特点是什么？你可以举例说明吗？

（3）细胞因子在固有免疫和适应性免疫中均发挥重要作用，请你阐述一下细胞因子的主要生物学功能有哪些？

单项选择测试题

1. 主要由单核-巨噬细胞产生的是（　　）。
   A. IL-1　　　　　　B. IL-2　　　　　　C. IL-4　　　　　　D. IL-5
   E. IL-10

2. 在抗体产生过程中，可促进 IgM 转换为 IgE 的是（　　）。
   A. IL-4　　　　　　B. IL-2　　　　　　C. TNF-β　　　　　D. IFN-γ
   E. TGF-β

3. 能产生 TNF-α 的主要是（　　）。
   A. 树突状细胞　　　B. 红细胞　　　　　C. B 细胞　　　　　D. T 细胞
   E. 单核-巨噬细胞

4. 发挥功能时具有特异性的是（　　）。
   A. IL-2　　　　　　B. Ab　　　　　　　C. 补体　　　　　　D. TNF
   E. 溶菌酶

5. 关于细胞因子，描述错误的是（　　）。
   A. 作用呈非特异性　　B. 无 MHC 限制性　　C. 一种 CK 只产生一种效应
   D. 可构成细胞因子网络　　E. 具有高效性

6. 不属于细胞因子产生和分泌特点的是（　　）。
   A. 多细胞来源　　　　　　　　B. 短暂的自限性合成
   C. 短距离局部作用　　　　　　D. 多为内分泌细胞产生
   E. 一个细胞常分泌多种细胞因子

7. 不属于细胞因子的是（　　）。
   A. 淋巴毒素　　　　B. 干扰素　　　　　C. 白细胞介素
   D. 生长因子　　　　E. 过敏毒素

（魏晓丽）

第七章 免疫分子：白细胞分化抗原和黏附分子

免疫细胞的正常分化发育和免疫应答的发生均需要多种免疫细胞相互作用才能完成。它包括不同细胞间直接相互接触和通过分泌某些细胞因子或其他活性分子间接接触两种作用方式，而表达于细胞表面的、具有特定功能的蛋白质分子是其发挥相互作用的重要物质基础，包括细胞表面的多种抗原、受体、配体和其他分子。其中，白细胞分化抗原和黏附分子是两类重要的细胞表面标志。

第一节 人白细胞分化抗原

一、人白细胞分化抗原的概念

（一）人白细胞分化抗原的概念

人白细胞分化抗原（human leukocyte differentiation antigens，HLDA）主要是指造血干细胞在分化为不同谱系（lineage），以及各个细胞谱系在分化的不同阶段和活化过程中于细胞表面表达的标志性分子。20世纪80年代初，人们主要围绕淋巴细胞和髓样细胞等白细胞的表面分子进行了相关研究，白细胞分化抗原也因此得名。但实际上，白细胞分化抗原除在白细胞表达外，还广泛分布于红细胞、血小板、血管内皮细胞、成纤维细胞、上皮细胞、神经-内分泌细胞等多种细胞表面。HLDA含胞膜外区、跨膜区和胞质区，大多是跨膜的糖蛋白。有些HLDA是以糖基磷脂酰肌醇（glycosyl phosphatidylinositol，GPI）连接方式锚定在细胞膜上，少数HLDA是碳水化合物。

根据胞膜外区的结构特点，HLDA可分为多个不同家族（family）或超家族（superfamily）。最常见的有细胞因子受体家族、整合素家族、选择素家族、免疫球蛋白超家族、C型凝集素超家族、肿瘤坏死因子超家族和肿瘤坏死因子受体超家族等。

（二）分化群的概念

早期对白细胞分化抗原的研究，大多是通过其与特异性抗体的反应来鉴定的。而同一个大分子抗原可能对应多种不同抗体，因此，同一分化抗原可能有不同命名，这种状况不利于研究成果的交流应用。1975年，B淋巴细胞杂交瘤和单克隆抗体技术问世，极大地促进了白细胞分化抗原的研究、归类和应用。HLDA执行委员会决定采用双盲设计，以单克隆抗体鉴定为主要方法，将来自不同实验室的单克隆抗体所识别的同一种分化抗原归为同一分化群（cluster of differentiation，CD），即用CD编号代替以往的命名。在2004年，第八届 HLDA 委员会增加了必须明确单克隆抗体所识别分子的编码基因这一命名原则要求。后来经第九届国际 HLDA 专题讨论会确定，CD 分子大致可分为 14 个组（表 7-1）；至 2014 年第十届 HLDA 会议，CD 编号已命名至 CD363，随着科学的发展，HLDA 的概念已逐步被人类细胞分化分子（human cell differentiation molecule，HCDM）所取代。

表 7-1 人 CD 分组（2010 年）

分组	CD 分子举例
T 细胞	CD2、CD3、CD4、CD5、CD8、CD28、CD152（CTLA-4）、CD154（CD40L）、CD278（ICOS）
B 细胞	CD19、CD20、CD21、CD40、CD79a（Igα）、CD79b（Igβ）、CD80（B7-1）、CD86（B7-2）
髓样细胞	CD14、CD35（CR1）、CD64（FcγR I）、CD284（TLR4）
血小板	CD36、CD41（整合素 αIIb）、CD51（整合素 αv）、CD61（整合素 β3）、CD62P（P 选择素）
NK 细胞	CD16（FcγRIII）、CD56（NCAM-1）、CD94、CD158（KIR）、CD161（NKR-P1A）、CD314（NKG2D）、CD335（NKp46）、CD336（NK p44）、CD337（NKp30）
非谱系	CD30、CD32（FcγRII）、CD45RA、CD45RO、CD46（MCP）、CD55（DAF）、CD59、CD279（PD-1）、CD281～CD284（TLR1～TLR4）
黏附分子	CD11a、CD11c、CD15s（sLex）、CD18（整合素 β2）、CD29（整合素 β1）、CD49a、CD49f、CD54（ICAM-1）、CD62E（E 选择素）、CD62L（L 选择素）
细胞因子/趋化因子受体	CD25（IL-2Rα）、CD95（Fas）、CD178（FasL）、CD183（CXCR3）、CD184（CXCR4）、CD195（CCR5）
内皮细胞	CD106（VCAM-1）CD140（PDGFR）、CD144（V 钙黏蛋白）、CD309（VEGFR2）
碳水化合物结构	CD15u、CD60a～CD60c、CD75
树突状细胞	CD83、CD85（ILT/LIR）、CD206（甘露糖受体）、CD274～CD276（B7H1～B7H3）
干细胞/祖细胞	CD34、CD117（SCF 受体）、CD133、CD243
基质细胞	CD331～CD334（FGFR1～FGF）
红细胞	CD233～CD242（多种血型抗原和血清蛋白）

二、人白细胞分化抗原的功能

按照其所具有的功能，HLDA 主要分为受体和黏附分子。受体包括抗原特异性识别受体及其共受体、模式识别受体、细胞因子受体、补体受体、IgFc 受体等。黏附分子包括共刺激（或抑制）分子、归巢受体、血管地址素（vascular addressin）等，表 7-2 介绍了与免疫功能相关的 CD 分子。

表7-2 与免疫功能相关的CD分子

表面功能分子种类		主要分布细胞	主要功能
细胞受体	T细胞受体（TCR）复合物及其辅助受体	T细胞	特异性识别抗原（抗原肽MHC）
	B细胞受体（BCR）复合物及其辅助受体	B细胞	特异性识别抗原
	NK细胞受体	NK细胞	激活或抑制杀伤活性
	模式识别受体（PRR）	吞噬细胞、树突状细胞	抗感染，感应危险信号
	补体受体（CR）	吞噬细胞	免疫调节，抗感染
	Ig Fc受体（FcR）	吞噬细胞、树突状细胞、B细胞肥大细胞	调理吞噬、ADCC和超敏反应
	细胞因子受体（CKR）	广泛分布	造血，细胞生长、分化，趋化
	死亡受体（DR）	广泛分布	诱导凋亡
	细胞黏附分子	广泛分布	细胞生长、分化和迁移
	协同刺激分子	T细胞、B细胞、APC	调节T细胞、B细胞活化和信号转导

人的白细胞分化抗原主要功能以T细胞和APC细胞之间的相互作用为例，对APC和T细胞表面CD80/86 - CD28、CD275（ICOS） - CD278（ICOSL）等分化抗原的相互识别做简单介绍（图7-1）。

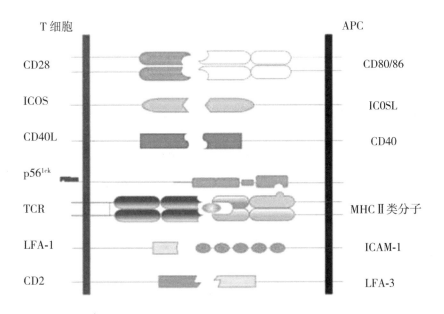

图7-1 APC和T细胞表面膜分子相互作用

第二节 黏附分子

黏附分子（cell adhesion molecule，AM）是一类介导细胞间或细胞与细胞外基质（extra cellular matrix，ECM）之间相互结合和作用的分子，是免疫应答、炎症反应、血液凝固、肿瘤转移及创伤愈合等一系列重要生理和病理过程的分子基础。黏附分子以受体-配体结合方式发挥作用，使细胞与细胞间、细胞与细胞外基质相互黏附，从而参与细胞附着和移动，细胞发育和分化，细胞识别、活化和信号转导等生物学活动。

根据结构特点，可将黏附分子分为免疫球蛋白超家族、整合素家族、选择素家族、钙黏蛋白家族。黏附分子属于白细胞分化抗原，且大部分黏附分子已有CD编号，但也有部分黏附分子尚无CD编号；此外，还有一些尚未归类的黏附分子。

一、免疫球蛋白超家族

免疫球蛋白超家族（immunoglobulin superfamily，IgSF）是具有与免疫球蛋白相似的V区和C区样结构域，其氨基酸组成也有一定同源性的一类黏附分子。IgSF黏附分子不仅种类繁多，而且分布广泛、功能多样，也是免疫细胞膜分子中最为庞大的一类，因此非常重要。IgSF黏附分子主要参与淋巴细胞的抗原识别、免疫细胞间相互作用和细胞内信号转导，其配体多为IgSF黏附分子及整合素。

二、整合素家族

整合素家族（integrin family）是一类主要介导细胞与细胞外基质黏附，使细胞得以附着在基质表面，形成整体（integration）的黏附分子。

（一）整合素分子的基本结构

整合素家族的黏附分子均由α、β两条链（或称亚单位）经非共价键连接以异源二聚体的形式组成。α、β链共同组成配体识别、结合点。

（二）整合素家族的组成

整合素家族至少有18种α亚单位和8种β亚单位。按照β亚单位的不同，可将整合素家族分为8个组（β1～β8），因此，同一组内不同成员β链均相同、α链不同。大部分α链只结合1种β链，有的α链可分别结合两种或两种以上的β链。已知α链和β链之间有24种组合形式。整合素家族β1、β2、β3组较为重要，其结构、分布、相应配体和主要功能均不同（表7-3）。

表 7-3 整合素家族 β1、β2、β3 组部分成员的主要特征

分组	成员举例	α/β亚单位分子量（kD）	亚单位结构	分布	配体	主要功能
VLA 组（β1 组）（12 个成员）	VLA-4	150/130（CD49d/CD29）	α4 β1	淋巴细胞、胸腺细胞、单核细胞、嗜酸性粒细胞	FN、VCAM-1 MAdCAM-1	参与免疫细胞黏附，为 T 细胞活化提供协同刺激信号
白细胞黏附受体组（β2 组）（4 个成员）	LFA-1	180/95（CD11a/CD18）	αL β2	淋巴细胞、髓样细胞	ICAM-1, 2, 3	为 T 细胞活化提供协同刺激信号，参与淋巴细胞再循环和炎症反应
	Mac-1（CR3）	170/95（CD11b/CD18）	αM β2	髓样细胞、淋巴细胞	iC3b、Fg、ICAM-1	参与免疫细胞黏附、炎症反应和调理吞噬
血小板糖蛋白组（β3 组）（2 个成员）	gpⅡbⅢa	125 + 22/105（CD41/CD61）	αⅡb β3	血小板、内皮细胞、巨核细胞	Fg、FN、TSP vWF	血小板活化和凝集

（三）整合素分子识别的配体

整合素分子在体内分布十分广泛，一种整合素可分布于多种细胞，同一种细胞也往往表达多种整合素。某些整合素只在特定细胞内表达，如 gpⅡβ/gpⅢα 分布于巨核细胞和血小板，白细胞黏附受体组（β2 组）分布于白细胞。整合素分子的表达水平可随细胞活化和分化状态不同而发生改变。

三、选择素家族

选择素家族（selectin family）有 L-选择素、P-选择素和 E-选择素三个成员，并且因其分别最早被发现在白细胞（leukocyte）、血小板（platelet）和血管内皮细胞（endothelial）中表达而命名。选择素分子在白细胞与内皮细胞黏附、炎症反应和淋巴细胞归巢中均发挥重要作用（表 7-4）。

表7-4 三种选择素的分布、配体和主要功能

选择素	分布	配体	主要功能
L-选择素（CD62L）	白细胞	CD15s（sLex），外周淋巴结HEV上的CD34、GlyCAM-1	白细胞与内皮细胞黏附，参与炎症反应、淋巴细胞归巢到外周淋巴结和派尔集合淋巴结
P-选择素（CD62P）	血小板、巨核细胞、活化内皮细胞	CD15s（sLex）、CD15、PSGL-1	白细胞与内皮细胞黏附，参与炎症反应
E-选择素（CD62E）	活化内皮细胞	CD15s（sLex）、CLA、PSGL-1、ESL-1	白细胞与内皮细胞黏附，参与炎症反应

（一）选择素分子的基本结构

选择素为跨膜分子，其胞质区与细胞骨架相连。其家族各成员胞膜外区结构相似，均由C型凝集素样（CL）结构域、表皮生长因子样（EGF）结构域和补体调节蛋白（CCP）结构域组成。其中，CL结构域是选择素与配体结合的主要部位，可结合某些碳水化合物；EGF结构域则是维持选择素分子的构象所必需；CCP结构域的作用尚不清楚。

（二）选择素分子识别的配体

选择素分子识别的配体与大多数黏附分子所结合的配体不同，是一些寡糖基团，主要是唾液酸化的路易斯寡糖（Sialyl-Lewis，sLe^x即CD15s）或类似结构的分子，主要表达于白细胞、内皮细胞和某些肿瘤细胞表面。

四、钙黏蛋白家族

钙黏蛋白家族（cadherin）是一类同亲型结合（两个相同分子相互结合）、钙离子依赖的黏附分子家族（Ca^{2+} dependent adhesion molecule family）。钙黏蛋白分子对胚胎发育中的细胞识别、迁移和组织分化及成体组织器官构成具有重要作用。

（一）钙黏蛋白的分子结构

钙黏蛋白分子是由胞质区、跨膜区和胞膜外区三部分组成的单糖链蛋白。钙黏蛋白分子的胞质区高度保守，并与细胞内骨架相连。胞膜外区有数个重复的功能区，分子外侧N端的113个氨基酸残基构成了钙黏蛋白分子的配体结合部位，具有钙离子结合功能。

（二）钙黏蛋白家族组成

钙黏蛋白E、钙黏蛋白N和P钙黏蛋白分别最早被发现在上皮（epithelial）、神经（neural）和胎盘（placental）组织中表达而得名。不同钙黏蛋白分子在体内有其独特的组织分布，其表达随细胞生长、发育状态不同而改变。已知的钙黏蛋白家族有20多个成员，可分为经典钙黏蛋白和原钙黏蛋白（如钙黏蛋白相关神经受体）两个亚家族。其中E-cadherin、N-cadherin和P-cadherin等属于经典钙黏蛋白亚家族。

(三) 钙黏蛋白识别的配体

钙黏蛋白识别的配体是与其自身相同的钙黏蛋白分子。钙黏蛋白分子以其独特的方式相互作用,以这种方式相互作用的还有属于免疫球蛋白超家族的 CD31（PECAM）和 CD56（NCAM）。

五、黏附分子的功能

黏附分子参与机体多种重要的生理功能和病理过程。免疫应答的全过程均依赖多种免疫细胞所表达的黏附分子相互作用。

(一) 介导免疫细胞间的黏附和活化

在免疫应答发生过程中,相互作用的两个细胞通过膜表面的黏附分子识别结合,参与细胞的活化和信号的传递。如在抗原提呈细胞（APC）与 T 细胞相互作用过程中,首先是两种细胞通过黏附分子间的相互作用进行非特异性可逆的结合,如果 APC 与 T 细胞之间通过形成 TCR-Ag 肽 - MHC 发生特异性结合,则细胞间黏附分子继续进行更加紧密的相互作用,从而使 T 细胞活化;否则黏附分子停止相互作用,两者解离。T 淋巴细胞活化不仅需要抗原提供特异性活化信号,还需要黏附分子与其相应配体相互作用而产生的共刺激信号。APC 表面能为 T 细胞活化提供多个黏附分子参与 T 细胞活化的第二信号,如 CD80/86、CD58 等。

(二) 参与炎症反应

细胞在特定阶段表达出的相应黏附分子,是其表现出不同生物学行为、具有不同生物学功能的重要物质基础。在炎症反应发生过程中,白细胞与血管内皮细胞表面黏附分子间的相互作用介导了白细胞黏附并穿越血管内皮细胞、向炎症部位渗出等生物学行为。如炎症发生初期,中性粒细胞（PMN）表面唾液酸化的路易斯寡糖（Sialyl Lewis, sLe^x 即 CD15s）与血管内皮细胞表面 E - 选择素的相互作用,介导了中性粒细胞沿血管壁的滚动和最初的结合;随后,中性粒细胞表面的 IL-8 受体与血管内皮细胞表面的膜型 IL-8 结合,从而刺激中性粒细胞活化并上调 LFA-1 和 Mac-1（CR3）等整合素分子的表达,进而与血管内皮细胞表面的 ICAM-1 结合,介导中性粒细胞与血管内皮细胞紧密黏附并穿过血管内皮细胞,最终到达炎症部位发挥作用（图 7 - 1）。

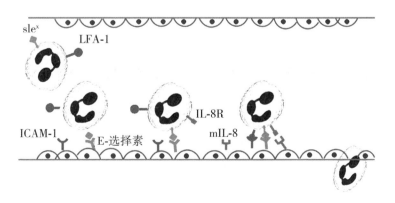

图 7 - 1　中性粒细胞的黏附与渗出

（三）参与淋巴细胞归巢

淋巴细胞归巢（lymphocyte homing）是淋巴细胞的定向迁移游动，包括淋巴细胞再循环和淋巴细胞向炎症部位迁移。其分子基础是表达在淋巴细胞上的淋巴细胞归巢受体（lymphocyte homing receptor，LHR）黏附分子与表达在内皮细胞上相应的血管地址素（addressin）黏附分子的相互作用。

（四）参与细胞的发育、分化、附着和移动

黏附分子在胚胎的发育中发挥着重要作用。细胞发育、分化的基础是细胞间的附着及细胞移动，参与其中的主要为钙黏蛋白家族成员及属于IgSF黏附分子的NCAM（CD56）和PECAM（CD31）等。细胞生存和增殖的基础是细胞与细胞外基质的相互作用，主要由表达于各种组织细胞表面的整合素家族黏附分子介导。不同类型的细胞按照既定规律形成细胞与细胞之间，以及细胞与细胞外基质之间的附着，从而有序地发育、分化并组合在一起，最终形成不同的组织和器官。

（五）黏附分子与临床疾病发生

临床上多种疾病的发生均与黏附分子的作用密切相关。如获得性免疫缺陷综合征（acquired immunodeficiency syndrome，AIDS）是由人类免疫缺陷病毒（humman immunodeficiency virus，HIV）感染所致的一类严重的获得性免疫缺陷病，其发生的机制是因为CD4分子是HIV受体，HIV能够感染并破坏$CD4^+T$淋巴细胞，进而损伤由$CD4^+T$细胞介导的辅助性T细胞和B淋巴细胞的应答功能，最终导致病人细胞免疫和体液免疫的功能低下，合并各种机会性感染和肿瘤的发生。

白细胞分化抗原可参与介导多种疾病的发生，也是多种疾病的诊断标记物和治疗靶点。其相应的单克隆抗体已作为一种重要手段和方法被广泛应用于多种疾病的基础理论与发病机制研究，以及临床诊疗与防治工作实践。

讨论：白细胞向炎症部位渗出是炎症的一个重要特征。在炎症的不同阶段，均有黏附分子和细胞因子的参与。你能结合细胞因子和黏附因子的相关内容，谈谈细胞因子和黏附因子在炎症发生中的作用吗？

思考

（1）CD分子具有多种重要功能，你知道与T细胞、B细胞抗原识别、信号转导以及活化效应相关的CD分子有哪些吗？

（2）白细胞分化抗原及其单克隆抗体在基础医学和临床医学中应用广泛，你可以举例说明其在疾病诊断和防治中的作用吗？

单项选择测试题

1. 关于白细胞分化抗原的概念,正确的是（　　）。
   A. 白细胞表面的全部膜分子　　　　B. T 细胞表面的膜分子
   C. B 细胞表面的膜分子
   D. 白细胞在分化成熟为不同谱系、不同阶段及活化中出现或消失的细胞表面标记分子
   E. 白细胞才有的分子

2. 下列哪个分子是 LFA-1 的配体?（　　）
   A. LFA-2　　　　B. ICAM-1　　　　C. VCAM-1　　　　D. VLA-4
   E. LFA-3

3. CD80 的配体是（　　）。
   A. CD28　　　　B. CD2　　　　C. CD4　　　　D. CD8
   E. CD58

4. 关于 LFA-2 的配体,下列哪个选项是正确的?（　　）
   A. ICAM-1　　　　B. MHC Ⅱ类分子　　　　C. LFA-3　　　　D. CD40
   E. B7

5. 下列哪个是 T 细胞的表面分子?（　　）
   A. CD40　　　　B. CD80　　　　C. CD20　　　　D. CD3
   E. CD86

6. 与 MHC Ⅰ类分子 α3 区结合的是（　　）。
   A. CD8　　　　B. CD4　　　　C. CD3　　　　D. CD2
   E. CD28

（魏晓丽）

第八章 免疫分子：人类主要组织相容性复合体

主要组织相容性复合体（major histocompatibility complex，MHC）是一组存在于人和哺乳动物体内的紧密连锁的基因群，编码的分子与免疫应答密切相关，是决定移植时供、受体相容性的主要因素。小鼠的 MHC 称为 H-2（histocompatibility-2）基因复合体；人的 MHC 称为人类白细胞抗原（human leukocyte antigen，HLA）基因复合体，其编码的产物称为 HLA 分子或 HLA 抗原。

第一节 MHC 结构及其遗传特征

HLA 基因复合体位于人第 6 号染色体短臂 6p21.31 内，全长约 3600 kb，共有 224 个基因座，其中有 130 个功能基因（有产物表达），94 个假基因。随着对 HLA 复合体内部及周围基因的进一步研究，它涵盖的范围及基因数均有可能增加。HLA 复合体结构十分复杂，根据其编码产物特性的不同，传统上可将其分为三类，分别为 I 类、II 类和 III 类基因。I 类基因包括经典 I 类基因和非经典 I 类基因，II 类基因包括经典 II 类基因和非经典 II 类基因。经典基因编码的产物直接参与抗原提呈、T 细胞活化及适应性免疫应答的调控，并显示极为丰富的多态性；非经典基因和 III 类基因及新近确认的基因编码产物主要参与固有免疫应答的调控、抗原加工提呈，不显示或仅显示有限的多态性（图 8-1）。

HLA 基因复合体所包含的三类基因的结构简介如下：HLA I 类基因区由经典 I 类基因座（HLA Ia）即 A、B、C 和非经典 I 类基因座（HLA Ib）即 E、F、G 等组成。II 类基因区由经典的 DP、DQ、DR 和参与抗原加工提呈的 DM、TAP、PSMB 等基因座组成。III 类基因区包括补体基因 C2、B、C4 以及参与炎症反应的基因 TNF、LTA、LTB 和 HSP 等基因座组成。

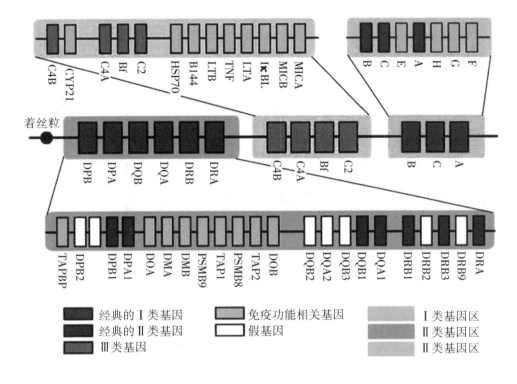

图 8-1 HLA 复合体结构示意

一、HLA 基因结构

（一）经典 HLA Ⅰ 类基因

经典 HLA Ⅰ 类基因集中在人第 6 号染色体短臂远离着丝点的一端，由经典Ⅰ类基因座（HLA Ia）即 A、B、C 和非经典Ⅰ类基因座（HLA Ib）即 E、F、G 等组成。经典Ⅰ类基因产物为 HLA Ⅰ 类分子中的 α 链，即经典Ⅰ类基因仅编码Ⅰ类分子异二聚体中的重链（α 链）。轻链为 β2 微球蛋白（β2m），编码基因位于第 15 号染色体（图 8-2）。

（二）经典 HLA Ⅱ 类基因

经典 HLA Ⅱ 类基因位于人第 6 号染色体短臂近着丝点一端，结构较为复杂，由 DP、DQ 和 DR 3 个亚区组成。每一亚区又包括 A 和 B 两个或两个以上的功能基因座，分别编码 HLA Ⅱ 类分子的 α 链和 β 链。如 DRA 基因编码产物为 HLA Ⅱ 类分子 HLA-DR 的 α 链，DPB 基因编码 HLA Ⅱ 类分子 HLA-DP 的 β 链。

HLA Ⅱ 类基因一般仅有一个编码 α 链的基因，但可有两个或两个以上编码 β 链的基因。在 DR 区包括一个 DRA 基因和 DRB1～DRB9 基因，DRA 基因编码 DR 分子的 α 链，α 链和 DRB1/DRB3/DRB4/DRB5 中的一个基因编码的 β 链组成完整的 DR 分子表达于细胞表面；DQ 区包括若干个 DQA 和 DQB 基因，其中 DQA1 和 DQB1 分别编码 DQ 分子的 α 链和 β 链，其他为假基因或尚未检出的基因产物的基因；DP 区的 DPA1 和 DPB1 分别编码 DP 分子的 α 链和 β 链，而 DPA2 和 DPB2 则为假基因（图 8-2）。

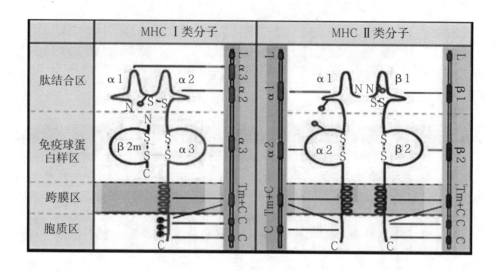

图8-2 经典HLA I类分子和II类分子的结构及其编码基因

（三）免疫功能相关基因

免疫功能相关基因不仅包括Ⅲ类基因，还包括Ⅰ类基因和Ⅱ类基因区的非经典Ⅰ类基因和非经典Ⅱ类基因，免疫功能相关基因不显示或仅显示有限的多态性。

1. 非经典Ⅰ类基因

非经典Ⅰ类基因又称HLA Ib，即b型Ⅰ类基因，新近发现E、F、G、H、K和L等基因，均为非经典的HLA Ⅰ类基因。目前研究较多的HLA Ib基因主要有以下两种。

（1）HLA-E。已检出26种等位基因，HLA-E分子由α链（重链）和β2m组成。HLA-E分子低表达于各种组织细胞，但在羊膜和滋养层细胞表面高表达，可能在维持母胎耐受中发挥重要作用，HLA-E分子抗原结合槽具有高度疏水性，能结合一种结构十分保守的9肽（即HLA Ia）和一些HLA-G分子重链的信号肽。HLA-E分子是表达于NK细胞C型凝集素受体家族CD94/NKG2的专一配体。可分别与NK细胞表面CD94/NKG2A（抑制性受体）和CD94/NKG2C（激活性受体）等结合，但其与前者结合的亲和力明显高于后者，可负向调节CTL和NK细胞的杀伤活性。

（2）HLA-G。该基因结构和经典HLA-A2基因高度同源，由重链和β2m组成。重链已检出23种等位基因。基因产物主要分布于母胎界面绒毛外滋养层细胞，直接参与母胎耐受。HLA-G基因产物以跨模型和分泌型两种形式存在，可与杀伤细胞抑制性受体结合，抑制其效应；该基因产物还表达于角膜、单核细胞、胸腺细胞等，发挥免疫调节作用。近期发现，某些肿瘤细胞表面亦表达HLA-G分子，这为探讨肿瘤免疫逃逸机制提供了新思路。

2. 非经典HLA Ⅱ类基因

非经典的HLA Ⅱ类基因编码产物多与抗原加工和提呈有关。

（1）蛋白酶体β亚单位（proteasome subunit beta type, PSMB）基因，包括PSMB8和PSMB9（或称LMP2和LMP7）两类基因，编码胞质中蛋白酶体（proteasome）β亚单位。蛋白酶体在抗原提呈细胞中主要参与对内源性抗原的酶解。

（2）抗原加工相关转运物（transporter associated with antigen processing，TAP），基因产物为内质网膜上的异二聚体分子，由 TAP1 和 TAP2 两个基因座的基因编码。TAP 是参与内源性抗原肽从胞质向内质网腔转运的重要分子。

（3）HLA-DM 基因，包括 DMA 和 DMB 两个基因座，其产物参与抗原提呈细胞对外源性抗原的加工提呈，帮助溶酶体中的抗原肽进入 HLA Ⅱ 类分子的抗原结合槽。

（4）TAP 相关蛋白基因，其产物为 TAP 相关蛋白（TAP-associated protein），又称 tapasin，参与Ⅰ类分子在内质网中的装配，并参与内源性抗原的加工和提呈。

（5）HLA-DO 基因，包括 DOA 和 DOB 两个基因座，产物分别为 DO 分子的 α 链和 β 链，无多态性；主要表达于 B 细胞，能与 DM 分子稳定结合，以 DM/DO 复合物形式存在，参与对 DM 功能的负调节。

3. HLA Ⅲ类基因

Ⅲ类基因区位于Ⅱ类和Ⅰ类基因区之间（图 8-1），含有编码补体成分 C2、C4、B 因子及 TNF、热休克蛋白和 21-羟化酶等的基因，产物多与炎症反应有关。

（1）肿瘤坏死因子基因家族，包括 TNF（TNF α）、LTA（TNF β）和 LTB 三个基因座。其产物主要参与炎症反应，如抗病毒和抗肿瘤等的免疫反应。

（2）转录调节基因或类转录因子基因家族，包括类 I-κB（IκBL）基因，可参与调节转录因子 NF-κB 的活性。

（3）热休克蛋白基因家族，包括 HSP70 基因，其产物参与炎症和应激反应，并作为分子伴侣在内源性抗原的加工提呈中发挥作用。另外，在组织损伤过程中，HSP 被释放至胞外，可作为损伤相关分子模式（DAMP）参与炎症反应。

二、HLA 基因的遗传特征

（一）多基因性和多态性

多态性是一个群体概念，指随机婚配的群体中不同个体同一基因座位具有 2 个以上的等位基因（allele）。对某一个基因座，一个个体最多只能有两个等位基因，分别来自父亲和母亲。HLA 复合体是人体多态性最丰富的基因系统，截至 2017 年 9 月，已确定的 HLA 等位基因总数达 17 331 个，其中数量最多的基因座是 HLA-B（4 859 个），而这些基因座上还会不断有新的复等位基因被发现。由于 HLA 复合体具有高度多态性，每个个体 HLA 等位基因的组成成为这个体独有的生物学"标签"。这种"标签"在亲子鉴定和法医学鉴定中有重要作用，也造成在非亲缘关系的个体间进行移植时，供、受体等位基因完全相同的概率非常小。就种群而言，HLA 的多基因性和多态性反映了种群对外界环境变化潜在适应能力的广泛性，保证了种群在进化过程中的延续性和稳定性。

值得注意的是，在随机婚配的群体中，各等位基因并不以相同频率出现。如 HLA-DRB1 和 HLA-DQB1 基因座的等位基因数分别是 2 122 和 1 152，按随机分配的原则，其中两个等位基因 DRB1*0901 和 DQB1*0701 在群体中的分布频率应为 0.047%（1/2122）和 0.087%（1/1 152），然而，它们在我国北方汉族人群中的频率分别为 15.6% 和 21.9%。也就是说，HLA 多态性存在地域和种群差异，这为了解人类进化、迁徙和与疾病的相关关系提供了依据。如中国汉族群体中，A1、A2、B13、B44 和 B51 频率呈北高南低分布，而 A24、B46、

B60呈北低南高分布，说明不同人种中优势表达的等位基因及其组成的单体型可以不同。

（二）连锁不平衡和单体型遗传

HLA不同基因座的各等位基因在人群中以一定的频率出现。HLA复合体的某些基因比其他基因能更多或更少地连锁在一起，它们同时存在于同一条染色体上的概率高于或低于随机出现的概率，此现象称为连锁不平衡（linkage disequilibrium）。如果上述两个等位基因HLA-DRB1*0901和DQB1*0701按随机分配的规律遗传，它们同时出现在一条染色体上的概率应该是两个基因频率的乘积（$0.156 \times 0.219 = 0.034$），即3.4%，然而实际上两者同时出现的频率是11.3%，为理论值的3.3倍，此现象即为连锁不平衡。某些连锁不平衡倾向于出现在某些区域、某些人种和某些民族，也为深入探讨连锁不平衡的发生机制及其与某些疾病的关联提供了研究方向。

单体型（haplotype）指同一染色体上HLA各位点基因的特定组合。其在遗传过程中很少发生同源染色体间的互换，而是作为一个完整的遗传单位由亲代遗传给子代。因此，子女的HLA单体型必然一个来自父亲，一个来自母亲。同胞间HLA单体型存在三种可能：①两个单体型完全相同，概率为25%；②两个单体型完全不同，概率为25%；③有一个单体型相同，概率为50%。而亲代与子代之间，必然有一个单体型相同，也只能有一个单体型相同。

（三）共显性表达

共显性（co-dominance）是指一个位点的等位基因不论是杂合子还是纯合子，均能同等表达，两者的编码产物都可在细胞表面检测到，此为共显性表达（图8-3）。因此，在一个个体中，根据HLA等位基因的数量可推测细胞表面表达的HLA分子种类，如某一个体的HLAⅠ类和Ⅱ类基因的三个等位基因不同（杂合子），则在细胞表面表达的HLAⅠ类和Ⅱ类分子可达12种（6种Ⅰ类分子和6种Ⅱ类分子）。多数个体的HLA基因都是杂合子，但当父亲和母亲在某位点上具有相同的等位基因时，其子代的这个位点就成为纯合子。

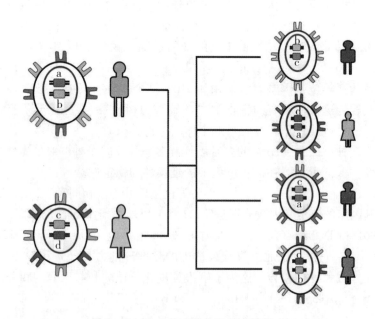

图8-3　HLA分子的共显性表达模式

第二节 HLA 分子的结构及功能

经典的 HLA 分子根据结构和功能分为两类,即经典 HLA Ⅰ 类分子和经典 HLA Ⅱ 类分子。

一、HLA Ⅰ 类分子

(一) 结构和分区

HLA Ⅰ 类分子由重链(α 链)和 β2m 通过非共价键连接而成。α 链分子量为 45 kD,结构呈多态性,羧基端穿过胞膜,伸入胞质中,氨基端则游离于胞外。根据 α 链在细胞上的分布分为胞外区、跨膜区和胞内区。α 链的胞外区肽段折叠形成三个结构域(α1、α2、α3),每个结构域约含 90 个氨基酸残基。α1 和 α2 区的氨基酸组成和顺序变化较大,决定着 HLA Ⅰ 类分子的多态性,而 α3 及 β2m 属于免疫球蛋白超家族(IgSF)结构域,β2m 不穿过细胞膜,也不与细胞膜接触,而是以非共价形式附着于 α3 区。HLA Ⅰ 类分子功能区如下:①多肽结合区。α1 与 α2 结构域形成抗原肽结合槽,是与内源性抗原肽结合的部位,也是 HLA Ⅰ 类分子被 TCR 识别的部位。抗原肽结合槽由 2 个 α 螺旋和 8 个 β 片层组成,长约 2.5 nm、宽 1 nm、深 1.1 nm,其大小与形态适合容纳的抗原肽长度为 8~10 个氨基酸残基(图 8-4a)。②Ig 样区。近膜的 α3 结构域氨基酸序列高度保守,与 β2m 互相结合并折叠,与免疫球蛋白恒定区具有同源性。此区域是 T 细胞上 CD8 分子的识别部位。β2m 具有促进新合成的 HLA Ⅰ 类分子向细胞表面转运并维持 HLA Ⅰ 类分子稳定的作用。③跨膜区。仅 α 链有跨膜区,因其含疏水性氨基酸,它们形成的螺旋状结构穿过细胞膜的脂质双层,将 HLA Ⅰ 类分子锚定在膜上。④胞内区。HLA Ⅰ 类分子 α 链羧基末端约 30 个氨基酸残基位于胞质中,与细胞内外信息传递相关。

(二) 分布

HLA Ⅰ 类分子分布于所有有核细胞表面,包括血小板和网织红细胞。成熟红细胞、胎盘滋养层细胞未检出 HLA Ⅰ 类分子的表达。不同组织细胞表达的 HLA Ⅰ 类分子密度各异,淋巴细胞表面 HLA Ⅰ 类分子表达水平最高;其次为肝、肾、肺、心、皮肤和肌内细胞;肌内、神经组织和内分泌细胞上最少;血清、尿液、汗液、脑脊液及初乳等中也可检出可溶性 HLA Ⅰ 类分子。

(三) HLA Ⅰ 类分子的主要生理功能

HLA Ⅰ 类分子的主要生理功能为提呈内源性抗原肽(如病毒抗原、肿瘤抗原等),形成内源性抗原肽-HLA Ⅰ 类分子复合物表达于细胞表面,被 $CD8^+$ T 细胞识别,使 T 细胞能够监视组织细胞被胞内微生物感染的情况和组织细胞突变情况。

二、HLA Ⅱ 类分子

(一) 结构和分区

HLA Ⅱ 类分子由 α 链和 β 链通过非共价键结合而成,α 链的分子量约为 35 kD,β 链约 28 kD，两条肽链均嵌入细胞膜，伸入胞质中，因此可分为胞外区、跨膜区和胞内区，且 HLA Ⅱ 类分子的 α 链和 β 链均有两个胞外结构域（α1、α2；β1、β2）。HLA Ⅱ 类分子功能区如下：①多肽结合区。约 90 个氨基酸长度的 α1 和 β1 共同组成一个与 HLA Ⅰ 类分子相似的抗原肽结合槽。该槽由 2 个 α 螺旋和 8 个 β 片层组成，是与外源性抗原肽结合的部位。但 HLA Ⅱ 类分子的肽结合槽两端开放，能够容纳 13～17 个氨基酸残基或更长的肽段（图 8 - 4b）。②Ig 样区。由 α2 和 β2 结构域组成，两者氨基酸序列高度保守，均与免疫球蛋白恒定区具有同源性。在抗原提呈过程中，Th 细胞的 CD4 分子与 HLA Ⅱ 类分子结合部位于该区域。③跨膜区。α、β 链均有此区，含 10～15 个氨基酸残基，将 HLA Ⅱ 类分子锚定在胞膜上。④胞内区。含 10～15 个氨基酸残基，可能参与跨膜信号转导。

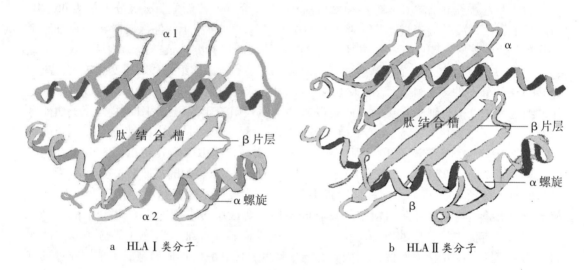

图 8 - 4　HLA Ⅰ 类和 HLA Ⅱ 类分子的肽结合槽模式

（二）分布

HLA Ⅱ 类分子的分布比较局限，主要表达于专职抗原提呈细胞（包括 B 细胞、单核 - 巨噬细胞、树突状细胞）、胸腺上皮细胞和活化的 T 细胞等。另外，一些正常情况下不表达 HLA Ⅱ 类分子的细胞，在免疫应答过程中可受细胞因子（如 IFN-γ）的诱导而表达 HLA Ⅱ 类分子，亦具备一定的抗原提呈能力。

（三）HLA Ⅱ 类分子的主要生理功能

HLA Ⅱ 类分子参与了外源性抗原肽（如细菌、某些可溶性抗原等）的提呈，以抗原肽 - HLA Ⅱ 类分子复合物的形式表达于抗原提呈细胞表面，被 $CD4^+$ T 细胞识别。HLA Ⅱ 类分子所提呈的抗原肽代表了细胞周围环境中外来抗原的特点，是监视外来抗原的重要分子。

此外，HLA Ⅰ 和 HLA Ⅱ 类分子还参与免疫调节和 T 细胞在胸腺的分化成熟过程。胸腺上皮细胞和各种其他抗原提呈细胞上的 HLA Ⅰ/Ⅱ 类分子通过提呈自身抗原肽，参与胸腺细胞的阳性选择和阴性选择。HLA Ⅰ/Ⅱ 类分子的结构、组织分布和功能特点见表 8 - 1。

表 8-1　HLA Ⅰ类和 HLA Ⅱ类分子的结构、组织分布和功能特点

HLA 抗原类别	分子结构	肽结合	表达特点	组织分布	功能结构域
Ⅰ类 （A，B，C）	α 链 45 kD β2m 12 kD	α1 + α2	共显性	所有有核细胞表面	识别和提呈内源性抗原肽，与辅助受体 CD8 结合，对 $CD8^+$ T 细胞的识别起限制作用
Ⅱ类 （DR，DQ，DP）	α 链 35 kD β 链 28 kD	α1 + β1	共显性	APC、活化的 T 细胞	识别和提呈外源性抗原肽，与辅助受体 CD4 结合，对 $CD4^+$ T 细胞的识别起限制作用

三、MHC 分子和抗原肽的相互作用

MHC 分子的主要功能是参与结合并提呈抗原肽供 T 细胞识别。MHC 分子以一定亲和力与抗原肽结合并表达于细胞表面，供 TCR 识别。天然抗原肽都带有两个或两个以上与 MHC 分子抗原结合槽相结合的关键部位，该部位的氨基酸残基称为锚定残基（anchor residue）。MHC 分子的肽结合槽中容纳锚定残基的位置形呈口袋状结构，称为锚定位（anchor position，pocket）。锚定残基与锚定位的吻合程度决定了 MHC 分子的抗原结合槽与抗原肽结合的牢固程度（图 8-5a、图 8-5b）。值得注意的是，MHC 分子与抗原肽的结合具有一定的特异性，同时又具有一定的包容性。例如，能与 HLA-A*0201 分子抗原结合槽结合的 9 肽都含有两个由特定氨基酸残基组成的锚定残基：第 2 位（P2）为亮氨酸（L）或甲硫氨酸（M）；第 9 位（P9）为亮氨酸或缬氨酸（V）（图 8-6），那么 HLA*0201 分子的抗原结合槽所能接纳的抗原肽可以是含有共同基序（consensus motif）的一组分子，即 X-L/M-X-X-X-X-X-X-L/V（X 代表任意氨基酸残基）。因此，进入 HLA Ⅱ类分子抗原结合槽的抗原肽，其长度虽变化于 13～17 个氨基酸之间，但情况比较复杂：一是锚定位的数量较多，二是组成锚定残基的氨基酸种类变化很大。

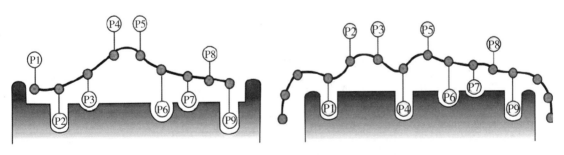

a　HLA Ⅰ类分子　　　　　　　　　　b　HLA Ⅱ类分子
图 8-5　两类分子的锚定位与抗原肽的相应锚定残基结合

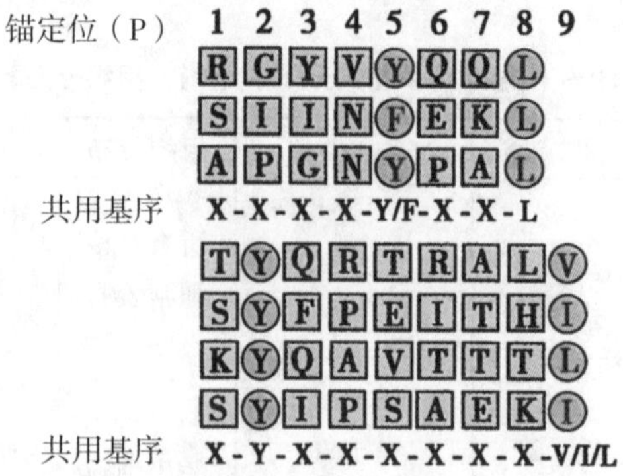

```
锚定位（P）  1 2 3 4 5 6 7 8 9
             R G Y V Y Q Q L
             S I I N F E K L
             A P G N Y P A L
共用基序      X-X-X-X-Y/F-X-X-L

             T Y Q R T R A L V
             S Y F P E I T H I
             K Y Q A V T T T L
             S Y I P S A E K I
共用基序      X-Y-X-X-X-X-X-X-V/I/L
```

图 8-6 两种 MHC I 类分子以不同的锚定位分别与拥有不同共用基序抗原肽的锚定残基结合

注：Y——酪氨酸　I——异亮氨酸　V——缬氨酸　L——亮氨酸　F——苯丙氨酸

四、HLA 分子的生物学功能

HLA 分子具有参与免疫应答、调节免疫功能和参与 T 细胞发育等功能，还与器官移植关系密切，与某些疾病发生发展相关。

（一）提呈抗原肽供 TCR 识别

经典的 HLA I/II 类分子通过提呈抗原肽给 T 淋巴细胞而启动适应性免疫应答，这是 HLA 分子的主要生物学功能。T 细胞以其 TCR 实现对抗原肽和 HLA 分子复合物的双重识别，即 T 细胞受体识别提呈的抗原肽时，必须同时识别与抗原肽结合成复合物的 HLA 分子。$CD8^+$ T 细胞可识别 HLA I 类分子提呈的抗原肽，而 HLA II 类分子提呈的抗原肽只能被 $CD4^+$ T 细胞识别。

（二）参与 T 细胞在胸腺的选择和分化

胸腺上皮细胞和其他基质细胞表面表达的 HLA I 类分子和 HLA II 类分子及其提呈的自身抗原肽参与了 T 细胞发育过程的阳性选择和阴性选择。

（三）HLA 是疾病易感性个体差异的主要决定者

HLA 是第一个被发现与疾病有明确关联的遗传系统，其机制目前尚不明确，推测可能与 HLA 分子与抗原肽的结合差异有关。如在自身免疫病中，携带特定 HLA 等位基因的个体较容易与某些自身抗原肽结合，更易诱导免疫应答，也更容易患自身免疫病。

（四）HLA 复合体参与构成种群基因结构的异质性

由于不同 HLA 分子加工提呈的抗原肽不同，这一特点赋予了不同个体抗病能力的差异。这在群体水平有助于增强物种的适应能力，推动生物的进化。

（五）作为调节分子参与调节固有免疫应答

HLA 复合体中的免疫功能相关基因参与非特异性免疫应答的调控。

第三节 HLA 与临床医学

一、HLA 与器官移植

长期的临床实践证明，器官移植的成败主要取决于供、受体间的组织相容性，其中 HLA 等位基因的匹配程度起关键作用。也就是说 HLA Ⅰ 类抗原和 HLA Ⅱ 类抗原是介导移植排斥反应的主要移植抗原。因此，为延长移植物存活时间，移植前需通过检测供、受体 HLA 的型别进行组织配型，尽量选择与受体 HLA 抗原相同的供体，以预防移植排斥反应的发生。

二、HLA 分子的异常表达与临床疾病

所有有核细胞表面均表达 HLA Ⅰ 类分子，但肿瘤细胞 HLA Ⅰ 类分子的表达往往减弱甚至缺失，以致不能有效地激活特异性 $CD8^+$ CTL，造成肿瘤细胞逃脱了机体的免疫监视。与此相反，患某些自身免疫病时，正常情况下不表达 HLA Ⅱ 类分子的细胞，如胰岛素依赖型糖尿病患者的胰岛 β 细胞、乳糜泻患者的肠道细胞、萎缩性胃炎患者的胃壁细胞等，在某些诱因的刺激下表达了 HLA Ⅱ 类分子，激活了自身反应性 T 细胞，从而启动了致病性自身免疫应答，引起了组织细胞损伤，导致了自身免疫病的发生。

三、HLA 与疾病关联

HLA 等位基因型别是决定人体对疾病易感程度的重要因素。带有某些特定 HLA 型别的个体易患某一疾病（称为阳性关联）或对该疾病有较强的抵抗力（称为阴性关联）。典型例子是强直性脊柱炎（AS），患者中 HLA-B27 抗原阳性率高达 58%～97%，而在健康对照人群中仅为 1%～8%，由此确定强直性脊柱炎和 HLA-B27 阳性关联；换言之，带有 B27 等位基因的个体易患强直性脊柱炎。经计算，其相对风险率（RR）为 55～376（因不同人种而异），即 B27 阳性个体较 B27 阴性个体患 AS 的概率要大 55～376 倍，表明 HLA-B27 是决定强直性脊柱炎易感性的关键遗传因素。

迄今，记录在案的和 HLA 相关联的疾病达 500 余种，以自身免疫病为主，也包括某些肿瘤和传染病。表 8-2 列举了部分 HLA 抗原型别与自身免疫病的关联情况，对 HLA 与疾病关联的研究有助于相关疾病的预测和防治。

表 8-2 和 HLA 呈现强关联的一些自身免疫病

疾病	HLA 抗原	相对风险率/倍
强直性脊柱炎	B27	55～376
胰岛素依赖型糖尿病	DR3/DR4	25
肾小球肾炎咯血综合征	DR2	15.9

续表 8-2

疾病	HLA 抗原	相对风险率/倍
寻常型天疱疮	DR4	14.4
银屑病	Cw6	13.3
乳糜泻	DR3	10.8
系统性红斑狼疮	DR3	5.8
类风湿性关节炎	DR4	4.2
重症肌无力	DR3	2.5
多发性硬化	DR2	4.8

四、HLA 与输血反应

多次接受输血的受血者，如与供者的 HLA 不相容，受者体内可产生抗 HLA 的抗体，从而发生因白细胞或血小板破坏而引起的非溶血性输血反应。

五、HLA 与法医学

HLA 系统所显示的多基因性和多态性，意味着两个无亲缘关系的个体之间，所有 HLA 等位基因相同的概率几乎等于零。而且，每个人所拥有的 HLA 等位基因型别一般终身不变。这意味着特定等位基因及其以共显性形式表达的产物，可以成为不同个体独有的遗传标志。因此，借助 HLA 基因型或表型的分型技术，在法医学中被广泛用于亲子鉴定和某些情况下的个体身份识别。

思考

（1）主要组织相容性复合体是一组存在于人和哺乳动物体内的紧密连锁的基因群，与免疫应答密切相关，决定了移植时供、受体的相容性，被认为是体内最复杂的基因群，你知道为什么吗？要回答此问题，需全面了解主要组织相容性复合体的基因结构及遗传特征。

（2）经典 HLA Ⅰ 类分子和经典 HLA Ⅱ 类分子均参与了抗原提呈，对 T 细胞活化起着至关重要的作用，你了解 HLA Ⅰ 类分子和 HLA Ⅱ 类分子的分布、结构、功能及两者的区别吗？想要回答此问题，需全面掌握经典 HLA Ⅰ 类分子和经典 HLA Ⅱ 类分子的分布、结构及功能特点等。

（3）MHC 分子可结合并提呈抗原肽供 TCR 识别。你知道 MHC 分子和抗原肽的相互作用方式和特点吗？这种作用方式对机体有哪些好处呢？要解答此问题需理解掌握 MHC 分子与抗原肽的相互作用。

（4）HLA 分子具有参与免疫应答、调节免疫等功能，你对 HLA 分子的生物学功能有全面了解吗？请给出你的答案。

（5）长期的临床实践证明，器官移植的成败主要取决于供、受体间的组织相容性，其中 HLA 等位基因的匹配程度起关键作用，即 HLA Ⅰ 类和 HLA Ⅱ 类抗原是介导移植排斥反应的主要抗原。你知道为什么吗？

（6）HLA 分子的主要生物学功能体现在结合与提呈抗原肽启动适应性免疫应答方面，但其表达异常往往与多种疾病的发病相关，你知道是什么原因吗？请举例说明。

（7）HLA 基因在亲子鉴定和个体身份识别中起着重要作用，你知道为什么吗？要解答此问题，需对 HLA 的基因结构和遗传特征全面理解和掌握。

单项选择测试题

1. 人类 MHC 定位于（　　）。
   A. 第 7 号染色体上　　B. 第 5 号染色体上　　C. 第 6 号染色体上
   D. 第 13 号染色体上　　E. 第 2 号染色体上

2. HLA 复合体基因不编码（　　）。
   A. HLA Ⅰ 类分子的 α 链　　　　B. HLA Ⅰ 类分子的 β2m 链
   C. HLA Ⅱ 类分子的 α 链　　　　D. HLA Ⅱ 类分子的 β 链
   E. B 因子

3. 编码 HLA Ⅰ 类分子的基因位点是（　　）。
   A. HLA A、B 位点　　　　　　B. HLA A、B、C 位点
   C. HLADR 位点　　　　　　　D. HLADR、DP、DQ 位点
   E. C4、C2、TNF、21 羟化酶基因位点

4. 下列关于 HLA Ⅱ 类分子的描述正确的是（　　）。
   A. 由 α 链和 β2m 链组成　　　　B. 提呈外源性抗原
   C. 分布在所有有核细胞的表面　　D. 由 HLA A、B、C 等基因编码
   E. 可与 CD8 分子结合

5. MHC Ⅰ 类分子的配体是（　　）。
   A. CD2　　　B. CD3　　　C. CD4　　　D. CD8
   E. CD10

6. 下列哪种不是 HLA 复合体的遗传特征？（　　）
   A. 多基因　　　B. 基因常需要重组　　　C. 单元型遗传
   D. 共显性遗传　　E. 连锁不平衡

7. 与 HLA-B27 阳型相关的疾病是（　　）。
   A. 类风湿性关节炎　　B. 系统性红斑狼疮　　C. 强直性脊柱炎
   D. 肾小球肾炎咯血综合征　　E. 胰岛素依赖型糖尿病

8. 关于 MHC Ⅱ 类分子的叙述，错误项是（　　）。
   A. 2 条多肽链均为 MHC 编码
   B. 人类的 MHC Ⅱ 类分子包括 HLA-DR、HLA-DQ、HLA-DP
   C. 主要存在于抗原提呈细胞表面
   D. 广泛分布于各种有核细胞表面

E. HLA I 类分子由第六对染色体短臂上 HLA 复合体编码

9. 对人而言，HLA 分子属于（　　）。
   A. 异嗜性抗原　　　B. 同种异型抗原　　　C. 异种抗原
   D. 组织特异性抗原　E. 隐蔽的自身抗原

10. 不表达 HLA I 类分子的细胞是（　　）。
    A. T 淋巴细胞　　　B. B 淋巴细胞　　　　C. 专职性 APC
    D. 中性粒细胞　　　E. 成熟红细胞

11. 构成 HLA I 类分子抗原肽结合槽的是（　　）。
    A. α1 结构域和 β2m　B. α1 和 α2 结构域　　C. α2 和 α3 结构域
    D. α3 结构域和 β2m　E. β2m

12. 提呈内源性抗原的关键性分子是（　　）。
    A. MHC I 类分子　　B. MHC II 类分子　　　C. CD1 分子
    D. MHC III 类分子　E. 以上都是

（王永霞）

第九章 参与适应性免疫应答的细胞：T淋巴细胞

T淋巴细胞（T lymphocyte）简称T细胞（T cell），是介导适应性免疫应答的重要细胞，其也参与细胞免疫应答，同时辅助B细胞活化参与体液免疫应答，因此，在适应性免疫应答中处于关键地位。T细胞来源于骨髓中的造血干细胞。骨髓内多能造血干细胞（HSC）分化为淋巴样干细胞（lymphoid stem cell）（或称淋巴样祖细胞，lymphoid progenitor），其中，祖T细胞（progenitor T, pro-T）经血循环进入胸腺，在胸腺微环境的作用下分化成熟。

第一节 T淋巴细胞在胸腺中的分化发育

胸腺是T细胞发育、分化、成熟的场所。从骨髓迁移来的pro-T细胞在胸腺微环境诱导、调控下，经历了功能性受体表达、阳性选择和阴性选择等阶段，最终分化、发育形成成熟T细胞，迁移至外周免疫器官。胸腺微环境是指胸腺内的胸腺细胞、胸腺基质细胞及其分泌的细胞因子、胸腺生成素等，是T细胞中枢发育的重要物质基础。

一、TCR发育的基因重排

（一）TCR胚系基因结构

不同物种的编码TCR分子的基因位于不同的染色体上。编码TCR分子中可变区（variable region）的基因包括V基因片段（variable gene segment）、D基因片段（diversity gene segment）和J基因片段（joining gene segment）。其中，编码β链和δ链可变区的基因有V-D-J基因片段，而编码α链和γ链可变区的基因只有V和J基因片段，编码恒定区（C区）的为C基因片断（constant gene segment），人类TCR有着不同的V-D-J-C功能性基因片断数。

（二）TCR基因重排

TCR分子在表达之前，首先要进行相关编码基因片段的重排。基因重排要按照一定的顺序，编码β链基因座的基因先重排。首先是编码β链的D基因片段与J基因片段相互连接，然后D-J基因片段与V基因片段发生连接，完成了β链的V-D-J基因的重排。TCRβ链基因的重排和表达，诱导了TCRα链的基因重排。与β链相似，α链基因的重排由于不存在D基因片段，故只有V-J的基因片段连接（图9-1）。

免疫系统与宿主防御

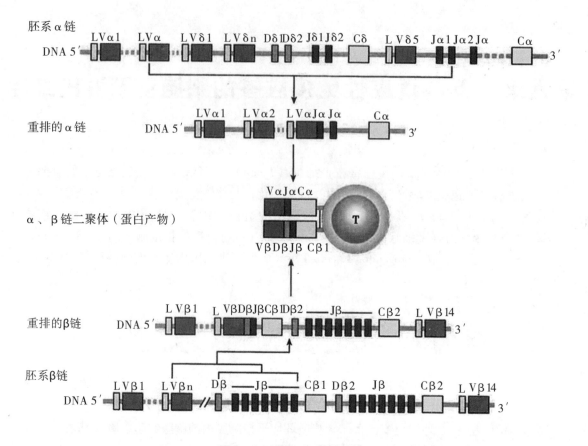

图9-1 TCRα/β基因重排

TCRα链和β链基因在重排和表达的过程中有等位基因排斥的现象。一条染色体上TCR基因的重排抑制了另一条染色体上等位基因的重排。当一条染色体上基因无法进行重排、转录或翻译时，另一条染色体上的等位基因开始重排。如果T细胞的两条染色体上的基因重排都无效，则该T细胞凋亡并被清除。

（三）功能性TCR受体表达

T细胞首先进行抗原受体（TCR）分子的β链基因重排，表达β链，并与前T细胞表达的替代α链pTα（pre T cellα）组装，形成pTα：β，表达于细胞表面。这一过程中，IL-7R的表达对其至关重要；在IL-7的作用下，后期的双阴性细胞（DN）T细胞增殖活跃，经过β选择，分化发育为双阳性细胞（DP）T细胞。在这一阶段，pTα：β的比例发生下调，进而细胞停止增殖，并进行α链的基因重排，表达完整的功能性的TCR。由此，T细胞在胸腺中获得完整的TCR表达。

（四）TCR多样性产生机制

TCR多样性产生的机制主要包括：TCR在重排的过程中，编码TCR的多个分隔的基因片段随机进行组合，造成了组合的多样性；V-D或J基因片段在发生相互连接时，可在连接处发生一定数量核苷酸的插入或缺失，造成TCR的多样性；不同的α链和β链

（或γ链和δ链）配对，造成 TCR 的多样性。理论上，每个个体的 TCR 多样性最终可达到 10^{16} 种。

二、T 细胞发育的阳性选择（positive selection）

在胸腺的皮质内，T 细胞依据细胞表面 CD4 和 CD8 分子的表达与否，分为 DN、DP 和单阳性细胞（signal positive cell，SP）。早期的 DN 细胞由皮质向深层移行，在这一过程中，发生了 TCRβ 基因和 TCRα 基因的重排，并表达了完整的功能性 TCR，进一步分化为 DP 细胞，细胞表面同时表达 CD4 分子和 CD8 分子。DP 细胞通过表达的 TCR 去识别胸腺皮质上皮细胞表面表达的 MHC Ⅰ/Ⅱ类分子，能够以适当的亲和力与这两类分子发生识别的 DP 细胞，进入下一个发育成熟阶段。其中，与 MHC Ⅰ 类分子适当结合的 DP 细胞，其 CD8 分子的表达水平会增高，而不再表达 CD4 分子；与 MHC Ⅱ 类分子适当结合的 DP 细胞，其 CD4 表达水平增高，而不再表达 CD8。由此，DP 细胞进一步分化为 $CD4^+$ 或 $CD8^+$ 的 SP 细胞。而不能识别胸腺上皮细胞表达的 MHC 分子的 DPT 细胞，或者结合能力（或亲和力）过高，则会发生凋亡（apoptosis）。结局是，仅有约不到 5% 的 DP 细胞经过阳性选择，继续发育。这一过程称为 T 细胞发育的阳性选择（图 9-2）。T 细胞通过阳性选择，获得了识别自身抗原提呈细胞提呈抗原的 MHC 限制性。

三、T 细胞发育的阴性选择（negative selection）

阴性选择是指 SP 细胞在胸腺皮质与髓质交界处，TCR 识别树突状细胞和巨噬细胞高表达的自身抗原肽 – MHC 复合物，能够与自身抗原肽 – MHC 分子复合物发生高亲和力结合的 T 细胞克隆被删除，少部分分化为调节性 T 细胞；而不能识别该复合物的 T 细胞则继续发育。T 细胞通过阴性选择，实现了对自身抗原的不识别，即对自身抗原成分的耐受性，称为中枢免疫耐受（图 9-2）。

经过阳性选择和阴性选择，T 细胞才发育成熟，具有了 MHC 限制性、建立了自身免疫耐受——仅识别异物抗原，获得了免疫功能，进而离开胸腺，随血液循环来到外周，定居到外周免疫器官，并参与淋巴细胞再循环，完成免疫功能。

免疫系统与宿主防御

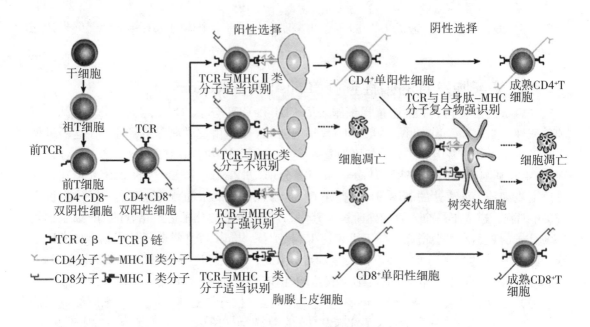

图9-2 T细胞的阳性选择和阴性选择

第二节 T淋巴细胞的表面分子及其作用

T细胞表面有多种膜分子，借助这些膜分子，T细胞接受抗原刺激并活化、增殖和分化，以及发挥生物学功能。

一、T细胞受体复合物

TCR-CD3复合物是T细胞特异性识别、传递抗原信号的重要结构，包括两部分：TCR和CD3分子。两者通过盐桥连接，形成T细胞受体复合物（图9-3）。

（一）TCR的结构和功能

T细胞受体（TCR），是T细胞特异性识别抗原的分子，也是T细胞的表面标志之一。TCR由α、β或γ、δ两条肽链组成，是跨膜的二聚体分子，有可变区和稳定区，类似Ig结构。TCR根据组成的不同，分为αβ和γδ两种类型。TCR的胞浆部分很短，不能有效地传递抗原识别带来的刺激信号。

（二）CD3分子的结构和功能

CD3分子也是T细胞的表面标志之一，负责T细胞活化的信号转导，是T细胞实现免疫应答的重要分子之一。CD3分子由γ、ε、δ、η及ζ五种肽链组成。通常，一个CD3分子包含三对分子的二聚体，也就是六条链。CD3分子与TCR以非共价键结合，成为TCR-CD3复合物。CD3分子转导信号的分子基础是五条肽链的胞质区均含有免疫受体酪氨酸活化基序（immunoreceptor tyrosine-based activation motif，ITAM）。

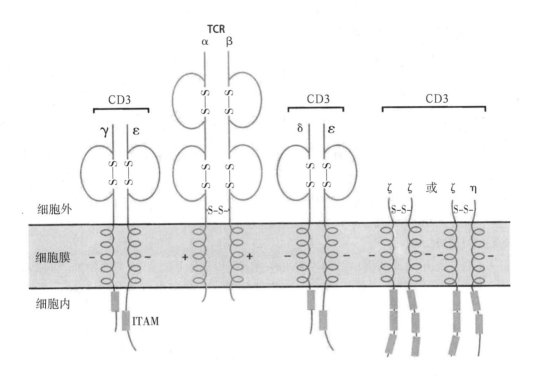

图 9-3 TCR-CD3 复合物结构模式

二、T 细胞辅助受体

CD4 与 CD8 分子是 T 细胞活化的辅助受体（co-receptor），亦是 T 细胞的重要表面分子之一。CD4 与 CD8 分子均为跨膜糖蛋白，能识别并结合 MHC Ⅱ/Ⅰ 类分子。当 CD4 和 CD8 分子分别与对应的 MHC Ⅱ/Ⅰ 类分子发生结合，则可增强 T 细胞与 APC 或靶细胞之间的相互作用，并辅助识别抗原。CD4 和 CD8 参与 TCR 识别抗原所产生的活化信号的转导过程。CD4 亦是人类免疫缺陷病毒（HIV）感染的受体。HIV 的病毒表面 gp120 蛋白，可结合 CD4 分子，介导 HIV 侵入敏感细胞如 $CD4^+$ T 细胞或 $CD4^+$ 巨噬细胞。

三、共刺激分子

共刺激分子（co-stimulatory molecule）是 T 细胞活化所必需的，为 T 细胞的完全活化提供共刺激信号。根据功能，可将共刺激分子分为正性和负性（也称抑制分子）两种。

（一）T 细胞表面表达的正性共刺激分子

1. CD28

CD28 分子是二聚体，由两条相同的肽链组成，其表达于 $CD4^+$ T 细胞（90%以上）及 $CD8^+$ T 细胞（50%以上）的表面。它的配体分子是 CD80 和 CD86，这两个分子主要表达在专职 APC 的表面。CD28 与 B7 结合，产生 T 细胞活化的共刺激信号，发挥非常重要的作用。作为 T 细胞活化的第二信号，共刺激信号可诱导 T 细胞表达抗细胞凋亡蛋白（Bcl-XL 等），防止 T 细胞凋亡；也可刺激 T 细胞合成 IL-2 等细胞因子，IL-2 和 T 细胞表面表达的相应受体结合，促进 T 细胞的增殖和分化。

2. CD2

CD2 称为淋巴细胞功能相关抗原 2（LFA-2），CD58（LFA-3）或 CD48（小鼠和大鼠）与之发生结合。95% 的成熟 T 细胞、50%～70% 的胸腺细胞及部分 NK 细胞表达 CD2 分子，在 T 细胞与 APC 或靶细胞之间介导黏附，为 T 细胞的活化提供信号。

3. ICOS

ICOS，又称为诱导性共刺激分子（inducible costimulator），是表达于活化的 T 细胞表面的分子，它的配体是 ICOSL 分子。在 CD28 与配体结合提供共刺激信号活化初始 T 细胞后，ICOS 与 ICOSL 结合能够刺激活化的 T 细胞，使其分泌多种细胞因子，促进 T 细胞的增殖。

4. LFA-1 和 ICAM-1

LFA-1 是 T 细胞表面的淋巴细胞功能相关抗原，ICAM-1 是 APC 表面的细胞间黏附分子，两者结合，介导 APC 与 T 细胞或靶细胞的黏附。T 细胞也可表达 ICAM-1，可以同 APC、靶细胞或其他 T 细胞表达的 LFA-1 结合。

5. CD40 配体

活化的 $CD4^+$ T 细胞表面表达 CD40 配体（CD40L，CD154），APC 表面表达 CD40。两者的结合，产生双向性的效应：一方面，促进 APC 活化，促进细胞因子（如 IL-12）分泌和 CD80/CD86 表达；另一方面，也促进 T 细胞的活化。

（二）T 细胞表面表达的负向共刺激分子

1. CTLA-4（CD152）

CTLA-4 是 T 细胞活化的重要共抑制分子，表达在活化后的 $CD4^+$ 和 $CD8^+$ T 细胞表面，其配体亦是 CD80 和 CD86，但 CTLA-4 与 B7 的亲和力显著高于 CD28 分子。CTLA-4 的胞质区具有免疫受体酪氨酸抑制基序（immunoreceptor tyrosine-based inhibitory motif，ITIM），它与 CD80 和 CD86 结合，产生的是抑制性信号，抑制 T 细胞的活化。

2. PD-1

PD-1（programmed death 1）主要表达于活化 T 细胞表面，其配体为 PD-L1 和 PD-L2。PD-1 与配体的结合可使 T 细胞的增殖受到抑制性调节，并下调 IL-2 和 IFN-γ 等细胞因子的分泌。此外，PD-1 也可以抑制 B 细胞的增殖、分化和抗体的分泌。

四、细胞因子受体

处于不同分化阶段的 T 细胞可表达多种细胞因子受体（cytokine receptor，CKR），如 IL-1R、IL-2R、IL-4R、IL-6R、IL-13R 等。细胞因子与 T 细胞表面相应受体结合，介导 T 细胞的分化发育、活化和增殖。

五、丝裂原受体及其他表面分子

T 细胞亦表达多种受体，能诱导 T 细胞增殖。其中主要有丝裂原受体，如植物血凝素（PHA）、刀豆蛋白 A（conA）和美洲商陆（PWM）等。这些受体与配体结合，在临床上常用来刺激人外周血 T 细胞，通过 T 细胞的增殖程度反映机体的细胞免疫功能，此称为淋巴细胞转化试验。T 细胞活化后还表达多种与效应功能有关的分子，如可诱导细胞凋亡的 FasL（CD95）等。T 细胞也表达 Fc 受体和补体受体等。

第三节 T 细胞亚群及其功能

T 细胞根据其表面分子的表达和功能特点，可分为不同亚群。各亚群之间相互调节，相互协同，发挥免疫应答功能。

一、根据 TCR 类型分类

根据表达抗原受体（TCR）的类型，T 细胞可分为 $\alpha\beta^+$T 细胞和 $\gamma\delta^+$T 细胞。体内最主要的是 $\alpha\beta^+$T 细胞亚群，占外周成熟 T 细胞的 90%～95%，主要分布外周血液和淋巴组织中；通过识别，由 APC 提呈蛋白质抗原，具有 MHC 限制性，主要包括辅助性 T 细胞和细胞毒性 T 细胞，它的主要功能是介导细胞免疫应答，并且通过分泌细胞因子等调节免疫应答。$\gamma\delta^+$T 细胞仅占外周成熟 T 细胞的 5%～10%，主要分布在皮肤和黏膜组织内，受体的多样性少，主要识别脂类和多糖抗原，没有 MHC 限制性，具有抗胞内感染和抗肿瘤的作用，属非特异性免疫应答细胞。

二、根据所处的活化阶段分类

（一）初始 T 细胞

初始 T 细胞（naive T cell）是指骨髓内生成的 T 细胞，通过血循环来到胸腺，在胸腺内接受胸腺微环境的刺激发育成熟，称为初始 T 细胞。初始 T 细胞的存活期很短，细胞表达 CD45RA 和高水平的 L‐选择素（CD62L）。初始 T 细胞发育成熟后迁移到外周，定居在外免疫器官的胸腺依赖区，并参与淋巴细胞再循环。当初始 T 细胞在外周淋巴器官内接受 DC 提呈的抗原刺激时，可以活化、增殖并最终分化为效应 T 细胞和记忆 T 细胞。

（二）效应 T 细胞

效应 T 细胞（effector T cell，Teff）存活期短，被活化的 T 细胞可高水平表达高亲和力 IL‐2 受体，还表达整合素，是细胞免疫应答效应的主要细胞。效应 T 细胞在外周免疫器官分化成熟后来到局部，介导外周局部炎症，不再参与淋巴细胞再循环。

（三）记忆 T 细胞

记忆 T 细胞（memory T cell，Tm），是由效应 T 细胞分化而成，也可由初始 T 细胞接受抗原刺激活化后直接分化而成。记忆 T 细胞的存活期长，可达数年。当受到相同抗原的再次刺激后，记忆 T 细胞可迅速被活化并分化为效应 T 细胞，发挥免疫作用，介导再次免疫应答。记忆 T 细胞表面表达 CD45RO 和黏附分子（如 CD44），参与淋巴细胞再循环。没有抗原刺激的记忆 T 细胞可长期存活，并通过自我复制维持一定数量，承担免疫记忆的功能。

三、根据 CD 分子分亚群

根据 CD 表型不同，成熟 T 细胞可分为 CD4$^+$T 细胞和 CD8$^+$T 细胞。CD4$^+$T 细胞识别由抗原提呈细胞提呈的外源性抗原肽，同时还需要识别提呈抗原肽的 MHC Ⅱ 类分子，进而活化。活化后的 CD4$^+$T 可以分化为辅助性 T 细胞及少数细胞毒作用和免疫抑制作用的 T 细胞。而 CD8$^+$T 细胞识别内源性抗原的同时，还需要识别提呈内源性抗原肽的 MHC Ⅰ 类分子。其活化后主要分化为 CTL 效应细胞，发挥细胞毒作用，特异性识别并杀伤靶细胞。

四、根据功能分亚群

（一）辅助性 T 细胞（helper T cell，Th）

CD4$^+$ 初始 T 细胞接受抗原刺激后分化为 Th0 细胞，Th0 细胞继续分化为 Th1 和 Th2 等多种细胞亚群（图 9-4），它们可合成分泌多种不同的细胞因子，介导不同的功能。

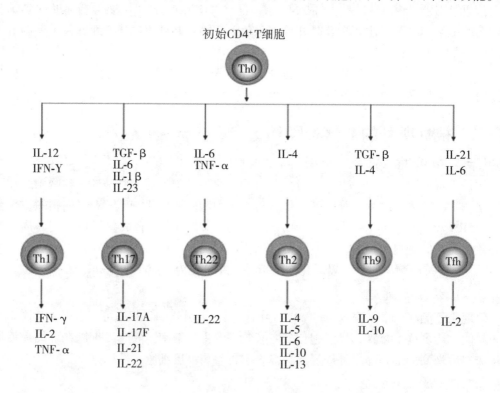

图 9-4 Th 细胞的分化

（1）Th1 细胞。其主要通过分泌细胞因子如 IL-2、IFN-γ 和 TNF 等，发挥细胞免疫应答的功能。这些细胞因子可促进 Th1 的进一步增殖，同时抑制 Th2 的增殖，并可促进 Tc 细胞和 T_{DTH} 细胞的增殖、分化和成熟。因此，Th1 细胞的主要功能是通过细胞因子的分泌介导细胞免疫应答，在抗胞内病原体感染等过程中发挥重要的免疫功能。在病理情况下，

Th1 参与免疫病理损伤，如自身免疫病和超敏反应，代表性疾病如类风湿性关节炎和多发性硬化等。

（2）Th2 细胞。Th2 细胞分泌 IL-4、IL-5、IL-10、IL-13 等细胞因子，这些细胞因子促进 Th2 细胞的增殖，抑制 Th1 细胞的增殖。Th2 细胞分泌的细胞因子，在体液免疫应答中，促进 B 细胞的增殖、分化和成熟，调节抗体的生成等，辅助 B 细胞介导体液免疫应答。

（3）Th9 细胞。其通过分泌特征性细胞因子 IL-9，在过敏性疾病、抗寄生虫感染和自身免疫病中发挥重要的生物学作用。Th9 可在 TGF-β 和 IL-4 的共同作用下由 Th0 细胞分化而成，也可通过 TGF-β 的单独诱导，由 Th2 细胞分化而成。

（4）Th17 细胞。通过分泌 IL-17（包括 IL-17A 到 IL-17F）、IL-21、IL-22、IL-26、TNF-α 等多种细胞因子，参与固有免疫应答，也介导某些炎症的发生。在免疫病理损伤过程中，特别是在自身免疫病的发生和发展中，起重要作用。

（5）Th22 细胞是一群 IL-17A$^-$、IL-22$^+$、IFN-γ$^-$ 等的 Th，表达趋化因子受体 CCR4、CCR6 和 CCR10，通过分泌 IL-22、IL-13 和 TNF-α 参与上皮细胞的生理功能和炎性病理过程，特别是在炎性皮肤疾病（如牛皮癣和特应性皮炎）的免疫病理损伤中发挥重要作用。

（6）Tfh 细胞。滤泡辅助性 T 细胞（T follicular helper cells，Tfh）是近年研究中功能逐渐明确的一个 T 细胞亚群。它的表面表达 CD4 分子，在体液免疫应答的过程中刺激 B 细胞的增殖、分化，介导免疫球蛋白类别的转换，起着十分重要的作用。Tfh 主要通过 IL-21 来调节 B 细胞的功能。

（二）细胞毒性 T 细胞（cytotoxic T cell，CTL）

细胞毒性 T 细胞通常指 CD8$^+$ 的 TCRαβ 的 T 细胞，是细胞免疫应答的效应细胞。CTL 细胞通过表面受体 TCR 特异性识别靶细胞（如病毒感染细胞、肿瘤细胞、同种异体移植物细胞等）表面表达的抗原肽 – MHC I 类分子复合物，被活化后，通过数种方式发挥特异性杀伤靶细胞的功能。活化后的 CTL 杀伤的主要机制为：①分泌穿孔素（perforin）、颗粒酶（granzyme）或者淋巴毒素，直接杀伤靶细胞；②高表达 FasL，通过与 Fas 分子的结合，介导靶细胞的凋亡。

（三）调节性 T 细胞（regulatory T cell，Treg）

Treg 表达 CD4 及 CD25 分子，同时表达 Foxp3 分子参与 Treg 的分化及功能的发挥。根据来源，调节性 T 细胞可分为两类。

1. 自然调节性 T 细胞（natural Treg，nTreg）

自然调节性 T 细胞在胸腺诱导下产生，高表达 CD25 和核内转录因子 Foxp3，占外周血 CD4$^+$ T 细胞的 5%～10%。其主要通过直接接触抑制靶细胞的活化。此类调节性 T 细胞主要通过抑制自身反应性 T 细胞，介导病理性免疫应答。

2. 诱导性调节性 T 细胞（inducible Treg，iTreg）

诱导性调节性 T 细胞或称适应性调节性 T 细胞（adaptive Treg），在外周由初始 CD4$^+$ 细胞经抗原及 TGF-β 和 IL-2 等诱导产生。诱导性调节性 T 细胞不表达或低表达 CD25 和核内转录因子 Foxp3，其主要通过分泌细胞因子如 IL-10 和 TGF-β 产生免疫抑制。此类调节性 T 细胞主要是抑制自身损伤性炎症反应和移植排斥反应；此外，在肿瘤微环境中，诱导性调节性 T 细胞可促进肿瘤细胞的生长。

思考

（1）T 细胞来源于骨髓，在胸腺内发育成熟。发育前后的 T 细胞有哪些异同呢？能够区别它们的异同，就掌握了 T 细胞分化、发育的要点，进而引申出 T 细胞成熟的生理学意义。

（2）不同阶段的 T 细胞，它的表面分子都是不同的。那么，作为初始 T 细胞，其表面有哪些重要的表面分子呢？这些分子的功能是什么呢？这些分子的功能组合起来，就是初始 T 细胞的功能了。

（3）T 细胞是高度异质的，这告诉我们机体内的 T 细胞分类依据不同，有很多种分类方式及结果，这些分类方式帮我们辨别各自最主要的特点和功能。那么，学习 T 细胞介导的细胞免疫应答功能，我们应该主要掌握哪种分类方式及结果呢？目前我们对 T 细胞的分化、发育的了解越来越多且越来越详细，在临床当中应该如何应用呢？

（4）T 细胞介导的细胞免疫应答方式有辅助性 T 细胞通过分泌细胞因子实现功能，也有杀伤性 T 细胞通过直接杀伤靶细胞发挥功能。那么总体来说，细胞免疫应答具有哪些功能呢？掌握了细胞免疫应答的功能，在临床病例的诊疗中，就可以得心应手地应用其解决问题了。而作为现代飞速发展的学科之一，免疫学在很多领域仍然有很多未知的知识等待我们去深挖，为临床的诊疗提供更好的支持。

单项选择测试题

1. 正常人外周血液 T 细胞占淋巴细胞总数的（　　）。
   A. 10%～15%　　　B. 30%～35%　　　C. 40%～55%　　　D. 60%～80%
   E. 85%～95%

2. 单阳性胸腺细胞是指（　　）。
   A. $CD3^+$ 细胞　　　B. $CD4^+$ 细胞或 $CD8^+$ 细胞　　　C. $CD2^-$ 细胞
   D. $CD4^+$ 细胞　　　E. $CD8^+$ 细胞

3. $CD4^+$ T 细胞的表型是（　　）
   A. $TCR\ \beta\alpha^+ CD2^- CD3^+ CD4^+ CD8^-$
   B. $TCR\ \beta\alpha^+ CD2^- CD3^- CD4^+ CD8^-$
   C. $TCR\ \beta\alpha^+ CD2^+ CD3^+ CD4^+ CD8^-$
   D. $TCR\ \delta\gamma^+ CD2^+ CD3^+ CD4^+ CD8^-$
   E. $TCR\ \delta\gamma^+ CD2^+ CD3^+ CD4^+ CD8^-$

4. 人类 T 细胞表面不具备的受体是（　　）。
   A. E 受体　　　B. C3b 受体　　　C. HIV 受体　　　D. ConA 受体
   E. PHA 受体

5. 获得性免疫缺陷综合征患者主要受损的靶细胞是（　　）。
   A. CD8$^+$T 细胞　　　B. BL 细胞　　　C. CD4$^+$T 细胞　　　D. NK 细胞
   E. B2 细胞
6. 所有成熟 T 细胞特有的分化抗原是（　　）。
   A. CD3　　　B. CD4　　　C. CD5　　　D. CD8
   E. CD19
7. 按 T 淋巴细胞识别抗原受体在结构上的差异可将 T 淋巴细胞分为（　　）。
   A. Th1 和 Th2 细胞　　　　　　　　B. TCR δγ$^+$ 和 TCR δγ$^-$ T 细胞
   C. TCR βα + 和 TCR βα$^-$ T 细胞　　D. T$_{DTH}$ 和 CTL 细胞
   E. TCR βα 和 TCR δγT 细胞
8. TCRγδT 细胞有何特点？（　　）
   A. 对抗原的识别和结合可不受 MHC 分子限制
   B. 可识别非多肽类抗原
   C. 在抗感染免疫中起作用
   D. 有一定的抗肿瘤作用
   E. 上述特点均具备
9. 能特异性直接杀伤靶细胞的细胞是（　　）。
   A. Th 细胞　　　B. CTL 细胞　　　C. NK 细胞　　　D. 巨噬细胞
   E. 中性粒细胞
10. 可分泌穿孔素的、颗粒酶的细胞是（　　）
    A. CTL 淋巴细胞和 B 淋巴细胞　　　B. CTL 淋巴细胞和 NK 细胞
    C. B 淋巴细胞和 NK 细胞　　　　　D. CTL 细胞和巨噬细胞
    E. B 淋巴细胞和巨噬细胞
11. 细胞之间相互作用不受 MHC 限制的是（　　）。
    A. CTL 杀伤肿瘤细胞　　　　　　　B. CTL 杀伤病毒感染细胞
    C. DC 向 Th 细胞提呈抗原　　　　　D. 活化的巨噬细胞杀伤肿瘤细胞
    E. 巨噬细胞向 Th 细胞提呈抗原

（王丽欣）

免疫系统与宿主防御

第十章　参与适应性免疫应答的细胞：B 淋巴细胞

早期研究发现鸟类的抗体是由法氏囊（bursa of fabricius）分泌产生，故将分泌抗体的细胞称为 B 淋巴细胞（B lymphocyte），简称 B 细胞。哺乳动物的结构中没有法氏囊。B 细胞发育经历两个时期，先是在骨髓中的抗原非依赖期，主要是淋巴样前体细胞在骨髓中的微环境里，在多种外源信号作用下经历多个中间发育阶段，最终发育为成熟 B 细胞；后是在外周免疫器官中的抗原依赖期，主要是成熟 B 细胞接受抗原刺激进一步分化，形成浆细胞的过程。成熟 B 细胞在机体内主要分布在周围淋巴组织内，如淋巴结的皮质浅层淋巴小结、脾脏等。在外周血中，B 细胞占淋巴细胞总数的 10%～20%。在哺乳动物的体内，通常只有 B 细胞可产生抗体。其特征性表面标志是膜型免疫球蛋白（member immunoglobulin，mIg），mIg 是特异性 B 细胞抗原受体（B cell receptor，BCR）的重要组分，可识别、结合不同的抗原表位，使 B 细胞被激活并最终形成浆细胞，浆细胞分泌特异性的抗体从而发挥体液免疫的效能。

第一节　B 淋巴细胞在骨髓内的分化与发育

B 细胞发育主要经历两个阶段，即骨髓中的抗原非依赖期发育和外周免疫器官中的抗原依赖期发育。本节我们主要介绍抗原非依赖期的发育，这一时期是在骨髓造血微环境（hematopoietic inductive microenvironment，HIM）影响下，由骨髓多能造血干细胞先经多能前体细胞（MPPs）分化为早期淋巴细胞前体（ELP），ELP 再分化为共同淋巴细胞前体（CLP），CLP 在骨髓中继续依次分化为祖 B（pro-B）细胞、前 B（pre-B）细胞、B 细胞的阶段。CLP 在骨髓中分化的具体过程主要包括以下六个阶段：早期祖 B 细胞（early pro-B cell）、晚期祖 B 细胞（late pro-B cell）、大前 B 细胞（large pre-B cell）、小前 B 细胞（small pre-B cell）、未成熟 B 细胞（immature B cell）和成熟初始 B 细胞（mature naive B cell）（图 10-1）。B 细胞在骨髓中分化发育，最终表达功能性 BCR，并通过阴性选择获得 B 细胞对自身抗原的中枢耐受。

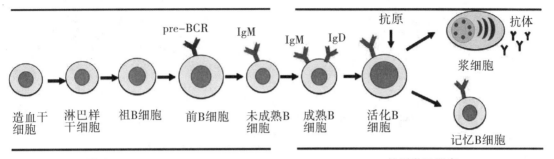

图 10-1 B 细胞发育的阶段

一、功能性 B 细胞受体的表达

（一）BCR 基因的结构及重排

BCR 是 B 细胞表达在表面的膜型免疫球蛋白（mIg）。B 细胞通过 BCR 识别抗原，最终介导体液免疫应答。编码 BCR 的基因在机体胚系阶段时便以基因片段（gene segment）的形式存在，片段间不连续。B 细胞分化发育时，BCR 基因片段通过基因的重新排列组合，最终形成数量巨大的、特异性强的 BCR。

1. BCR 胚系基因的结构

编码重链的基因群位于人类 14 号染色体的长臂，由分别编码恒定区的 C 基因片段、V 基因片段（varibale gene segment）VH、D 基因片段（diversity gene segment）DH 和 J 基因片段（joining gene segment）JH 共同组成。9 个 C 基因片段在染色体中的排列顺序为 5′-Cμ-Cδ-Cγ1-Cγ2-Cγ3-Cγ4-Cε-Cα1-Cα2-3′（图 10-2）。人的 VH、DH、JH 对应的基因片段分别为 45 个、23 个和 6 个。编码人免疫球蛋白轻链的 κ 基因群位于 2 号染色体短臂，λ 基因群位于 22 号染色体长臂。编码轻链可变区的只有基因片段 V、J。Cκ 的基因片段仅 1 个，Cλ 的基因片段有 4 个（Cλ1、Cλ2、Cλ3 及 Cλ7）。人体 Vκ 基因片段有 40 个，Jκ 基因片段有 5 个，Vλ 基因片段有 30 个，Jλ 基因片段有 4 个。

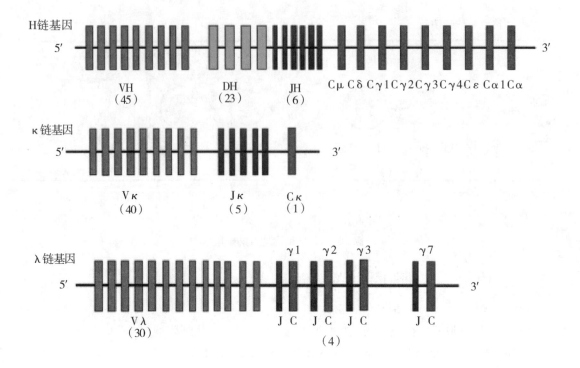

图 10-2 人 BCR 重链和轻链的胚系基因结构

2. BCR 基因的重排机制

免疫球蛋白的胚系基因需重排连接后才能进行编码。先通过重链和轻链基因重排（gene rearrangement）形成 V-D-J 连接、V-J 连接，之后与 C 基因片段连接，共同编码成完整的免疫球蛋白，成为有功能的 BCR。在免疫球蛋白可变区基因的重排过程中，重组激活酶基因（recombination activating gene，RAG）和末端脱氧核苷酸转移酶（terminal deoxynucleotidyl transferase，TdT）等重组酶起重要作用，这些酶可识别位于 V-D-J 基因片段两端的保守序列，从基因片段进行切断、连接和修复。

重组酶从数量众多的 V-D-J 基因片段中各选 1 个片段形成 V-D-J 基因连接，表达功能性 BCR。免疫球蛋白的胚系基因在发生基因重排时先重排重链的可变区，后重排轻链（图 10-3）。B 细胞经过基因重排后 DNA 序列与其他体细胞有很大的差异，这种独特的现象存在于 B 细胞和 T 细胞内。

每个 B 细胞的克隆仅表达一种 BCR，且只分泌产生一种抗体。对于遗传上属于杂合子的个体，可通过等位排斥（allelic exclusion）与同种型排斥（isotype exclusion），确保 B 细胞仅表达一种类型的轻链以及 B 细胞克隆的特异性。等位排斥为 B 细胞中一条染色体的重链（或轻链）基因重排成功后，便可抑制另一条同源染色体上同类基因的重排；同种型排斥则是轻链的 κ 基因重排成功后抑制 λ 基因的重排。

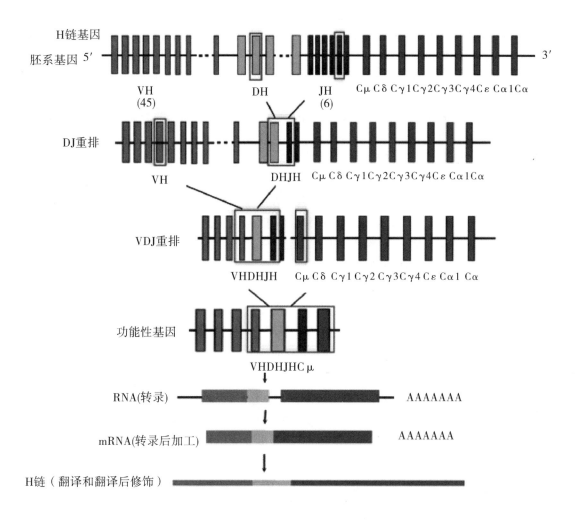

图 10-3 免疫球蛋白重链基因重排和表达

(二) BCR 多样性的产生机制

B 细胞库中含所有 B 细胞克隆,每种克隆均具特异性,这是由于胚系基因在重排的过程中,不同基因之间进行组合具有多样性,基因片段进行连接具有多种可能性,受体可进行编辑,体细胞也具有高频的突变而产生的。

1. 组合多样性 (combinational diversity)

由于免疫球蛋白不同基因片段重排时会各取 1 个进行组合,因此可产生数量众多的 V 区基因片段的组合。如人类免疫球蛋白 VH 的排列组合数量可高达 6 000 种;Vκ 的 V、J 基因片段组合有 200 种,Vλ 的 V、J 基因组合有 120 种;可变区的基因组合与轻、重链组合后的多样性达 1.9×10^6 种。

2. 连接多样性 (junctional diversity)

连接多样性指免疫球蛋白基因片段在连接时可因基因间出现插入、替换或缺失等情况形成新的基因序列,有三种可能:①N 序列插入,TdT 能将 N 序列插入待连接的 DNA 断端，这样可显著增加 BCR 及免疫球蛋白的多样性；②框架移位、替换或缺失 1 或 2 + 3n 个氨基酸，后续的序列将完全改变；③密码子错位，当待连接 DNA 断端替换或缺失 3n 个核苷酸，产物则减少或增加 n 个氨基酸，后续的序列不发生改变。

3. **受体编辑**（receptor editing）

B 细胞表达的 BCR（mIgM）识别自身抗原，RAG 基因重新活化，轻链 V–J 基因重排合成新的轻链替代之前自身反应性轻链，BCR 产生新的特异性。若受体编辑不成功，该 B 细胞凋亡。受体编辑可进一步增加 BCR 的多样性。

4. **体细胞高频突变**（somatic hypermutation）

当免疫球蛋白基因重排后，成熟 B 细胞在外周淋巴器官的生发中心接受抗原刺激后会发生体细胞的高频突变。这主要由编码 V 区 CDR 部位基因序列的碱基发生点突变引起。体细胞的高频突变既可增加抗体的多样性，还可引起抗体亲和力成熟。

（三）BCR（B 细胞受体）的表达

BCR 复合物由识别抗原的 mIg 与传递信号的 Igα（CD79α）和 Igβ（CD79β）两部分组成。早期祖 B 细胞 Ig 重链可变区基因发生 D–J 重排，晚期祖 B 细胞阶段发生 V–D–J 基因重排。在前 B 细胞阶段，大前 B 细胞表达完整 μ 链，与 λ5/VpreB 组成 pre-B 受体，此阶段是 B 细胞发育的重要关卡点（checkpoint）。在小前 B 细胞阶段，μ 链已在胞浆表达，轻链发生基因重排，发育为膜表面表达 mIgM 的未成熟 B 细胞（immature B cell）；Ig 重链恒定区通过不同剪切连接，合成与膜表达 mIgM 和 mIgD，B 细胞发育为进入外周免疫器官的成熟 B 细胞（mature B cell）。成熟 B 细胞可特异性识别抗原、活化增殖，分化为浆细胞；部分活化 B 细胞分化为在再次免疫应答中发挥重要作用的记忆 B 细胞。

二、B 细胞发育的阴性选择

未成熟 B 细胞在骨髓中细胞表面仅表达完整的 mIgM。若未成熟 B 细胞的 BCR 与骨髓细胞的表面自身抗原结合，则该细胞发育会被阻滞。被阻滞的细胞将通过受体编辑改变受体特异性，只有对自身抗原无反应性的细胞克隆可继续发育成熟。若受体编辑不成功，则该细胞凋亡，机体发生免疫耐受。当未成熟 B 细胞 BCR 识别可溶性自身抗原时，mIgM 表达下调，则细胞克隆进入外周对相同抗原刺激不产生应答，此为失能（anergy）。失能状态随抗原消失可逆转。影响 B 细胞克隆最终是清除还是失能的关键是受体交联信号的强度，当信号强时会诱导克隆清除，信号弱则出现克隆失能。

三、外周免疫器官中的 B 细胞分化发育

B 细胞在外周免疫器官中的发育为抗原依赖型。在外周免疫器官中，成熟 B 细胞受到抗原刺激后在淋巴滤泡增殖形成生发中心，生发中心中的 B 细胞经过体细胞的高频突变、阳性选择、抗体成熟及免疫球蛋白的类别转换，最终形成浆细胞并分泌抗体。

第二节 B 淋巴细胞表面分子及其作用

B 细胞表面的多种膜分子在 B 细胞识别抗原、活化、增殖及产生抗体等过程中都发挥作用。

一、B 细胞受体复合物

B 细胞表面最重要的分子是由可识别和结合抗原的膜结合免疫球蛋白（mIg）与传递抗原信号的 Igα/Igβ 共同组成 BCR-Igα/Igβ 复合物，也称 B 细胞受体复合物即 BCR（图 10-4）。

B 细胞表面所表达的是可特异性识别抗原的 mIg 单体。mIgM 是未成熟 B 细胞表面最早表达的免疫球蛋白，mIgM 和 mIgD 可同时表达于成熟 B 细胞表面。B 细胞在抗原的刺激下分化为浆细胞或记忆 B 细胞。前者不再表达 mIg，后者则可以因 Ig 的类别转换而表达 mIgG、mIgA 或 mIgE。mIg 在 B 细胞内结构较短，不能传递抗原刺激信号，需要辅助传递信号的其他分子的参与。mIg 的穿膜区大约有 25 个氨基酸，内含较多的含羟基的氨基酸，并借此与 Igα/Igβ（即 CD79a/CD79b）形成 BCR 复合物。

Igα/Igβ（CD79a/CD79b）中 CD79a 由 mB1 基因编码，CD79b 由 B29 编码。Igα 和 Igβ 均属免疫球蛋白超家族，其结构由胞外区、跨膜区和相对较长的胞内区组成；在胞外区近胞膜处通过二硫键形成二聚体，跨膜区内因富含极性氨基酸，与 mIg 产生静电引力形成稳定的复合物。Igα 和 Igβ 的胞内区含有免疫受体酪氨酸活化基序（immunoreceptor tyrosine-based activation motif，ITAM），磷酸化后可通过募集下游信号分子转导抗原与 BCR 结合产生的信号。

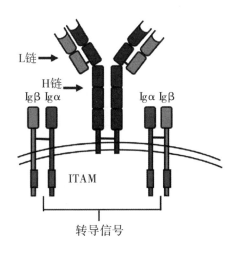

图 10-4 BCR 复合物结构模式

二、B 细胞共受体

B 细胞共受体（co-receptor）可促进 BCR 对抗原的识别及 B 细胞活化。B 细胞表面的 CD19、CD21 和 CD81 通过形成非共价键相连成多分子共受体，不但可增强 BCR 与抗原结合的稳定性，还可与 Igα/Igβ 共同传递 B 细胞活化的第一信号。在复合体中，CD19 分子尾部较长，位于胞内，其上 6 个酪氨酸残基在 BCR 信号激活的蛋白激酶的催化作用下发生磷酸化，磷酸化后的 CD19 能够募集多种信号分子，可放大 BCR 传递的活化信号。CD19 是 BCR 识别抗原过程中关键的信号传递分子，同时是 B 细胞表面特异性标志，能作为免疫治疗 B 细胞白血病的靶点。CD21（又称 CR2）是补体活化片段 C3d 的受体，CD21 与 C3d 形成 CD21 - C3d - 抗原 - BCR 复合物，通过复合物起到 B 细胞共受体的作用。此外，CD21 也是 EB 病毒（Epstein-Barr virus，EBV）的受体，与 B 细胞感染病毒有关。

三、协同刺激分子

协同刺激分子也称为共刺激分子（co-stimulatory molecular）。BCR 与抗原结合后产生的信号通过 Igα/Igβ 传递到 B 细胞内，构成 B 细胞活化的第一信号。多数情况下，B 细胞的有效激活还需协同刺激信号（第二信号），此信号主要由 B 细胞和 Th 细胞协同刺激分子间的相互作用产生。在协同刺激信号作用下 B 细胞活化增殖，产生适应性体液免疫应答。B 细胞还可通过共刺激分子促进 T 细胞的增殖。

（一）CD40

成熟 B 细胞与活化的 T 细胞分别对应表达 CD40 与其配体 CD40L（CD154），CD40 与 CD40L 结合可产生对 B 细胞活化、增殖、分化成熟及生成抗体都起重要作用的第二信号。

（二）CD80 和 CD86

活化 B 细胞高表达 CD80（B7-1）和 CD86（B7-2），而静息 B 细胞不表达或低表达。CD80 和 CD86 与 T 细胞表面的 CD28 结合产生活化 T 细胞最重要的第二信号，或与 CTLA-4 结合产生抑制信号。

（三）黏附分子

黏附分子在细胞与细胞间接触、Th 细胞辅助 B 细胞、B 细胞向 T 细胞提呈抗原时均起到重要作用。B 细胞表面表达的黏附分子种类较多，如 ICAM-1（CD54）、LFA-1（CD11a/CD18）等，它们均具有共刺激作用。

四、其他表面分子

（1）CD20 表达于除浆细胞外的其他各阶段 B 细胞，其本质是一种钙通道蛋白，可调控 B 细胞的增殖与分化，是单克隆抗体药物治疗 B 细胞淋巴瘤的靶分子。

（2）CD22。B 细胞特异表达 CD22，活化的 B 细胞中表达的 CD22 还会上调。CD22 分子胞内端含有免疫受体酪氨酸抑制基序（ITIM），可负调节 CD19/CD/21/CD81 共受体。

（3）CD32 有 a 和 b 两个亚型，其中 CD32b 即 Fc γR ⅡB，为 IgG Fc 受体中仅有的一种胞内段含 ITIM 的 Fc 受体。CD32 可负向调节 B 细胞活化及抗体生成，从而避免抗体过量产生。具体内容将在第十六章介绍。

（4）CD72。除浆细胞外的各阶段 B 细胞均表达 CD72，CD100 是其配体。CD72 的胞内段含有 2 个 ITIM，它们磷酸化后可募集酪氨酸磷酸酶，起着抑制 B 细胞活化的作用。

第三节 B 淋巴细胞分类及功能

B 细胞由复杂的亚群组成，根据不同的分类依据，B 细胞可分为不同亚群，不同亚群生理功能不同。

一、B 淋巴细胞分类

（一）据其反应特异性分类

据 B 细胞发挥的免疫功能属于固有免疫还是适应性免疫，B 细胞分为两个亚群：B1 细胞和 B2 细胞。

（1）B1 细胞由胚肝产生，主要分布在人体肠道黏膜的固有层、胸膜腔及腹膜腔，可自我更新，数量占 B 细胞总数的 5%～10%。小鼠的 B1 细胞表面标志是 CD5 分子，人的 B1 细胞未确定其特异性标志。B1 细胞参与的免疫属于固有免疫，在免疫应答早期发挥作用，特别是在腹膜腔等部位可对感染的微生物快速分泌 IgM，形成保护机体的第一道防线。

B1 细胞表达的免疫球蛋白可变区相对保守，主要识别多种病原体表面如细菌多糖等碳水化合物一类的抗原。B1 细胞活化时不需要辅助 T 细胞的参与，分泌的免疫球蛋白也不发生类别转换。B1 细胞产生亲和性低的 IgM，特异性不强，可与多种抗原表位发生结合，该现象称为多反应性（polyreactivity）。B1 细胞能自发分泌针对某些自身抗原及细菌脂多糖的 IgM，即天然抗体（natural antibody）。B1 细胞产生的天然抗体在清除变性自身抗原时也可能会诱发自身免疫病。通常认为在慢性淋巴细胞白血病（chronic lymphocytic leukemia）中表达 CD5 分子的 B 细胞来源于 B1 细胞。

（2）B2 细胞，即人们通常所说的 B 细胞，主要通过产生抗体参与体液免疫应答；在个体发育过程中出现时间相对 B1 较晚，主要分布在人体的脾脏、淋巴结及黏膜相关淋巴组织，以滤泡 B 细胞（follicular B，FOB）为主体。在特异性抗原刺激及 Th 细胞辅助下增殖形成生发中心。在生发中心，B 细胞经历类别转换、体细胞高频突变及亲和力成熟后分化为浆细胞，浆细胞产生高亲和性的抗体。同时有少量 B2 细胞分化为记忆 B 细胞，当机体再次感染相同抗原时，记忆 B 细胞快速分化为浆细胞，从而介导高效的再次免疫应答。

B1 细胞和 B2 细胞在来源、特异性、分泌抗体、免疫应答等多方面存在明显的异同（表 10-1）。

表 10-1　B1 细胞和 B2 细胞亚群的比较

特性	B1 细胞	B2 细胞
来源	产生于胚胎期，其后主要通过自我更新补充	由骨髓中前体细胞持续产生
主要定位	腹膜腔、胸膜腔	次级淋巴器官
对 T 细胞辅助的需求	无	有
自发性 Ig 的产生	多	少
特异性	多反应性	单特异性
分泌的 Ig 类别	高水平 IgM	高水平 IgG
体细胞高频突变	低或无	高
主要针对抗原类型	碳水化合物	蛋白质
免疫记忆	少或无	有

（二）据其所处活化阶段分类

（1）初始 B 细胞（Bn），即未受过抗原刺激的 B 细胞，被抗原刺激后活化并分化为浆细胞或记忆 B 细胞。

（2）记忆 B 细胞（Tm），当 Bn 受抗原初次刺激后，可在生发中心分化为具有更长存活周期的记忆 B 细胞。记忆 B 细胞受相同抗原的再次刺激后可产生更迅速、更高效和更特异的体液免疫。

（3）效应 B 细胞，即浆细胞，由受抗原刺激的 Bn 或 Bm 分化而来，浆细胞是产生抗体的主要细胞，通过分泌抗体介导机体的体液免疫应答。

（三）据 BCR 类型分类

据细胞膜上 BCR 的类型，B 细胞可分为表达不同免疫球蛋白的 B 细胞亚群、未成熟 B 细胞以及初始 B 细胞均为 mIgM$^+$B 细胞。已活化并分别发生过类别转换的 B 细胞包含 mIgA$^+$B 细胞、mIgG$^+$B 细胞、mIgE$^+$B 细胞。

二、B 细胞的功能

B 细胞除产生抗体介导体液免疫以外，还具有提呈抗原及通过分泌细胞因子参与调节免疫的功能。

（一）产生抗体介导体液免疫

B 细胞受抗原刺激后分化的浆细胞可产生大量特异性抗体，从而介导体液免疫应答。抗体具有多种功能，可发挥中和作用、介导调理作用和 ADCC，激活补体，参与超敏反应等。

（二）作为专职 APC 提呈可溶性抗原

B 细胞可摄取、加工和提呈抗原给 T 细胞，在机体再次免疫应答时发挥提呈抗原作用，特别是对可溶性抗原的加工与提呈可发挥独特的作用。

（三）通过产生多种细胞因子调节免疫

活化的 B 细胞还可产生如 IL-6、IL-10、TNF-α 等多种细胞因子，参与巨噬细胞、NK 细胞、树突状细胞及 T 细胞的相关功能。Breg 是一类主要通过产生和分泌抑制性细胞因子（IL-10、IL-35、TGF-α 等）及表达膜表面调节分子（FasL、CD1d 等），发挥免疫调节作用的 B 细胞亚群。

思考

（1） B 细胞具有提呈抗原的功能，除了 B 细胞，还有哪些细胞具有专职提呈抗原的功能？

（2） BCR 胚系基因需经重排才能表达功能性 BCR，基因是如何通过重排使得 BCR 具有多样性的？

（3） B 细胞在骨髓中发育时如何完成功能性 BCR 的表达？

（4） B 细胞表面的 BCR 复合物由 mIg 和 Igα/Igβ 组成，可接受抗原刺激启动 B 细胞的免疫应答，不同抗原刺激启动 B 细胞的免疫应答有何不同？

（5） B 细胞膜表达共受体及共刺激分子，共受体可促进 BCR 信号的传递，共刺激分子为 B 细胞提供活化的第二信号，什么是共受体？共刺激分子有哪些？

（6）根据活化阶段功能差异及 BCR 类型，B 细胞可划分为不同的亚群，不同亚群的功能有哪些不同？

单项选择测试题

1. 与 B 细胞表面 B7 分子结合后可诱导 B 细胞活化的是下列哪个分子？（　　）
   A. CD3　　　　B. CD4　　　　C. CD8　　　　D. CD28
   E. CD40

2. B 细胞活化辅助受体包括（　　）。
   A. MHC Ⅰ类分子　　B. MHC Ⅱ类分子　　C. CD19
   D. Fc 受体　　　　E. CD5

3. B 细胞来源于（　　）。
   A. 脾　　　　B. 骨髓　　　　C. 淋巴结
   D. 胸腺　　　E. 肝脏

4. B 细胞的抗原识别受体是（　　）。
   A. TCR　　　　B. FcR　　　　C. CD3
   D. CR2　　　　E. mIg

5. 在成熟 B 细胞表面既能鉴别 B 细胞又能特异性识别抗原的两种膜表面 Ig 是（　　）。
   A. IgM 和 IgG　　B. IgM 和 IgD　　C. IgD 和 IgG
   D. IgE 和 IgD　　E. IgA 和 IgG

6. 将 B 细胞分为 B1 细胞和 B2 细胞所依据的分子表达是（   ）。
   A. CD2			B. CD3			C. CD4			D. CD5
   E. CD8

7. 在未成熟 B 细胞表面表达的膜免疫球蛋白是（   ）。
   A. mIgM			B. mIgA			C. mIgE			D. mIgD
   E. mIgG

8. 在外周血中，成熟 B 细胞表型一般为（   ）。
   A. $mIgM^+mIgD^+CD5^-$			B. $mIgM^+mIgD^+CD5^+$
   C. $mIgM^+mIgD^-CD5^+$			D. $mIgM^+mIgD^-CD5^-$
   E. $mIgM^-mIgD^-CD5^+$

9. 所有 B 细胞表面都有的分化抗原是（   ）。
   A. CD4			B. CD8			C. CD3			D. CD5
   E. CD19

10. 与 B2 细胞比较，B1 细胞（   ）。
    A. 发育中出现较晚			B. 在固有免疫应答中更重要
    C. 表面 IgD 表达多于 IgM			D. 识别抗原更广泛
    E. 活化时需要与 T 细胞相互作用

11. B 细胞的协同受体是（   ）。
    A. CD19、CD21 和 CD80 复合体			B. CD19、CD21 和 CD81 复合体
    C. CD19、CD20 和 CD80 复合体			D. CD19、CD21 和 CD86 复合体
    E. CD19、CD22 和 CD86 复合体

12. 可标志 B 细胞分化的最早事件是（   ）。
    A. Ig 基因 DNA 重排		B. 轻链的合成		C. 膜 IgD 表达
    D. 膜 IgM 表达		E. 胞浆 IgM 表达

13. 人前 B 细胞在发生分化成熟后的部位是（   ）。
    A. 扁桃体		B. 脾生发中心		C. 骨髓		D. 肝
    E. 肠道淋巴集结

14. B 细胞第一个合成的产物是（   ）。
    A. IgM		B. IgD		C. μ 链		D. κ 链
    E. J 链

15. 能产生免疫记忆的细胞是（   ）。
    A. B 细胞		B. NK 细胞		C. 中性粒细胞		D. 巨噬细胞
    E. 肥大细胞

（刘　君）

第十一章 参与适应性免疫应答的细胞：抗原提呈细胞

第一节 抗原提呈细胞的概念

由于 T 淋巴细胞在识别抗原时，主要识别存在于分子内部的线性表位，因此需要抗原提呈细胞（APC）将抗原摄取、加工、处理，并与 MHC 结合形成抗原肽 – MHC 复合物，被 T 细胞膜表面的 TCR 识别。抗原提呈细胞是指一类能摄取、加工处理抗原，并以抗原肽 – MHC 分子复合物形式将抗原信息提呈给 T 淋巴细胞的免疫细胞，在机体免疫应答过程中发挥重要的作用。

根据抗原提呈细胞表面膜分子的表达特点和功能差异，可将其分为专职性抗原提呈细胞（professional APC）和非专职性抗原提呈细胞（non-professional APC）两类。专职性抗原提呈细胞组成性表达 MHC Ⅱ 类分子、共刺激分子及黏附分子，处理和提呈抗原的能力比非专职性抗原提呈细胞强，主要包括三类细胞：树突状细胞（dendritic cells，DC）、单核 – 巨噬细胞、B 淋巴细胞。非专职性抗原提呈细胞在通常情况下不表达或低表达 MHC Ⅱ 类分子，在炎症过程中或受到某些细胞因子如 IFN-γ 诱导时可表达 MHC Ⅱ 类分子、共刺激分子及黏附分子，主要包括内皮细胞、成纤维细胞、上皮细胞、间皮细胞、嗜酸性粒细胞等。

被病毒、胞内细菌感染或发生突变的细胞可组成性表达 MHC Ⅰ 类分子，并能降解、处理内源性蛋白抗原为多肽，且以 MHC Ⅰ 类分子 – 抗原肽复合物形式将抗原信息提呈给 $CD8^+$ T 淋巴细胞，诱导其分化发育为具有特异性杀伤靶细胞功能的细胞毒性 T 淋巴细胞（cytotoxic T cell，CTL）。这些细胞通常被称为靶细胞，也属于一类特殊的抗原提呈细胞。

第二节 抗原提呈细胞的分类

一、树突状细胞

树突状细胞（DC）是美国学者 Steinman 在 1973 年发现的，是机体内最重要、功能最强的专职性 APC，因成熟时伸出树突样或伪足样突起而得名。DC 能高效识别、摄取和加工处理抗原，并将抗原信息提呈给初始 T 细胞（naive T cells），诱导 T 细胞活化、增殖。

与其他 APC 相比，DC 是唯一能诱导初始 T 细胞活化的抗原提呈细胞，单核-巨噬细胞和 B 细胞仅能刺激已活化的效应 T 细胞或记忆 T 细胞，因此，DC 在适应性 T 细胞免疫应答的诱导中具有重要地位，是机体适应性免疫应答的主要启动者。

（一）生物学特征

1. 形态学和表型特征

DC 成熟时可伸出许多树突样或伪足样突起，胞质内无溶酶体和吞噬体，胞核形状不规则，此情况少见于其他细胞器。已有数种鉴定 DC 的相对特异性表面标志得到公认和应用，DC 共同表面标志是 Flt3 受体。在成熟过程中，DC 可表达甘露糖受体、TLR 等与吞噬有关的受体，以及 FcγR、FcεR、CR 等主要参与抗原摄取的受体；表达 MHC I 类分子、MHC II 类分子及 CD1 等与抗原提呈有关的分子，还有 CD80、CD86 等共刺激分子，以及 CD40、CD54 及 β1、β2 整合素家族成员等黏附分子。

2. 来源

DC 起源于多能造血干细胞，由髓样干细胞和淋巴样干细胞分化而来（图 11-1），广泛分布于除脑以外的所有脏器，但数量很少，人外周血中的 DC 不足单个核细胞的 1%。

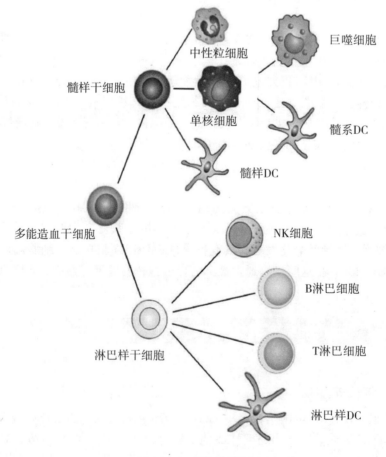

图 11-1　DC 的来源

(1) DC 的髓系起源（myeloid origin of DC）：人类 CD34$^+$ 骨髓来源前体细胞，可分化为 CD1a$^-$ 粒细胞前体和具有双向潜能的前体细胞群。前体细胞群受 GM-CSF 和 TNF-α 诱导后可转化为成熟 DC，受 M-CSF 诱导可转化为巨噬细胞。在体外，应用 GM-CSF 和 IL-4 诱导单核细胞可转化为 DC；另外，将小鼠骨髓共同髓系前体（common myeloid progenitor, CMP）移植入经放射线照射的小鼠体内，能重建小鼠脾脏和胸腺的经典 DC 和浆细胞样 DC 群体，这些都提示了 DC 的髓系起源。

(2) DC 的淋巴系起源（lymphoid origin of DC）：胸腺经典 DC、淋巴结经典 DC 的某些亚群可表达 CD8α、CD4、CD2、BP1、CD25 等淋巴样细胞相关标志分子，提示某些 DC 为淋巴系起源。将胸腺内低表达 CD4 的淋巴样前体细胞移植入经放射线照射的小鼠体内，可转化为 CD8$^+$ 胸腺经典 DC，这些都提示了 DC 的淋巴系起源。

3. 分化、成熟及迁移

髓系 DC 从 DC 前体细胞分化为具有显著免疫活化功能的 DC 需经历未成熟阶段和成熟阶段。未成熟 DC 与成熟 DC 的特点见表 11-1。

表 11-1 未成熟 DC 和成熟 DC 的特点

比较内容	未成熟 DC	成熟 DC
主要功能	摄取、加工和处理抗原	提呈抗原
提呈抗原的能力	-/+	++
存在部位	非淋巴组织、器官	外周淋巴组织
半衰期	约 10 h	大于 100 h
细胞膜表面数目	1×10^6	7×10^6
共刺激分子的表达	- 或低	++
FcR 的表达	++	-/+
甘露糖受体的表达	++	-/+
产生细胞因子	TNF-α、IL-1、IL-6、IL-15 等	IL-12、IL-4、IL-18 等
趋化因子受体的表达	CCR1、CCR2、CCR5、CXCR1、CXCR2	CCR7、CXCR4

(1) DC 前体细胞（precursor DC，pre-DC）。它从骨髓造血干细胞分化而来，经血液循环或淋巴循环进入各组织器官，在病原体感染、炎症刺激及某些细胞因子作用下分化、发育为未成熟 DC，其确切机制目前尚不清楚。

(2) 未成熟 DC（immature DC）。正常情况下，机体内绝大多数 DC 处于非成熟状态（immature），主要存在于多种实体器官及非淋巴组织上皮部位。其生物学特性为：①高表达 FcγRⅡ、CR、甘露糖受体等与吞噬有关的受体介导 DC 摄取抗原，未成熟 DC 还可以通过吞饮、吞噬作用摄取抗原；②含有能合成 MHC Ⅱ类分子的重要细胞器，具有较强加工、处理抗原能力；③低表达 CD80、CD86、CD40 等共刺激分子和 ICAM 等黏附分子，因此，提呈抗原并诱导初始 T 细胞活化能力较弱；④体外激发混合淋巴细胞反应（mixed lymphocyte reaction，MLR）的能力较弱；⑤可参与诱导免疫耐受。

(3) 成熟 DC（mature DC）。未成熟 DC 接触、摄取抗原或受 LPS、IL-1β、TNF-α 等炎症因子作用后，通过输入淋巴管和（或）血循环迁移至外周淋巴器官，逐渐分化为成熟 DC，定居于淋巴结 T 淋巴细胞区。成熟 DC 主要存在于淋巴结、脾脏及派尔集合淋巴结等外周淋巴器官及组织。其生物学特性为：①CD1a、CD11c 和 CD83 是细胞表面的标志；②表达特异性抗原，高表达 MHC I 类分子、MHC II 类分子等抗原提呈分子及 CD80、CD86、CD40、CD54 等细胞间黏附分子和热休克蛋白（heat shock protein，HSP）等免疫刺激分子；③体外激发 MLR 和提呈抗原能力很强，摄取、加工抗原能力显著降低。成熟 DC 在 CD40L 作用下，分泌多种细胞因子激活初始 T 细胞，有效完成免疫应答。

（二）分类

DC 是一类异质性细胞群，根据 DC 来源、分布、分化状态和功能等，可将其分为不同类别。

1. 根据 DC 来源分类

DC 按来源可分为髓系 DC（myeloid DC，MDC）和淋巴系 DC（lymphoid DC，LDC）两大类。MDC 来源于骨髓髓样干细胞，为经典的、常规意义上的 DC，主要参与诱导和启动免疫应答；LDC 来源于淋巴干细胞，常指浆细胞样 DC（plasmacytoid DC，pDC），因在静息状态下其形态与浆细胞相似，活化后获得 DC 形态而得名。活化的 LDC 主要通过快速释放大量 I 型 IFN 参与抗病毒免疫应答；在某些情况下也参与自身免疫性疾病的发生发展。

2. 根据 DC 分布部位分类

DC 分布广泛、数量较少，仅占不足人外周血单个核细胞总量的1%。分布在不同部位、处于不同分化阶段的 DC 具有不同的生物学特征和命名，大致可分为三类：一是淋巴样组织中的 DC，主要包含并指状 DC、滤泡 DC、胸腺 DC；二是非淋巴样组织中的 DC，包含朗格汉斯细胞（Langerhans cell）、间质性 DC 等；三是体液中的 DC，包含隐蔽细胞和外周血 DC。

（1）并指状 DC（interdigitating dendritic cell，IDC）。IDC 分布于外周淋巴组织的胸腺依赖区，由皮肤朗格汉斯细胞迁移至淋巴结而成，是参与初次免疫应答的重要 APC。IDC 属于成熟 DC，高表达 MHC I 类、II 类分子，不表达 FcR 及 C3bR，其通过突起与周围 T 细胞接触，以抗原肽－MHC 分子复合物形式将抗原信息提呈给 T 细胞发挥激活免疫应答作用。IDC 提呈抗原信息功能强于其他 APC。多数 IDC 易发生凋亡、寿命短；少数 IDC 为长寿 APC，可能与 T 细胞免疫记忆维持有关。

（2）滤泡 DC（follicular dendritic cell，FDC）。FDC 分布于淋巴组织非胸腺依赖区，通常认为由间质性 DC 迁移至淋巴组织而成，是参与再次免疫应答的主要 APC。FDC 高表达 FcR 和 C3bR，不表达 MHC II 类分子，可与抗原－抗体复合物和（或）抗原－抗体－补体复合物结合，使抗原滞留于细胞表面（长达数周至数年），供聚集于 FDC 周围的 B 细胞识别和结合，经加工处理后提呈给 Th 细胞，继而发挥诱导体液免疫应答和诱导、维持免疫记忆的作用。

（3）胸腺 DC（thymic dendritic cell）。胸腺 DC 分布于胸腺皮质/髓质交界处和髓质部分，由 LDC 而来，高表达 MHC I 类分子和 MHC II 类分子，主要参与 T 细胞在胸腺的阴性选择，通过消除自身反应性 T 细胞而诱导中枢自身耐受。

(4) 朗格汉斯细胞（Langerhans cell，LC）。朗格汉斯细胞分布于表皮和胃肠道上皮，由皮肤 Ly6C + 髓样单核细胞前体细胞分化而成。LC 属于未成熟 DC，高表达 Fc γR、C3bR 和 MHC I 类分子、MHC II 类分子。胞质内含特征性 Birbeck 颗粒（可用于 LC 的鉴定），具有较强的吞噬和加工处理抗原能力，但激发免疫应答能力较弱。

(5) 间质性 DC（interstitial dendriticcell）。间质性 DC 主要分布于心、肺、肾、肝和胃肠道等非淋巴组织间质。间质性 DC 属于未成熟 DC，高表达 MHC II 类分子，摄取加工处理抗原能力较强，但不能提呈抗原和激发免疫应答。

(6) 隐蔽细胞（veiled cell，VC）。隐蔽细胞分布于全身淋巴管中，由淋巴引流区的局部皮肤或黏膜组织中携带抗原的 LC 迁移而来，为输入淋巴管和淋巴液中迁移形式的 DC，一般高表达 MHC II 类分子，具有较强的摄取抗原的能力。

(7) 外周血 DC（peripheral blood dendriticcell）。外周血 DC 分布于血液中，主要来自骨髓的 DC 前体细胞和经血循环迁移、携带抗原的 LC 或间质性 DC。

(三) 生物学功能

1. 识别、加工、处理和提呈抗原

DC 是迄今所发现抗原提呈能力最强，体内最重要的唯一可活化初始 Th 细胞的 APC。未成熟 DC 可通过多种途径摄取抗原。

(1) 吞饮作用。细胞吞入液态物质或极微小颗粒的过程称为吞饮或胞饮。DC 具有强大的液相吞饮功能，能在极低抗原浓度（10^{-10} mol/L）下有效摄取抗原。未成熟 DC 吞饮速度快，吞饮量大。

(2) 受体介导的内吞作用。DC 膜表面的不同受体识别和结合相应配体后，通过内化作用摄入抗原的过程称为受体介导的内吞作用。例如：Fc γR II 可结合抗原 – 抗体复合物；甘露糖受体、TLR 等可结合含病原体相关分子模式（pathogen-associated molecular pattern，PAMP）的病原体。受体介导的内吞作用具有选择性、高效性及饱和性等特点。DC 成熟过程中，其摄取抗原的能力随着 FcR 及甘露糖受体表达下调而下降。

(3) 吞噬作用。细胞非特异性吞入较大颗粒或分子复合物（如细菌、细胞碎片等）的过程称为吞噬作用。DC 仅在某些部位或幼稚阶段通过吞噬作用摄取大颗粒物质或微生物（直径 >0.5 μm）。

(4) 表面捕获。FDC 通过 Fc γR 和 C3bR 捕获抗原抗体复合物，使其滞留于细胞表面，被 FDC 周围聚集的 B 细胞识别、结合和加工处理后，以 MHC II 类分子 – 抗原肽复合物形式将抗原信息提呈给 Th 细胞，迅速激发再次免疫应答。故 FDC 表面长期储存所捕获的抗原或抗原抗体复合物，可维持记忆 B 细胞克隆和血清抗体水平。

2. 连接固有免疫和适应性免疫

DC 能够迅速识别入侵的病原微生物，快速释放多种细胞因子参与固有免疫应答，是连接固有免疫和适应性免疫的"桥梁"。近年来，DC 和天然免疫细胞之间的相互作用逐渐受到研究者的关注，如 DC 与 NK 细胞之间的作用：DC 活化后能分泌大量 IL-2、IL-12、IL-18 和 I 型 IFN 等细胞因子，进一步活化 NK 细胞。

3. 激活免疫应答

DC 具有直接或间接激活 T 淋巴细胞、B 淋巴细胞的作用，是体内唯一能直接激活初始 T 细胞的专职性 APC。在抗原提呈过程中，DC 膜表面丰富的抗原肽 - MHC Ⅰ 类分子复合物和抗原肽 - MHC Ⅱ 类分子复合物，为 T 细胞活化提供第一信号；DC 高表达 CD80、CD86、CD40 等协同刺激分子，为 T 细胞充分活化提供第二信号；DC 还高表达 ICAM-1 等黏附分子，利于与 T 细胞的进一步结合。此外，DC 分泌的 IL-12 是促进 Th1 免疫应答的重要因素。DC 还能通过诱导 Ig 类别转换和释放某些可溶性因子等参与调节 B 细胞增殖分化。

4. 诱导和维持免疫耐受

中枢免疫耐受由胸腺 DC 介导，自身组织抗原由胸腺 DC 提呈，通过排除自身反应性 T 细胞克隆，诱导中枢免疫耐受，故胸腺 DC 对 T 细胞在胸腺中进行的阴性选择具有重要意义。外周免疫耐受通常由未成熟 DC 介导，静息状态下，骨髓来源的未成熟 DC 在向淋巴组织 T 细胞区迁移过程中不断捕获自身抗原诱导相应 T 细胞凋亡或者克隆无能，产生免疫耐受。外周血 DC 也可能携带外来抗原进入胸腺实现对某些外来抗原的中枢免疫耐受。

5. 参与 T 细胞分化和免疫调节、记忆

胸腺 DC 膜表面高表达 MHC Ⅱ 类分子，双阳性胸腺细胞在 TCR 重排后识别胸腺皮质 DC 膜表面的 MHC 分子，经历阳性选择而存活；进入胸腺髓质的单阳性 T 细胞通过识别胸腺 DC 膜表面自身肽 - MHC 分子复合物，经历阴性选择而凋亡。同时，胸腺 DC 还表达 LFA-1、CD40、CD30L 和 FasL 等膜分子，能与 T 细胞表面 ICAM-1、CD40L、CD30 和 Fas 相互作用，参与介导 T 细胞对自身抗原的中枢免疫耐受。DC1 分泌 IL-12 促使 Th0 向 Th1 细胞分化，发生细胞免疫应答。DC2 分泌 IL-4 促使 Th0 向 Th2 细胞分化，发生体液免疫应答。DC 分泌 IL-6、TGF-β 促进小鼠 Th17 细胞分化，IL-10 与 TGF-β 可诱导产生 Treg 细胞。DC 通过分泌不同细胞因子和改变其本身膜表面共刺激分子的表达来调节 Th 亚群分化、发育，并影响适应性免疫应答类型和强度。外周淋巴器官 T 细胞依赖区中有极少量长寿 IDC，可能与形成和维持记忆 T 细胞有关。

6. 参与 B 细胞激活、分化及发育

外周淋巴器官 B 细胞依赖区中的 FDC 可参与 B 细胞的激活、分化、发育及记忆性 B 细胞的形成和维持。其主要作用为：促进生发中心淋巴细胞对抗原产生特异性反应；参与 B 细胞膜表面高亲和力 Ig 表达和 V 区基因重排；高表达 FcR、CR 等利于持续附着一定量抗原，通过长时间刺激记忆性 B 细胞，使其保持免疫记忆；促进静息 B 细胞表达 B7 分子，并发挥抗原提呈功能；通过释放可溶性因子直接调节 B 细胞的生长与分化；增强细胞因子诱导的 $CD40^+$ B 细胞的生长和分化。

（四）临床应用

1. 治疗感染性疾病

DC 用于防治感染性疾病具有两面性。DC 为抗原提呈能力最强的 APC，在病原体抗原的摄取、提呈及特异性免疫激活中具有重要作用，是免疫的中心环节。例如，应用来自病原体的抗原体外致敏 DC 过继回输的方式可治疗多种感染性疾病。但是，DC 也可引起病毒复制、播散及免疫抑制。如 MV 感染 DC 后，在 DC 内大量复制并降低 DC 数量及功能，

是 MV 感染导致免疫抑制的一个重要原因；DC 是 HIV 感染的重要靶细胞和病毒储存源，HIV 在 DC 与 CD4$^+$T 细胞的集合区可进行复制并感染 T 细胞。研究发挥 DC 的抗感染活性及阻断病毒感染 DC 而导致病毒复制的途径，均具有实际应用价值。

2. 治疗肿瘤

肿瘤抗原致敏 DC 回输机体可诱导发生肿瘤特异性免疫反应，达到治疗目的，此方法的临床应用前景广阔。如利用肿瘤细胞冻融物、基因工程肿瘤蛋白抗原或人工合成肿瘤抗原多肽等多种形式在体外冲击致敏 DC，或肿瘤抗原基因通过腺病毒、反转录病毒载体等转入 DC，使 DC 内源性持续表达多个肿瘤抗原表位并通过 MHC Ⅰ 类分子得以充分提呈。目前在临床上已经试用于治疗 B 细胞淋巴瘤、黑色素瘤、前列腺癌、多发性骨髓瘤等疾病。

3. 参与移植免疫

在移植免疫中，供体的未成熟 DC 易诱导免疫耐受，而成熟 DC 易引发免疫排斥。故预先清除供体中成熟的 DC 或用供体的未成熟 DC 诱导同种免疫耐受，以延长同种异体供体的存活时间。

4. 防治自身免疫性疾病

DC 在自身免疫性疾病和变态反应性疾病的发生发展中起着重要作用。阻断或降低 DC 的抗原提呈功能，或用非成熟 DC 诱导特异性外周免疫耐受，可以预防和治疗自身免疫性疾病。

二、单核 - 巨噬细胞

巨噬细胞（macrophage，Mφ）能表达数十种受体、产生数十种酶，并能分泌近百种生物活性产物，具有活跃的生物学功能，是体内功能最为活跃的细胞之一，在机体免疫应答和防御机制中发挥重要作用，一直备受关注。以往的研究认为具有高吞噬能力的吞噬细胞及低吞噬能力的网状细胞在机体内发挥着防御和清除代谢产物的功能，并将它们统称为网状内皮系统（reticulo-endothelial system，RES）。但现在的研究证实，在机体内发挥防御和清除代谢产物功能的细胞主要为单核细胞和巨噬细胞，故重新命名为单核 - 巨噬细胞系统（mononuclear phagocyte system，MPS），包括骨髓前单核细胞、外周血单核细胞及组织中的巨噬细胞。

（一）生物学特征

1. 来源及组织分布

MPS 来源于骨髓干细胞。骨髓微环境中，骨髓髓样干细胞在巨噬细胞集落刺激因子（M-CSF）、单核细胞生长因子等细胞因子作用下发育为前单核细胞，其在单核细胞诱生因子作用下继续发育为单核细胞，进入血液（占外周血细胞总数的 1%～3%）存留数小时至数日后穿越血管内皮细胞，移行至神经器官、内分泌器官、肾、肝、脾及淋巴组织中发育成熟，即为 Mφ。定居在组织器官中的 Mφ 寿命较长，能存活数天至数月不等。不同组织器官的 Mφ 具有不同名称（表11-2）。

表 11 -2 正常组织中的单核 - 巨噬细胞

部位	细胞名称
骨髓	干细胞→单核母细胞→前单核细胞→进入血液
血液	单核细胞→进入组织
组织	组织细胞（结缔组织）、库普弗（Kupffer）细胞（肝）、肺泡 Mϕ、腹腔和胸腔 Mϕ、游走及固定的 Mϕ（淋巴结、脾、骨髓）、破骨细胞（骨）、小胶质细胞（神经组织）、组织细胞及滑膜 A 型细胞（关节）

静息 Mϕ 在病原体组分和趋化因子作用下趋化至炎症部位。Mϕ 在机体免疫防御中发挥重要作用，它的迁移、活化及功能均受精密调控。

2. 表面标志及活性物质

单核细胞和 Mϕ 的形态可因其分布组织部位不同或处于功能状态不一而有所不同。单核 - 巨噬细胞有较强黏附玻璃或塑料表面的特征，故又被称为黏附细胞（adherent cell），常借助此特征对其进行分离和纯化。

（1）表面标志。单核 - 巨噬细胞表达多种表面受体，如 CR、FcR、清道夫受体、TLR、细胞因子受体、LPS - LBP 复合物受体（CD14）等；也表达多种表面标志，如 MHC 分子，黏附分子如 LFA-1、ICAM-1，共刺激分子如 B7、CD40 等。Mϕ 与其周围环境通过这些表面受体和表面标志联系起来，调节 Mϕ 的生长、分化、激活、迁移、黏附、识别、吞噬及分泌等多种生物学功能过程，介导 Mϕ 内的信号转导及其对颗粒状物质或细胞的摄取与加工处理。因此，它们在机体的免疫防御、炎症反应、损伤修复等生理和病理过程中发挥着重要作用。

（2）分泌活性物质。Mϕ 特别是活化的 Mϕ 能产生酶类、细胞因子、凝血因子等近百种生物活性产物，还能产生超氧阴离子、过氧化氢、单线态氧等反应性氧代谢中间产物，反应性氮中间产物 NO 及 PG、LT、PAF、ACTH、内啡肽等。

Mϕ 产生和分泌活性物质受刺激、活化程度和所处活化阶段影响，并与 Mϕ 功能状态密切相关。例如，各种溶酶体酶可销毁吞入细胞内的异物，溶菌酶能水解吞入细胞的革兰氏阳性菌；反应性氧代谢中间产物与髓过氧化物酶等能协同杀灭微生物；TNF-α、NO 等可杀伤肿瘤等靶细胞；IL-1、IL-12、IFN-γ、PG 等具有免疫调节作用；等等。

（二）分类

Mϕ 生物学特征可塑性强，受微环境影响可明显改变其生物学功能及分化为不同功能的亚群。

1. 1型巨噬细胞（type 1 macrophage，M1）

M1 在 LPS、IFN-γ、GM-CSF 和 TNF-α等刺激下分化形成，亦称经典激活的 Mϕ（classically activated macrophage），具有强吞噬和细胞毒作用，可分泌大量炎症细胞因子，介导清除微生物及促炎反应，在 Th1 细胞介导的细胞免疫应答中可被激活为效应细胞参与某些免疫病理发生发展。

2. 2 型巨噬细胞（type 2 macrophage，M2）

M2 在 IL-4、IL-13、IL-10 及免疫复合物等刺激下活化，可表达精氨酸酶-1、甘露糖受体（CD206）与Ⅱ-4Rα，亦称旁路激活的巨噬细胞（alternatively activated macrophage），主要发挥免疫调节、抑制炎症、清除寄生虫及参与组织修复等作用，并与感染性疾病慢性进展相关。

现已发现，在不同病理过程和微环境中，M1 型和 M2 型巨噬细胞可互相转化。另外，M2 型还可进一步分为 M2a、M2b、M2c 等亚型，它们在不同微环境中发挥不同生物学作用。

（三）生物学功能

单核-巨噬细胞生物学效应广泛，在机体免疫系统中发挥重要作用。

1. 趋化性

Mφ 膜表面表达趋化因子受体与相应趋化因子结合后，通过阿米巴样定向移动，穿过毛细血管内皮细胞间隙聚集到炎症灶，被局部的炎症因子激活，并分泌 MIP-1 α/β、MCP-1、IL-8 等趋化因子，诱导更多 Mφ 活化和聚集，以进一步清除病灶内病原体及异物。机体通过趋化因子的产生和灭活，自我调节 Mφ 的趋化作用，形成不损伤自身组织前提下清除病原体和异物的有效免疫防御机制。

2. 吞噬作用

Mφ 可通过 TLR、清道夫受体等识别病原体的 PAMP，发挥有效吞噬作用，也可通过不同机制吞噬不溶性颗粒抗原和内源性物质。在趋化因子作用下，Mφ 向炎症病灶趋化黏附抗原形成内体（endosome）或吞噬体（phagosome），进而与初级溶酶体融合成吞噬溶酶体（phagolysosome），在溶酶体中，有溶菌酶、蛋白水解酶等的参与，病原体等异物可被裂解、消化，并通过胞吐作用（exocytosis）清除裂解后形成的小分子物质，或通过加工处理将其提呈给 T 细胞，进一步启动特异性免疫反应。在特异性免疫反应中，Mφ 吞噬和杀灭病原体的能力得到极大增强，其主要机制是通过病原体表面结合的抗体或补体与吞噬细胞表面 FcR 或补体 C3bR 结合，进而促进吞噬细胞的吞噬作用，这一效应称为调理作用（opsonization），抗体或补体被称为调理素（opsonin）。

Mφ 除抵御入侵机体内的病原体外，还可吞噬和清除机体代谢过程中不断产生的衰老、死亡或恶变细胞及蜕变物质，以维持机体内环境稳定。

3. 提呈抗原

Mφ 属专职性 APC，可通过不同形式摄取抗原进入胞内进行加工处理，并以抗原肽-MHC Ⅱ类分子复合物形式提呈给 CD4$^+$T 细胞诱导免疫应答。

4. 杀伤微生物和肿瘤

Mφ 被 LPS 和 IFN-γ、GM-CSF 等细胞因子激活后，其杀伤肿瘤和病毒感染的细胞的功能增强。完全活化的 Mφ 可分泌 TNF-α、NO、反应性氧中间产物及蛋白水解酶等，直接杀死或抑制肿瘤细胞生长；也可通过提呈肿瘤抗原，激活 T 细胞产生 TNF-β、IFN-γ、穿孔素等以激活巨噬细胞，进而协同杀伤肿瘤细胞。Mφ 表面 FcR 与肿瘤抗体结合介导 ADCC。此外，过度活化的 Mφ 可产生一些抑制物质，甚至能产生促肿瘤细胞增殖及促肿瘤血管增生的生长因子、胶原酶、组织蛋白酶等，成为抑制性 Mφ，发挥抑制机体抗肿瘤的免疫作用，促进肿瘤生长、增殖和转移。

5. 调节免疫应答

Mϕ 对免疫应答的调节具有正负双向性。Mϕ 可摄取、加工和提呈抗原启动免疫应答，分泌 IL-1、IL-12、TNF-α 等多种免疫增强因子诱导免疫细胞活化产生免疫效应分子，进而增强机体免疫应答。Mϕ 过度活化后也可分泌 PG、TGF-β、氧自由基等免疫抑制物抑制免疫细胞活化或直接损伤淋巴细胞，进而抑制免疫应答。

6. 介导炎症损伤

Mϕ 是浸润炎症灶的重要炎症细胞，在趋化因子和病原体组分作用下定向聚集于炎症部位，吞噬、杀灭和清除病原体的同时可能发生溶酶体酶渗漏或分泌各种炎症介质而导致炎症灶局部组织损伤。

三、B 淋巴细胞

B 淋巴细胞由淋巴样前体细胞分化成熟而来，是机体体液免疫应答中的重要免疫细胞，也是重要的专职性 APC 之一，高表达 MHC Ⅱ 类分子，提呈抗原给 $CD4^+$ T 细胞。一般情况下，B 细胞不表达共刺激分子 B7-1（CD80）和 B7-2（CD86），但受到刺激后可表达。B 细胞主要通过 BCR 途径和非特异性胞饮作用摄取抗原。

（一）BCR 途径

抗原分子表面的特异性表位与 B 细胞表面的 BCR 结合后，通过内吞作用进入胞内，被水解为免疫原性多肽，与 MHC Ⅱ 类分子结合形成抗原肽 - MHC Ⅱ 类分子复合物，表达于 B 细胞表面，提呈给 $CD4^+$ T 细胞。这不仅能激活 Th 细胞，还能诱导 B 细胞分泌细胞因子，促进 B 细胞增殖、分化，进而激活 B 细胞浆细胞分泌免疫球蛋白。再次免疫应答中，特别是较低浓度抗原的情况下，B 细胞通过 BCR 途径高效摄取并提呈抗原具有重要的生物学意义。

（二）非特异性胞饮作用

高浓度抗原情况下，B 细胞可通过胞饮作用将抗原吞入细胞内加工处理并提呈给 $CD4^+$ T 细胞。这种非特异性作用不涉及 BCR，所以不能激活 B 细胞，只能激活 Th 细胞。B 细胞通过非特异性胞饮作用摄取抗原后加工处理抗原的方式不同于 Mϕ。

> **讨论**：病原微生物感染机体之后会启动机体的免疫应答，专职性 APC 是通过什么途径处理抗原及诱导启动免疫应答的？

思考

（1）抗原提呈细胞指能摄取、加工、处理抗原，并将抗原信息提呈给 T 淋巴细胞的一类免疫细胞。根据细胞表面膜分子表达的特点和功能的差异，可分为专职性 APC 和非专职性 APC。专职性 APC 包括哪些？

（2）DC 是体内最重要的、迄今所发现抗原提呈能力最强的，也是唯一可活化初始 Th

细胞的 APC。未成熟 DC 可通过哪些途径摄取抗原？

（3）DC 根据分布部位的不同可以分为哪三类？请分别说出它们的生物学特征及功能。

（4）单核-巨噬细胞在机体防御与免疫应答中发挥重要作用，具有哪些生物学效应？

（5）B 细胞是参与体液免疫应答的重要免疫细胞，也是一类重要的专职性 APC。它无吞噬功能，主要通过哪些途径摄取抗原？

●单项选择测试题●

1. 能诱导初始 T 细胞活化的 APC 是（　　）。
   A. B 淋巴细胞　　　B. NK 细胞　　　C. DC　　　D. 巨噬细胞
   E. 中性粒细胞

2. 功能最强的专职 APC 是（　　）。
   A. DC　　　B. B 淋巴细胞　　　C. 单核细胞　　　D. 间质细胞
   E. 上皮细胞

3. B 细胞摄取抗原主要是（　　）。
   A. 非特异性胞饮　　　B. 吞噬作用　　　C. 通过 Fc γR 介导的内吞作用
   D. PRR 介导的内吞作用　　　E. 通过 BCR 特异性摄取抗原

4. B 细胞具有抗原提呈功能是因为（　　）。
   A. 具有吞噬功能　　　B. 能分泌大量 IL-2　　　C. 表达 FcR
   D. 表达 MHC Ⅱ类抗原　　　E. 能产生抗体

5. 属于专职性 APC 的是（　　）。
   A. 单核-巨噬细胞　　　B. DC　　　C. B 淋巴细胞
   D. A + B　　　E. A + B + C

6. 不表达 MHC Ⅱ类分子的是（　　）。
   A. 单核-巨噬细胞　　　B. FDC　　　C. IDC　　　D. LC
   E. B 淋巴细胞

7. 摄取、加工、处理抗原能力最强的树突状细胞是（　　）。
   A. 未成熟 DC　　　B. 前体 DC　　　C. 胸腺内 DC　　　D. 迁移期 DC
   E. 成熟 DC

（王　英）

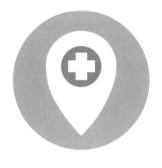

第三编 免疫应答

第十二章 固有免疫应答

抗原性异物突破机体的屏障进入体内环境后，机体可以通过两种机制清除抗原：即固有免疫和适应性免疫。固有免疫应答（innate immune response）也称为非特异性免疫应答（nonspecific immune response），是固有免疫分子和固有免疫细胞在识别病原体和其他抗原性异物后迅速活化，结合并吞噬、杀伤、清除病原体或体内"非己"物质的生物学过程。固有免疫应答不仅可以通过清除病原微生物或者抗原性异物发挥生理学保护作用，也广泛参与各种病理免疫过程。机体参与固有免疫应答的系统（innate immune system）主要由皮肤及组织屏障、固有免疫细胞和固有免疫分子组成，是生物体在长期进化过程中逐渐形成的天然免疫系统，具有与生俱来、作用广泛、反应迅速、无特异性和免疫记忆性等特点。

第一节 固有免疫系统概述

固有免疫系统主要由物种屏障、皮肤黏膜与组织屏障、固有免疫细胞和固有免疫分子组成。固有免疫细胞和固有免疫分子广泛存在于机体各组织内。广义上的固有免疫细胞可以指除了 $\alpha\beta T$ 细胞和 B2 细胞之外的所有细胞。

一、免疫屏障及其主要作用

（一）物种屏障

不同物种个体在遗传易感性和生物学特征上存在种属差异，从而形成对特定微生物抵抗性不同的现象，称之为物种屏障。如人类艾滋病病毒（HIV）、肝炎病毒等通常只能感染人类和灵长类动物。这种物种屏障一旦被打破，则可使疾病在人类中造成极大的传染，如高致病性 H5N1 禽流感病毒、新型冠状病毒等。

（二）皮肤黏膜屏障

皮肤黏膜及其附属成分能形成物理、化学和微生物屏障，是防止和抵抗外来病原体或抗原性异物侵入人体的第一道防线。

（1）物理屏障。由致密上皮细胞组成的皮肤和黏膜组织具有机械屏障功能，能有效防止病原体侵入体内。如呼吸道上皮细胞中纤毛的定向运动、分泌物在黏膜表面的黏附、胃肠蠕动等均有助于清除黏膜表面的病原体和抗原异物。此外，机体某些部位形成的致密多层扁平上皮结构也能发挥机械阻挡作用。

（2）化学屏障。皮肤和黏膜可分泌多种杀/抑菌物质，如皮脂腺分泌物中的不饱和脂肪酸、胃液中的胃酸、汗液中的乳酸、泪液等分泌物中的溶菌酶、抗菌肽和乳铁蛋白等，均可形成防御病原体感染的化学屏障。

(3) 微生物屏障。存在于皮肤和黏膜表面的正常菌群，可通过与病原微生物竞争结合上皮细胞、夺取营养物质，以及分泌杀菌或抑菌物质等方式阻止病原体感染、生长和繁殖。例如：唾液链球菌可产生 H_2O_2 杀伤白喉杆菌和脑膜炎球菌；大肠埃希菌产生的细菌素对某些厌氧菌和革兰氏阳性菌（G^+）具有抑制、杀灭作用。

(三) 体内屏障

病原体突破皮肤黏膜屏障及局部固有免疫细胞和分子形成的防御体系进入血液循环时，体内血脑屏障或血胎屏障可阻止病原体进入中枢神经系统或胎儿体内，从而使机体重要器官或胎儿得到保护。

(1) 血脑屏障由软脑膜、脉络丛毛细血管壁，以及毛细血管壁外覆盖的星形胶质细胞组成，可允许 O_2、CO_2、血糖等物质通过，同时选择性阻挡血液中的病原体、大部分药物和其他大分子物质进入脑组织及脑室，从而保持大脑内环境稳定。婴幼儿血脑屏障发育不完善，容易发生中枢神经系统感染。

(2) 血胎屏障是由母体子宫内膜基蜕膜和胎儿绒毛膜滋养层细胞形成的致密结构。正常情况下，血胎屏障不仅可为母子间的营养物质交换提供微环境，还可阻止母体内病原微生物和有害物质进入胎儿体内。妊娠 3 个月内血胎屏障发育不完善，如果此时孕妇感染风疹病毒、巨细胞病毒，易造成胎儿畸形或流产等严重后果。因此，妊娠早期应尽量避免各种感染。

(3) 血-胸腺屏障由毛细血管内皮细胞、血管周隙和巨噬细胞、上皮细胞及内皮外基底膜组成，使血液中的大分子抗原物质不容易进入胸腺，从而维持胸腺内环境稳定，确保免疫细胞正常分化发育。

二、固有免疫细胞种类

固有免疫细胞存在于血液和组织中，主要包括：①来源于骨髓共同髓样前体（common myeloid progenitor）的固有免疫细胞，如巨噬细胞、单核细胞、肥大细胞、嗜碱性粒细胞、嗜酸性粒细胞、中性粒细胞和树突状细胞等；②来源于骨髓共同淋巴样前体（common lymphoid progenitor）的固有淋巴样细胞（innate lymphoid cell, ILCs）如 ILC1、ILC2、ILC3、NK 细胞，以及固有淋巴细胞（innate-like lymphocytes, ILLs）如 NKT 细胞、γδT 细胞、B1 细胞。

三、固有免疫分子及其主要作用

(一) 补体系统

补体系统是承担固有免疫应答的重要成员之一。补体系统激活后不仅可形成具有溶解破坏病原体或肿瘤等靶细胞功能的 C5b6789 攻膜复合物（membrane attack complex, MAC），也可产生具有多种免疫学功能的补体裂解片段，其中 C3b、C4b 可通过调理作用和免疫黏附作用促进吞噬细胞对抗原-抗体复合物或者病原体的吞噬和清除作用；C3a、

C5a 具有过敏毒素样作用，能激活嗜碱性粒细胞和肥大细胞，使其释放具有过敏作用的组胺和白三烯等生物活性介质，引发过敏性炎症反应；C5a 还具有趋化作用，可活化中性粒细胞，并将其吸引和募集到感染部位，产生抗感染免疫作用和炎症反应效应。

（二）细胞因子

细胞因子是参与固有免疫和适应性免疫应答的重要效应和免疫调节分子，例如：IFN-γ、IL-4 可分别诱导初始 T 细胞向 Th1 或 Th2 细胞分化，参与适应性免疫应答；TGF-β、IL-10 等抗炎细胞因子和 IL-1、IL-6、TNF-α/β 等促炎细胞因子可调节炎症反应；IFN-γ、GM-CSF 和 IL-12 可激活 NK 细胞和巨噬细胞，有效杀伤肿瘤和病毒感染的靶细胞；IFN-α、IFN-β 则可诱导组织细胞产生抗病毒蛋白，从而抑制病毒复制或扩散；CXCL8（IL-8）、CCL2（MCP-1）、CCL3（MIP-1α）等趋化因子可募集/活化吞噬细胞，增强机体抗感染免疫应答能力；IL-17 可刺激角质形成细胞或黏膜上皮细胞，使其分泌防御素等抗菌物质，增强黏膜或皮肤抗感染免疫效应。

（三）其他抗菌物质

（1）抗菌肽（antibacterial peptide）。是一类小分子碱性多肽，对多种细菌、真菌、病毒和原虫具有杀伤作用。α-防御素（α-defensin）是一种主要由人类和哺乳动物中性粒细胞和小肠帕内特细胞产生的阳离子抗菌肽。它既能与病原体表面脂多糖/脂磷壁酸或病毒囊膜脂质结合，形成跨膜离子通道而使病原体裂解破坏；也能诱导病原体产生自溶酶而被溶解破坏，或者通过干扰病毒 DNA 复制和蛋白质合成而抑制病毒复制繁殖。

（2）溶菌酶（lysozyme）。是一种主要存在于机体体液、外分泌液和吞噬细胞溶酶体中的不耐热碱性蛋白质，能破坏含 β-1,4 糖苷键的 G^+ 菌细胞壁肽聚糖结构，使细菌裂解死亡。

（3）乙型溶素（β-lysin）。是血浆中存在的一种对热较稳定的碱性多肽，可作用于 G^+ 菌细胞膜，产生非酶性破坏效应，但对 G^- 菌无效。

第二节　固有免疫细胞及其主要作用

一、经典固有免疫细胞

细胞是机体免疫功能的重要承担者。经典的固有免疫细胞主要包括中性粒细胞、嗜酸性粒细胞、嗜碱性粒细胞、肥大细胞、单核细胞、巨噬细胞和树突状细胞。

（一）粒细胞（granulocyte）

来源于骨髓中的粒细胞/巨噬细胞前体，主要分布于血液和黏膜结缔组织中，包括中性粒细胞、嗜酸性粒细胞、嗜碱性粒细胞，是参与感染性炎症或过敏性炎症反应的重要效应细胞。

1. 中性粒细胞（neutrophil）

该细胞占成人外周血白细胞总数的 60%～70%，浓度为 $(2～7.5)×10^9/L$，属于小吞噬细胞，广泛分布于骨髓、血液和结缔组织（比例约为28：1：25）。中性粒细胞具有产生速率高（$1×10^7$个/分钟）、存活期短（2～3天）的显著特点。血液循环中的中性粒细胞如果6小时未被募集至炎性病灶即发生凋亡，被肝脾巨噬细胞吞噬，并黏附在大静脉内皮细胞表面，形成中性粒细胞库，在感染和应急时可被快速动员激活。中性粒细胞内β2整合素对正常中性粒细胞逸出毛细血管后微静脉，通过组织迁移至感染部位等生物学过程起着特别重要的作用。白细胞中的β2整合素黏附分子有CD11a-CD18（淋巴细胞功能相关抗原1，LFA-1）、CD11b-CD18（巨噬细胞1抗原，Mac-1）和CD11c-CD18（又称p150/95）三种组织形式，均含有CD18蛋白抗原亚单位。因此，由CD18基因突变而导致的白细胞黏附分子缺陷1型疾病（LAD-1）可伴发有危及生命的反复感染，并且疾病严重程度与β2整合素表达水平有关。

中性粒细胞表面具有趋化性受体CXCR1（IL-8R）和C5aR，可被IL-8和过敏毒素C5a从血液中招募到感染炎症部位发挥作用。中性粒细胞胞质颗粒中含有酸性磷酸酶、碱性磷酸酶、溶菌酶、髓过氧化物酶（myeloperoxidase，MPO）和防御素等杀菌物质，可通过氧依赖或氧非依赖杀伤系统杀伤病原体；也可通过MPO与过氧化氢和氯化物组成的MPO杀菌系统杀伤病原体，但巨噬细胞缺少该杀菌系统，这种差异可能是巨噬细胞容易成为某些病原微生物感染庇护所的原因之一。此外，解体的中性粒细胞释放各种溶酶体酶类，溶解周围组织而形成脓肿；释放花生四烯酸、嗜酸性粒细胞趋化因子、激肽酶原、血纤维蛋白溶酶原、凝血因子、白三烯等，参与炎症反应。中性粒细胞还可表达甘露糖受体、清道夫受体、TLR4、IgGFcR（包括FcγRⅠ和FcγRⅡ）及C3bR/C4bR，并通过这些受体识别、结合病原体，介导、调理吞噬效应或者ADCC等免疫学效应，对病原体及其感染的组织细胞产生杀伤破坏作用。

据文献报道，中性粒细胞活化后死亡主要表现为核膜崩溃、胞核与胞质基质混合、细胞器消失，进而在胞外形成由松弛状态的染色质和颗粒状蛋白混合构成的纤维样结构，即中性粒细胞胞外杀菌网（neutrophil extracellular trap，NET）。NET中不含有任何其他细胞骨架蛋白，但其中的颗粒状蛋白包含富有组织蛋白酶G、弹性蛋白酶、髓过氧化物酶（MPO）等酶类功能蛋白的原发颗粒，以及由乳铁蛋白、明胶酶等组成的继发颗粒和三级颗粒。这种结构特殊的NET可在中性粒细胞死亡裂解后，进一步通过下列作用机制杀灭细菌：①通过其黏性有效捕获位于感染部位的细菌；②通过高浓度活性分子有效降解致病因子，杀灭细菌。已发现NET可捕获并杀灭G^+菌/G^-菌、真菌及某些寄生虫（如利什曼原虫、牛艾美耳球虫等）。有学者认为：死亡中性粒细胞形成的NET结构可被视为一种不同于细胞坏死和细胞凋亡现象的新型细胞死亡途径。

2. 嗜酸性粒细胞（eosinophil）

该细胞主要分布于骨髓和组织中，外周血嗜酸性粒细胞占外周血白细胞总数的5%～6%，但仅占全身嗜酸性粒细胞总量的1%左右，其表面具有嗜酸性粒细胞趋化素受体（eotaxin receptor）CCR3、PAF-R、IL-5R等多种与其趋化/活化相关的受体。细胞内充满颗粒，内含组胺酶、芳基硫酸脂酶、磷脂酶、酸性磷酸酶、氰化物和过氧化物酶等物质。在寄生虫感染或过敏性炎症反应部位的黏膜上皮细胞、血管内皮细胞和ILC2产生的CCL11（eotaxin）等相关趋化因子、局部血小板活化因子（platelet-activating factor，PAF）和IL-5

等细胞因子作用下，血液和周围结缔组织中的嗜酸性粒细胞可被招募到上述感染或过敏性炎症部位并被活化，产生如下主要作用：①脱颗粒释放主要碱性蛋白、阳离子蛋白和过氧化物酶毒杀寄生虫；②合成分泌白三烯（leukotrienes，LTs）、PAF 及趋化因子 CXCL8（IL-8）和 IL-3、IL-5、GM-CSF 等细胞因子，参与和促进局部炎症或过敏性炎症反应。

3. 嗜碱性粒细胞（basophil）

该细胞仅占外周血白细胞总数的 0.2%，其表面具有 CCR3 等趋化因子受体，可被 CCL11 等相关趋化因子从血液中招募到炎症或过敏性炎症反应部位发挥作用。嗜碱性粒细胞表面具有高亲和力 I 型 IgE Fc 受体（FcεR I），借此能与变应原特异性 IgE 抗体结合而处于致敏状态。当变应原与致敏嗜碱性粒细胞表面 IgE 抗体发生桥联结合后，可使其活化、脱颗粒，释放组胺和酶类物质，并合成分泌前列腺素 D2（prostaglandin D2，PGD2）、LTs、PAF 等脂类介质及 IL-4、IL-13 等细胞因子，参与和促进局部过敏性炎症反应。

（二）肥大细胞（mast cell）

肥大细胞来源于外周血中的肥大细胞前体（precursor of mast cell），主要存在于皮肤、呼吸道、胃肠道黏膜和结缔组织中，其定居部位常接近血管、神经或者腺体。其表面具有趋化性受体 CCR3、过敏毒素受体（C3aR、C5aR）、Toll 样受体（TLR2、TLR4）和高亲和力 IgE Fc 受体（FcεR I）。在病原体感染或变应原侵入部位的黏膜上皮或血管内皮细胞产生的 CCL11 等趋化因子、过敏毒素 C3a/C5a 或相关 PAMP 作用刺激下，肥大细胞被招募到病原体感染部位并被活化，通过合成分泌趋化因子 CCL3（MIP-1α）、PAF 等脂类介质和 TNF-α 等细胞因子参与和促进局部炎症反应；此时，肥大细胞也可通过其表面 FcεR I 与变应原特异性 IgE 抗体结合而处于致敏状态，在 IgE 抗体与变应原桥联结合后被激活，通过脱颗粒释放酶类物质和组胺等血管活性胺类物质，同时合成分泌 LTs、PGD2、PAF 等脂类介质和 TNF-α、IL-5、IL-13、GM-CSF 等引发过敏性炎症反应的物质。

二、固有淋巴样细胞

固有淋巴样细胞（innate lymphoid cells，ILCs）是一类可表达 IL-2Rγ，但不表达特异性/泛特异性抗原受体，且形态上类似于淋巴细胞的固有免疫细胞。此类淋巴样细胞可表达一系列与其活化或抑制相关的受体，通过与被感染部位组织细胞产生的某些细胞因子或被某些病毒感染/肿瘤靶细胞表面相关配体结合而激活，并分泌不同类型的细胞因子参与抗感染免疫和过敏性炎症反应，或通过释放一系列细胞毒性介质使相关靶细胞被裂解破坏。固有淋巴样细胞（ILCs）是由来源于骨髓共同淋巴样前体的转录因子 ID2$^+$ 固有淋巴样前体细胞分化发育而成的。根据转录因子和效应分子的不同，可将其分为 ILC1、ILC2、ILC3 三个亚群（表 12-1）。ILCs 的免疫功能类似于 Th 细胞的"镜像"，是 T 细胞在固有免疫系统中的对等细胞，可起到放大免疫反应的作用。自然杀伤细胞也属于固有淋巴样细胞。

表 12-1 固有淋巴样细胞亚群及其主要功能

细胞亚群	转录因子	主要激活物	主要产物	主要作用
ILC1 亚群	T-bet	IL-12、IL-18	IFN-γ 为主要的细胞因子	激活巨噬细胞杀伤胞内病原菌，参与肠道炎症反应
ILC2 亚群	Gata3	IL-25、IL-33、TSLP	IL-4、IL-5、IL-9、IL-13、趋化因子 CCL11	抗寄生虫感染，参与过敏性炎症反应（哮喘）
ILC3 亚群	RORγt	IL-1β、IL-23	IL-22、IL-17	抗胞外细菌和真菌感染，参与肠道炎症反应

（一）ILC1 亚群

该亚群包括 cNK 细胞、NKp44$^+$CD103$^+$ 细胞等，其分化发育依赖于 IL-7、IL-15 及转录因子 T-bet 和（或）Eomes，可通过表面活化相关受体，接受胞内寄生菌感染的巨噬细胞或病毒感染的树突状细胞产生的 IL-12、IL-18 刺激而被激活，并通过分泌 IFN-γ 等 Th1 型细胞因子诱导巨噬细胞活化，有效杀伤胞内感染的病原菌或参与肠道炎症反应。

（二）ILC2 亚群

该亚群包括自然辅助细胞（natural helper cells，NH cells）、nuo-细胞（nuocyte）、固有辅助细胞（innate helper cells，Ih2 cells）等。其分化发育依赖于 IL-7 和转录因子 Gata3，可在细胞表面活化相关受体，以及由感染或炎症部位上皮细胞分泌的胸腺基质淋巴细胞生成素（thymic stromal lymphopoietin，TSLP）、IL-25、IL-33 等因子的作用下而被激活，并通过分泌 CCL11 等趋化因子，以及 IL-4、IL-5、IL-9、IL-13 等 Th2 型细胞因子招募、活化嗜酸性粒细胞和肥大细胞，参与抗胞外寄生虫感染或过敏性炎症反应。

（三）ILC3 亚群

该亚群主要存在于黏膜组织中，其分化发育依赖于 IL-7 和转录因子 RORγt，可通过表面活化相关受体以及经胞外病原菌感染的巨噬细胞或树突状细胞产生的 IL-1β、IL-23 刺激而被激活，并通过分泌 IL-22、IL-17 参与抗胞外细菌/真菌感染或肠道炎症反应。

（四）自然杀伤细胞（natural killer，NK）

自然杀伤细胞主要是一类具有 CD3$^-$、CD19$^-$、CD56$^+$、CD16$^+$ 表面标志特征和 E4BP4$^+$ 胞内转录因子，但不表达特异性/泛特异性抗原识别受体的固有淋巴样细胞，广泛分布于血液、肝、脾、淋巴组织等脏器和组织。NK 细胞可表达一系列能区分和识别"自己"与"非己"成分的调节性受体，从而调节其自身处于活化或抑制性功能状态，选择性杀伤病毒感染细胞或肿瘤等靶细胞。NK 细胞表面具有 IgG-Fc 受体（FcγRⅢA/CD16），也可通过 ADCC 杀伤靶细胞。NK 细胞还表达多种与趋化和活化相关的细胞因子受体，可被招募到肿瘤或病原体感染部位，在局部微环境中的 IL-12 和 IL-18 等细胞因子的协同作用下被激活，合成分泌大量 IFN-γ，发挥抗感染和免疫调节作用；还可通过表达 CCL3（MIP-1α）、CCl4（MIP-1β）和 GM-CSF 等趋化因子招募单核-巨噬细胞，并使巨噬细胞活化，增强机体抗感染免疫效应。

1. NK 细胞表面的杀伤活化受体和杀伤抑制受体

NK 细胞表面具有功能截然不同的两类调节性受体：一类是在与靶细胞表面相应配体结合后可激发 NK 细胞产生杀伤作用的活化性杀伤细胞受体（activatory killer receptor，AKR），简称杀伤活化受体；另一类是在与靶细胞表面相应配体结合后可抑制 NK 细胞产生杀伤作用的抑制性杀伤细胞受体（inhibitory killer receptor，IKR），简称杀伤抑制受体。

（1）NK 细胞表面识别 MHC Ⅰ类分子的调节性受体：NK 细胞表达多种以经典/非经典 MHC Ⅰ类分子为配体的活化性或抑制性杀伤细胞受体，主要包括杀伤细胞免疫球蛋白样受体（killer immunoglobulin-like receptor，KIR）和杀伤细胞凝集素样受体（killer lectin-like receptors，KLR）两种结构不同的分子家族。

杀伤细胞免疫球蛋白样受体是免疫球蛋白超家族成员，其胞外区含有 2 个或 3 个能与 MHC Ⅰ类分子结合的 Ig 样结构域，其中胞质区氨基酸序列较长的内含 ITIM 的 KIR，称为 KIR2DL 和 KIR3DL，可转导活化抑制信号，是 NK 细胞的抑制性杀伤细胞受体（图 12-1A）。另一类是胞浆区氨基酸序列较短且其本身不携带信号转导序列的 KIR，称为 KIR2DS 和 KIR3DS。但这些 KIR 能与胞质区内含 ITAM 的 DAP-12 以同源二聚体形式进行非共价结合，从而获得转导活化信号的能力。因此，KIR2DS 或 KIR3DS 与 DAP-12 结合组成的复合体是 NK 细胞活化性杀伤细胞受体（图 12-1B）。

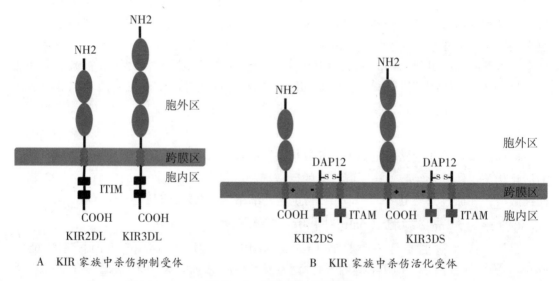

A KIR 家族中杀伤抑制受体　　B KIR 家族中杀伤活化受体

图 12-1　KIR 家族中的受体

（2）杀伤细胞凝集素样受体（killer lectin-like receptors，KLR）是由 C 型凝集素家族成员 CD94 通过二硫键共价结合方式，分别与 C 型凝集素 NKG2 家族不同成员组成的异二聚体。其中，CD94/NKG2A 是由胞质区氨基酸序列较长且内含 ITIM 基序的 NKG2A 与 CD94 组成的异二聚体，属于 NK 细胞杀伤抑制受体（图 12-2A）。而由 NKG2C 与 CD94 结合组成的 CD94/NKG2C 异二聚体则本身不具信号转导功能，但同样可与胞质区含 ITAM 的 DAP-12 同源二聚体以非共价键形式结合，从而获得转导活化信号的能力。因此，CD94/NKG2C 异二聚体与 DAP-12 结合组成的复合体属于 NK 细胞杀伤活化受体（图 12-2B）。

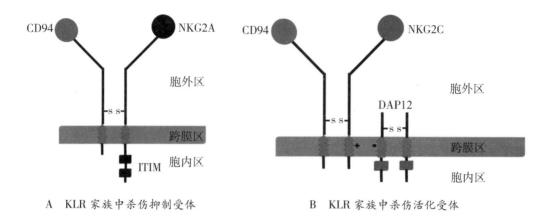

图 12-2　KLR 家族中的受体

2. 识别非经典 MHC Ⅰ 类分子的 NK 细胞杀伤活化受体

该受体主要包括 NKG2D 同源二聚体和自然细胞毒性受体（NCR）两类。其识别结合的配体通常是在正常组织细胞表面缺失或表达低下而在某些肿瘤细胞和病毒感染细胞表面异常表达或高表达的膜分子。NK 细胞可通过此类杀伤活化受体有选择性地攻击、杀伤某些肿瘤和病毒感染的靶细胞。

NKG2D 是 NKG2 家族中唯一不与 CD94 结合，而以同源二聚体形式存在的杀伤活化受体。NKG2D 本身胞质区不含 ITAM，但可与胞质区含有能传递活化信号基序（YxxM）的 DAP-10 同源二聚体结合，从而获得转导活化信号的能力（图 12-3A）。MHC Ⅰ 类链相关 A/B 分子（MIC-A/B）是人类 NKG2D 识别结合的配体。正常情况下，MIC-A/B 主要分布在上皮细胞，尤其是胃、小肠上皮细胞，在胸腺细胞、成纤维细胞也有表达，有一定生物学功能；而在卵巢癌、乳腺癌、肺癌、胃癌、结肠癌等上皮来源的肿瘤细胞表面呈异常表达或高表达，因此，NK 细胞可通过表面 NKG2D 同源二聚体识别、攻击、杀伤这些肿瘤细胞，发挥抗肿瘤效应。

自然细胞毒性受体（natural cytotoxicity receptor，NCR）是人类 NK 细胞表面的杀伤活化受体，主要包括 NKp30、NKp46 和 NKp44。其中，NKp46 和 NKp30 表达于所有 NK 细胞（包括未成熟/成熟/静息/活化 NK 细胞），可作为 NK 细胞的特征性标志；NKp44 仅表达于活化 NK 细胞表面，可作为活化 NK 细胞的特征性标志。NCR 胞质区均不含 ITAM，但 NKp30 和 NKp46 能与胞质区含 ITAM 的 CD3-ζζ 非共价结合而获得转导活化信号的能力，而 NKp44 则能与胞质区含 ITAM 的 DAP-12 同源二聚体非共价结合而获得转导活化信号的能力（图 12-3B）。NCR 所识别的配体尚未完全清楚，近来研究发现：①NKp30 可通过与人巨细胞病毒蛋白 pp65 结合，介导 NK 细胞对病毒及其感染细胞的杀伤破坏作用；②NKp46 和 NKp44 可与流感病毒血凝素结合，介导对病毒感染细胞的杀伤效应；③NKp30、NKp44 和 NKp46 均可通过对某些肿瘤细胞表面硫酸肝素的识别，介导对相关肿瘤细胞的杀伤效应。

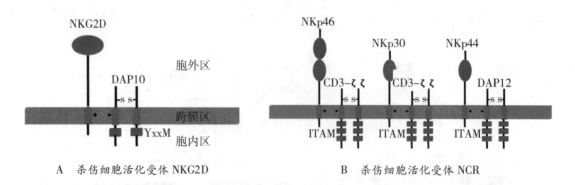

A 杀伤细胞活化受体 NKG2D　　　　　B 杀伤细胞活化受体 NCR

图 12-3　杀伤细胞活化受体

3. NK 细胞对肿瘤或病毒感染靶细胞的识别和杀伤机制

正常情况下，杀伤活化受体和杀伤抑制受体共表达于 NK 细胞表面，两者均可识别、结合、表达于自身组织细胞表面的 MHC Ⅰ类分子。在面对正常表达 MHC Ⅰ类分子的自身组织细胞时，NK 细胞因杀伤抑制受体占主导地位而不杀伤自身正常组织细胞（图 12-4A）。在细胞被病毒感染或发生癌变时，通常出现 MHC Ⅰ类分子缺失或表达低下，通过"迷失自己"（missing-self）识别模式使 NK 细胞表面杀伤抑制受体功能丧失；同时，通过"诱导自己"（induced-self）识别模式使靶细胞异常或表达某些非经典 MHC Ⅰ类分子，进而通过激活 NKG2D 或 NCR 等杀伤活化受体，产生脱颗粒作用，并释放穿孔素、颗粒酶、TNF-α，表达 FasL 等方式，杀伤病毒感染或肿瘤靶细胞（图 12-4B）。

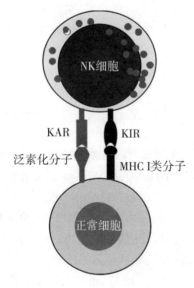
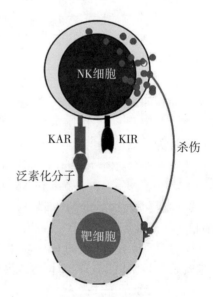

A　ANK 细胞对正常细胞作用示意　　　　　B　ANK 细胞对肿瘤细胞作用示意

图 12-4　NK 细胞作用示意

三、固有淋巴细胞

Innate-like lymphocytes（ILLs）英文直译应为"固有样淋巴细胞"，为避免读者将其与前述"固有淋巴样细胞"混淆，同时根据此类细胞功能特性，将其译为"固有淋巴细胞"。ILLs 主要包括 γδT 细胞、NKT 细胞、B1 细胞，其表面抗原识别受体（TCR 或 BCR）由胚系基因直接编码产生，为有限多样性抗原识别受体，可识别结合某些病原体或肿瘤靶细胞表面特定表位而被激活，并释放一系列细胞毒性介质裂解破坏靶细胞，或产生以 IgM 为主的抗菌抗体，在机体早期抗感染免疫过程中发挥重要作用。

（1）自然杀伤 T 细胞（nature killer T cell，NKT）。它是指既表达 T 细胞表面标志 αβTCR 又表达 NK 细胞表面标志 CD56（小鼠 NK1.1）的固有淋巴细胞。NKT 细胞在胸腺或胚肝中分化发育，主要分布于胸腺、骨髓和肝脏，在淋巴结、脾脏、外周血中也有少量存在。NKT 细胞既可直接识别某些病原体感染或肿瘤细胞表面 CD1 分子提呈的磷脂和糖脂类抗原而被激活，并迅速产生应答，也可被 IFN-γ 和 IL-12 等细胞因子激活，迅速产生应答。活化的 NKT 细胞可通过分泌穿孔素/颗粒酶或 Fas/FasL 途径杀伤靶细胞，也可在不同微环境中通过分泌 IL-4 或 IFN-γ 诱导初始 T 细胞向 Th2 或 Th1 细胞分化，参与适应性免疫应答。

（2）γδT 细胞。它主要分布于呼吸道、泌尿生殖道、肠道等黏膜和皮下组织，在胸腺中分化发育成熟，是皮肤黏膜局部参与早期抗感染和抗肿瘤免疫的主要效应细胞。γδT 细胞不识别 MHC 分子提呈的抗原肽，但可直接识别结合下列物质而被激活：①感染细胞表达的热休克蛋白；②某些病毒蛋白或感染细胞表面的病毒蛋白；③某些肿瘤细胞表面的 MIC A/B 分子；④感染或肿瘤细胞表面 CD1 分子提呈的磷脂或糖脂类抗原。活化的 γδT 细胞可通过释放穿孔素、颗粒酶或者表达 FasL 等方式杀伤肿瘤或病毒感染的细胞，也可通过分泌 IL-17、IFN-γ 和 TNF-α 等细胞因子，介导炎症反应或参与免疫调节。

（3）B1 细胞。它主要分布于腹膜腔、胸膜腔和肠道固有层，是 $CD5^+mIgM^+$ 中具有自我更新能力的 B 细胞，其分化发育与胚肝关系密切，但也可由成人骨髓产生。B1 细胞表面 BCR 缺乏多样性，可直接识别结合某些病原体或变性的自身成分所共有的抗原表位分子，并迅速活化产生体液免疫应答。B1 细胞识别的抗原主要包括：①某些细菌表面共有的多糖类 TI 抗原，如细菌脂多糖、细菌荚膜多糖和葡聚糖等；②某些变性的自身抗原，如变性 Ig 和变性单股 DNA 等。B1 细胞介导的体液免疫应答具有以下特点：①增殖分化过程中一般不发生 Ig 类别转换；②不发生体细胞突变，无亲和力，接受细菌多糖或变性自身抗原刺激后，48 小时内即可产生以 IgM 为主的低亲和力抗体；③无免疫记忆。

第三节 固有免疫细胞的识别

固有免疫细胞不表达特异性抗原识别受体，除了可通过 Fc 受体介导方式产生免疫效应之外，显著特点是可通过模式识别受体高效识别病原体相关模式分子，介导非特异性免疫应答，并参与适应性免疫应答的启动和效应过程。

一、模式识别受体（pattern recognition receptor，PRR）

模式识别受体由美国科学家Janeway于1989年提出。它是指广泛存在于固有免疫细胞表面、胞内器室膜上、胞浆和血液中的一类能够直接识别外来病原体组成成分及其产物，或者在宿主体内发生畸变、衰老或凋亡细胞所共有的某些特征性模式分子结构的受体。根据模式识别受体（PRR）的分布状态，可将其分为胞膜型、内体膜型、胞浆型和分泌型四大类，而根据其生物学效应产生方式，可将其分为分泌型、内吞型和信号转导型三大类。

（一）胞膜型PRR

胞膜型PRR主要包括甘露糖受体（mannose receptor，MR）、清道夫受体（scavenger receptor，SR）和Toll样受体（Toll like receptor，TLR）家族的某些成员。其中，甘露糖受体和清道夫受体为内吞型PRR，可介导吞噬效应；Toll样受体为信号转导型PRR，可在识别相应PAMP分子后，向机体发出危险信号，启动天然免疫应答。

(1) 甘露糖受体：主要表达于巨噬细胞和树突状细胞表面，可直接识别结合细菌或真菌细胞壁上的甘露糖和岩藻糖残基，并通过受体介导的内吞作用将病原体等抗原性异物摄入胞内，进而将抗原加工处理形成抗原肽，并通过抗原提呈方式启动或引发适应性免疫应答，产生免疫学效应。

(2) 清道夫受体：主要表达于巨噬细胞表面，可直接识别并结合G^+菌脂磷壁酸、G^-菌脂多糖或体内衰老/凋亡细胞表面磷脂酰丝氨酸等配体，并通过受体介导的内吞作用将病原菌或衰老/凋亡细胞摄入胞内，从而有效杀伤和清除病原体或衰老凋亡细胞，并将相关抗原加工处理产物提呈给T细胞，启动适应性免疫应答。

(3) 胞膜型Toll样受体：主要表达于经典固有免疫细胞表面，可形成TLR1：TLR2、TLR2：TLR6异二聚体或TLR2、TLR4、TLR5同源二聚体。这些胞膜型TLR均为信号转导型PRR，可直接识别结合G^-菌脂多糖、G^+菌肽聚糖/脂磷壁酸、真菌酵母多糖、分枝杆菌或支原体的脂蛋白/脂肽等特征性保守结构，并通过激活NF-κB和干扰素调控因子（interferon regulatory factor，IRF）等信号通路，诱导产生IL-1和I型干扰素（interferon α/β，IFN-α/β）等细胞因子，发挥多种生物学功能。

（二）内体膜型PRR

内体膜型PRR包括广泛分布于经典固有免疫细胞、内皮细胞和上皮细胞胞质内体膜上的TLR3、TLR7、TLR8和TLR9同源二聚体。内体膜型TLR也为信号转导型PRR，可直接识别结合病毒双链RNA（dsRNA）、病毒单链RNA（ssRNA）或病毒/细菌非甲基化GpG DNA基序，并通过激活IRF和NF-κB信号通路，诱导产生IFN-α/β和IL-1等促炎细胞因子。

（三）胞浆型PRR

胞浆型PRR是一类广泛分布于固有免疫细胞和正常组织细胞胞质内的信号转导型PRR，主要包括RIG样受体和NOD样受体。

(1) NOD样受体（NOD like receptors，NLR）：NLR家族成员NOD1和NOD2主要分布于黏膜上皮细胞、巨噬细胞、树突状细胞和中性粒细胞胞质中，可分别识别结合G^-菌细胞壁成分内消旋二氨基庚二酸和细菌胞壁酰二肽，并通过激活 NF-κB 信号通路诱导产生 IL-1 等促炎细胞因子。

（2）RIG 样受体（RIG like receptor，RLR）：广泛分布于固有免疫细胞和正常组织细胞胞质内，可直接识别结合病毒双链 RNA，并通过激活 IRF 和 NF-κB 信号通路，诱导产生 IFN-α/β 和 IL-1 等促炎细胞因子。

（四）分泌型 PRR

分泌型 PRR 是机体发生病原体感染或组织细胞损伤时血浆中浓度急剧升高的一类急性期蛋白，主要包括脂多糖结合蛋白（LPS binding protein，LBP）、C 反应蛋白（C-reactive protein，CRP）和甘露糖结合凝集素（mannose-binding lectin，MBL）。

二、病原体相关模式分子（pathogen associated molecular pattern，PAMP）

病原体相关模式分子是某些病原体或其产物所共有的、对病原体生存及其致病性极其重要的，且进化上高度保守的特定分子结构。PAMP 是模式识别受体识别结合的主要配体，包括：①微生物合成脂质复合体和碳水化合物，如 G⁻菌脂多糖和鞭毛蛋白，G⁺菌脂磷壁酸和肽聚糖，病原体表面甘露糖、岩藻糖或酵母多糖等成分；②微生物特异性核苷酸，如病毒双链 RNA（dsRNA）和单链 RNA（ssRNA），细菌和病毒非甲基化 GpG DNA 基序等；③微生物体内的特征蛋白，如 N - 甲酰甲硫醇等。

模式识别受体除了可识别病原体相关模式分子之外，还可以识别损伤相关模式分子，这两种识别对象也被统称为危险相关模式分子（danger-associated molecular pattern，DAMP）。前者主要来自机体外的病原微生物，后者主要来源于细胞内，是组织细胞受到缺氧、应激和损伤等因素刺激后，释放到血液或者细胞间隙的一类物质。危险相关模式分子可通过 Toll 样受体、NOD 样受体或 RIG-1 样受体等模式识别受体，诱导机体发生免疫耐受或自身免疫，在动脉粥样硬化、关节炎、系统性红斑狼疮、肿瘤等疾病的发生和发展过程中发挥重要作用。

第四节 固有免疫应答的作用时相和作用特点

一、固有免疫应答的作用时相

（一）即刻固有免疫应答（immediate innate immune response）阶段

此阶段发生于感染后 0～4 小时，其主要作用包括：①皮肤黏膜及其附属成分的屏障作用；②某些病原体激活补体旁路途径产生的抗感染免疫作用；③病原体刺激感染部位上皮细胞产生的 CXCL8（IL-8）和 IL-1β 募集活化中性粒细胞，有效吞噬杀伤病原体，并引发局部炎症反应；④活化中性粒细胞和病原体刺激角质细胞释放 α/β - 防御素、阳离子抗菌蛋白或 CCL2（MCP-1）、CCL3（MIP-1α）等趋化因子，直接抑制并杀伤某些病原体或趋化募集单核 - 巨噬细胞和朗格汉斯细胞，参与扩大局部炎症反应，并对病原体等抗原性异物进行摄取、加工和处理。中性粒细胞是机体抗胞外病原体感染的主要效应细胞,绝大多数病原体感染可被终止于此时相。

(二) 早期诱导固有免疫应答(early induced innate immune response)阶段

此阶段发生于感染后 4~96 小时,主要作用包括以下六种。

(1) 在上述感染部位的上皮/角质细胞产生的 CCL2(MCP-1)、CCL3(MIP-1α)等趋化因子和活化中性粒细胞产生的 IL-1α/β、IL-6、TNF-α 等促炎细胞因子作用下,周围组织中的巨噬细胞和肥大细胞被招募至感染炎症部位并被活化。

(2) 上述活化免疫细胞又可产生 CCL2、CCL3、GXCL8 等趋化因子及 IL-1、TNF-α 等促炎细胞因子和白三烯、前列腺素 D2 等其他炎性介质,导致局部血管扩张和通透性增强,使血液中大量中性粒细胞、单核细胞进入感染部位,增强局部炎症反应。其中,活化的巨噬细胞对胞内病原菌具有更强的杀伤破坏作用。

(3) 病毒感染细胞产生的 IFN-α/β 或者活化巨噬细胞产生的 IL-12 可诱导 NK 细胞活化,显著增强 NK 细胞对病毒感染或肿瘤等靶细胞的杀伤破坏作用;活化的 NK 细胞产生的 IFN-γ 又可诱导巨噬细胞活化,使其对胞内病原菌的杀伤作用显著增强,从而在巨噬细胞和 NK 细胞之间形成正反馈放大效应。

(4) 肝细胞接受 IL-1 等促炎细胞因子刺激后可产生一系列急性期蛋白。其中,甘露聚糖结合凝集素能与某些病原体甘露糖、岩藻糖残基结合,通过凝集素途径活化补体,产生抗感染免疫效应。

(5) NKT 细胞和 γδT 细胞可通过表面有限多样性抗原受体识别某些病毒感染或肿瘤靶细胞表面相关特定表位而被激活,并通过释放穿孔素、颗粒酶、TNF-β 或表达 FasL 等作用方式杀伤、破坏病毒感染或肿瘤靶细胞。

(6) B1 细胞接受细菌多糖抗原刺激后,48 小时内即可产生以 IgM 为主的抗体,发挥重要的抗感染免疫作用。

(三) 适应性免疫应答(adaptive immune response)启动阶段

机体在感染 96 小时后,受到病原体等抗原性异物刺激的未成熟 DC 可迁移至外周免疫器官,并发育成熟为并指状 DC。这些成熟的 DC 可将抗原以抗原肽-MHC 分子复合物的形式提呈至细胞表面,并高表达 CD80/86 等共刺激分子,从而有效激活抗原特异性初始 T 淋巴细胞,启动适应性细胞免疫应答。

二、固有免疫应答的作用特点

与适应性免疫应答相比,固有免疫应答主要具有以下特点:①不表达特异性抗原识别受体,或者仅表达有限多样性抗原识别受体,但通常可高表达模式识别受体,并通过这些受体直接识别病原体相关分子模式而被激活;②可通过趋化募集实现"集中优势兵力",迅速发挥免疫效应,而无须经过克隆选择、增殖分化;③参与适应性免疫应答全过程,并通过产生不同种类的细胞因子,影响机体适应性免疫应答类型;④固有免疫细胞寿命较短,通常也不能产生免疫记忆,因此,固有免疫应答维持时间较短,也不存在再次免疫应答现象。

思考

（1）固有免疫是机体免疫功能的重要承担者，固有免疫屏障系统主要由哪些成分组成？

（2）不同类别的固有免疫细胞具有不同的生物学特征，可以分为哪些类别？各自有哪些特征？

（3）正常情况下，NK 细胞可直接杀伤肿瘤和病毒感染等靶细胞，而不杀伤自身组织细胞，它是怎样区分"自己"和"非己"的？

（4）固有免疫细胞可以高效识别外来病原微生物，其主要机制是什么？

（5）固有免疫应答与适应性免疫应答在发生机制上有哪些内在联系？这些内在联系有何意义？

单项选择测试题

1. 能显著刺激初始 T 细胞活化的 APC 是（　　）。
   A. Th 细胞　　　　　B. B 细胞　　　　　C. NK 细胞
   D. 单核 – 巨噬细胞　　E. DC

2. 由 Th1 细胞产生、对巨噬细胞活化起重要作用的是（　　）。
   A. GM-CSF　　　B. TNF-α　　　C. IL-2　　　D. IL-3
   E. IFN-γ

3. 对肿瘤细胞有特异性杀伤作用的是（　　）。
   A. 中性粒细胞　　　B. 巨噬细胞　　　C. CTL 细胞
   D. B 细胞　　　　　E. NK 细胞

4. 以下不受 MHC 限制的细胞间相互作用为（　　）。
   A. 巨噬细胞与 Th 细胞　　　　　B. CTL 细胞与肿瘤细胞
   C. 树突状细胞与 Th 细胞　　　　D. 活化的巨噬细胞与肿瘤细胞
   E. Th 细胞与 B 细胞

5. 可诱导 B 细胞分化为分泌 IgE 的浆细胞的 CK 是（　　）。
   A. IL-4　　　B. IL-2　　　C. IL-6　　　D. IFN-γ
   E. TGF-β

6. 不需 Ab 参加的是（　　）。
   A. 调理作用　　　　B. ADCC　　　　C. 对毒素的中和作用
   D. NK 细胞对靶细胞的直接杀伤作用　　E. 补体经典途径对靶细胞的溶解

7. 可形成免疫记忆的细胞是（　　）。
   A. 中性粒细胞　　　B. T 细胞和 B 细胞　　　C. NK 细胞　　　D. 巨噬细胞
   E. 肥大细胞

8. 对 TI-1 抗原叙述错误的是（　　）。
   A. 常被称为 B 细胞丝裂原　　　　B. 诱导 B 细胞应答比 TD-Ag 早

C. 低浓度时特异性活化相应 B 细胞　　D. 高浓度时多克隆活化 B 细胞
   E. 可诱导记忆 B 细胞形成
9. 早期固有免疫应答发生于（　　）。
   A. 感染后 0～4 小时　　B. 感染后 4～24 小时
   C. 感染后 4～48 小时　　D. 感染后 4～96 小时
   E. 感染 96 小时后
10. 关于固有免疫应答，错误的是（　　）。
    A. 经克隆扩增和分化后，迅速产生免疫效应
    B. 直接识别病原体某些共有高度保守的配体分子
    C. 没有免疫记忆功能，不能引起再次应答
    D. 识别结合相应配体后，立即产生免疫应答
    E. 免疫应答维持时间较短

（施桥发）

第十三章 T淋巴细胞介导的细胞免疫应答

适应性免疫应答（adaptive immune response）是指淋巴细胞接受抗原刺激后，分化为效应性细胞，发生活化、增殖、分化并发挥免疫学效应的过程。适应性免疫应答的过程十分复杂，可人为分为以下三个阶段：①感应阶段，指抗原被 APC 摄取、加工、处理并提呈给 T 细胞；②活化、增殖和分化阶段，指 T 细胞、B 细胞特异性识别抗原，活化并增殖、分化，最终形成效应 T 细胞和浆细胞；③效应阶段，指免疫效应细胞和效应分子共同发挥作用，清除抗原物质。根据参与免疫应答和介导免疫效应的组分和细胞种类不同，适应性免疫应答可分为 T 细胞介导的细胞免疫（cellular immunity）和 B 细胞介导的体液免疫（humoral immunity）。本章重点绍 T 细胞介导的细胞免疫应答。

第一节 抗原的加工、提呈及 T 细胞对抗原的识别

T 细胞识别的是抗原分子内部的线性表位，因此 T 细胞不能直接识别游离的抗原，只能识别被抗原提呈细胞摄取、加工、处理并结合于 MHC 分子上的抗原肽。表达抗原肽 - MHC 分子复合物的 APC 与相应的 T 细胞接触后，T 细胞需要识别结合于 MHC 分子肽结合区内的抗原肽以及结合抗原肽的 MHC 分子，称为 MHC 的限制性。

一、抗原的加工提呈

APC 将抗原性物质摄入胞内降解、加工、处理成能与胞内 MHC 分子结合的特定大小的多肽片段，并以抗原肽 - MHC 分子复合物形式表达于细胞表面，此过程称抗原加工或抗原处理（antigen processing）。在 APC 与 T 细胞接触过程中，T 细胞识别 APC 表面的抗原肽 - MHC 分子复合物，并将抗原信息传递给 T 细胞，此过程被称为抗原提呈（antigen presentation）。

根据来源不同，可将抗原分为内源性抗原和外源性抗原两大类。APC 加工处理和提呈抗原的途径可分为以下四种：MHC Ⅰ 类分子途径；MHC Ⅱ 类分子途径；非经典抗原提呈途径（MHC 分子交叉提呈抗原）；脂类抗原 CD1 分子提呈途径。

（一）MHC Ⅰ 类分子途径

内源性抗原被胞质内蛋白酶体系统降解为肽段，与 MHC Ⅰ 类分子结合成复合物，提呈给 $CD8^+$ T 细胞识别，此为 MHC Ⅰ 类分子途径（图 13-1），又称为内源性抗原提呈途径。所有有核细胞均表达 MHC Ⅰ 类分子，因此，均具有通过 MHC Ⅰ 类分子途径加工处理抗原的能力。

1. 加工处理和转运内源性抗原

内源性抗原在酶和ATP的作用下和泛素（ubiquitin）结合后展开，并以线性结构穿入蛋白酶体（proteasome），被降解为含有6～30个氨基酸的多肽片段。蛋白酶体由4个均含7个球形亚单位的圆环串联而成，其中具有酶活性的组分主要是蛋白酶体B亚单位（proteasome subunit beta type，PSMB）PSMB8和PSMB9，其负责将溶酶体外的蛋白抗原降解为多肽。抗原在胞浆内被蛋白酶体降解成多肽后转移至内质网腔与MHC I类分子结合。这一过程依赖内质网表面的抗原加工相关转运体（transporter associated with antigen processing，TAP）。TAP是一种孔样结构的异二聚体（TAP1/2），胞质中的抗原肽与TAP胞质区结合，并以ATP依赖的方式改变TAP异二聚体结构，使孔道开放，抗原肽可通过开放的孔道进入内质网腔。

2. 生成和组装MHC I类分子

MHC I类分子α链和β2m在内质网中合成后，与钙联蛋白、钙网蛋白等伴随蛋白（chaperone）结合。这些伴随蛋白参与α链的折叠和与β2m组装成完整的MHC I类分子结合到TAP上，同时也保护α链不被降解。MHC I类分子在伴随蛋白参与下组装为二聚体，α链的α1及α2结构域组成抗原结合槽，能与含8～12个氨基酸的多肽结合，槽的两侧为α螺旋，底部为β片层结构。

3. 形成抗原多肽-MHC I类分子复合物与提呈多肽

与内质网TAP连接的MHC I类分子和TAP转运的抗原肽结合，形成抗原肽-MHC I类分子复合物后，与TAP、伴随蛋白分离，迁移至高尔基体，分泌囊泡，再迁移至细胞表面，将抗原多肽提呈给$CD8^+T$细胞。

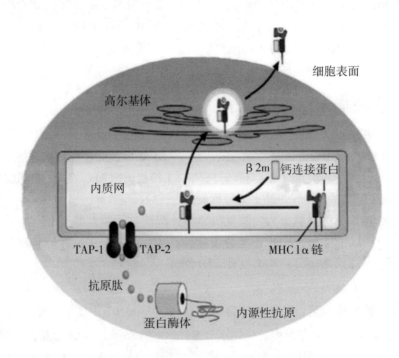

图13-1 内源性抗原的加工和提呈过程

（二）MHC Ⅱ类分子途径

外源性抗原被 APC 胞质溶酶体酶系统降解为肽段，并与 MHC Ⅱ类分子结合成复合物，提呈给 $CD4^+T$ 细胞识别，此为 MHC Ⅱ类分子途径（图 13-2）。

1. 加工处理外源性抗原

APC 摄入外源性抗原后，在胞内由细胞质膜包裹形成内体或吞噬体，并逐渐迁移至细胞质，与初级溶酶体融合为吞噬溶酶体。溶酶体内有蛋白酶、核酸酶、磷酸酶等多种酸性蛋白酶，能将蛋白抗原降解为含有 10～30 个氨基酸的肽段，适合与 MHC Ⅱ类分子结合。

2. 合成和转运 MHC Ⅱ类分子

粗面内质网中合成的 MHC Ⅱ类分子α链和β链，在钙联蛋白参与下折叠成异二聚体并插入粗面内质网。新合成的 MHC Ⅱ类分子与辅助分子恒定链（invariant chain，Ii）连接形成 $(\alpha\beta Ii)_3$ 九聚体。Ii 主要参与α链、β链的组装和折叠，促进 MHC Ⅱ类分子二聚体的形成及在胞内的转运，尤其是 MHC Ⅱ类分子从内质网转运到高尔基体和 MHC Ⅱ小室，同时也阻止 MHC Ⅱ类分子在内质网内与某些内源性多肽结合。新合成的 MHC Ⅱ类分子从内质网转移到内质体腔，携有 $(\alpha\beta Ii)_3$ 九聚体的囊泡由高尔基体转运，与吞噬溶酶体融合形成富含 MHC Ⅱ类小室，在小室内 Ii 被降解，但留有称为 Ⅱ类分子相关恒定链多肽（class Ⅱ-associated invariant chain peptide，CLIP）的小片段在 MHC Ⅱ类分子的抗原肽结合沟槽内，以防止 MHC Ⅱ类分子与其他肽段结合。

3. 组装 MHC Ⅱ类分子和提呈抗原多肽

MHC Ⅱ类分子的 α_1 和 β_1 结构域折叠成 2 个α螺旋和β片层，形成抗原结合槽。沟槽两端为开放结构，可使与之结合的多肽在 N、C 端适当延伸，以长度在 13～18 个氨基酸之间的多肽最合适。存在于 MHC Ⅱ小室中的 MHC Ⅱ类分子，其抗原结合槽因被 CLIP 占据而不能与抗原肽结合。HLA-DM 分子（属非经典 MHC Ⅱ类分子）能将 CLIP 与抗原肽结合沟槽解离，释放出的 MHC Ⅱ类分子能与抗原多肽结合形成稳定的抗原肽-MHC Ⅱ类分子复合物。抗原肽-MHC Ⅱ类分子复合物随 MHC Ⅱ小室移行并通过胞吐作用表达于细胞表面，供 $CD4^+T$ 细胞识别以完成外源性抗原肽提呈过程。

除 Ii 依赖性途径外，还存在非 Ii 依赖性途径（或称替代途径），其基本过程为：表达于 APC 表面的成熟 MHC Ⅱ类分子可重新内化，进行再循环，进入内体与新被处理的抗原肽片段结合。MHC Ⅱ类分子α链或β链的胞质尾部参与这一内化过程，从而在替代途径中发挥重要作用。

免疫系统与宿主防御

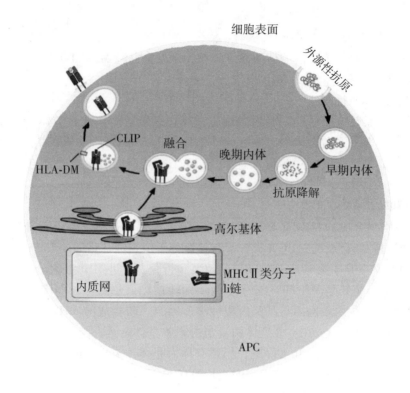

图13-2 外源性抗原的加工和提呈过程

(三) MHC分子对抗原的交叉提呈途径

抗原的交叉提呈（cross-presentation），主要是指外源性抗原经APC摄取、加工、处理，并通过MHC I 类分子途径提呈给CD8$^+$T细胞（CTL）的过程，区别于传统的外源性抗原提呈过程，其通过MHC II 类分子途径进行加工处理再提呈给CD4$^+$T细胞。现已证实，MHC分子提呈抗原存在交叉现象，即MHC I 类分子也能提呈外源性抗原，而内源性抗原也能通过MHC II 类分子途径提呈。目前认为抗原的交叉提呈现象出现在机体对某些病毒（如疱疹病毒）、细菌（如李斯特菌）感染和大多数肿瘤的免疫应答过程中，在免疫耐受、抗胞内感染和抗肿瘤免疫中发挥作用，但不是抗原提呈的主要方式。

(四) 非经典MHC分子（CD1）提呈途径

MHC限制的途径主要提呈蛋白质抗原，脂质抗原不能被MHC限制的T细胞识别。近年发现，一部分非MHC分子（如CD1分子、某些分子伴侣）可参与加工提呈脂质抗原。脂质抗原（例如分枝杆菌胞壁成分）可与表达于APC表面的CD1分子结合而被提呈。CD1由CD1a～CD1e五种分子组成，属MHC I 类样分子。目前认为，CD1a～CD1c主要将脂质抗原提呈给特定的T细胞，进而介导对病原微生物的适应性免疫应答，CD1d主要将脂质抗原提呈给NKT细胞参与固有免疫应答。

CD1分子既能提呈外源性脂质抗原，也能提呈自身脂质抗原。新合成的CD1分子与胞内脂质结合后转至细胞膜表面，然后内化；CD1在内体或溶酶体内与外源性脂质抗原结合形成复合物,再被运行至细胞膜表面参与抗原提呈。因此,CD1 分子提呈脂质抗原不依赖于 TAP 或者 HLA-DM 分子,主要是通过 CD1 分子的再循环过程,而没有明显的抗原加工处理。

二、T 细胞对抗原的识别

T 细胞识别抗原,主要是 TCR 特异性识别抗原肽,同时有 CD4 或 CD8 共受体分子识别提呈抗原肽的 MHC 分子,即 T 细胞对抗原的识别是双识别。CD4 或 CD8 分子分别与 APC(或靶细胞)表面的 MHC II 类或 MHC I 类分子发生结合,加强 TCR 与 pMHC 的亲和力,增强 T 细胞对抗原刺激的敏感性(提高约 100 倍)。

T 细胞与 APC 非特异性结合。初始 T 细胞分布于淋巴结的深皮质区,与 APC(主要是 DC)的接触是随机的,而这一短暂的非特异的接触是可逆的,可通过 T 细胞与 APC 表面黏附分子对(如 LFA-1/ICAM-1 等)的相互作用介导两者间的接触。T 细胞通过 TCR 识别 APC 表面大量 pMHC 中的特异性抗原肽。未能识别特异性抗原肽的 T 细胞与 APC 解离,重新进入血液,并可再次进入淋巴细胞再循环。

T 细胞与 APC 短暂结合的过程中,如果 TCR 恰好能够特异性识别 APC 所提呈的相应的特异性 pMHC,则 CD3 分子在细胞内的部分被磷酸化,启动胞内信号的转导,这一特异性识别信号促进 T 细胞的活化,导致 LFA-1 变构,并增强其与 ICAM-1 的亲和力,进而形成免疫突触(图 13-3),稳定并延长 T 细胞与 APC 间的特异性结合,直至 T 细胞活化、增殖、分化为效应细胞。免疫突触结构的形成,使 T 细胞与抗原提呈细胞间形成稳定、紧密、有功能划分的狭窄空间,其意义为:①保证各种信号的有序转导及各个信号间的协同作用;②避免抗原特异性的效应分子(如细胞因子、穿孔素等)被分散,确保其在局部的有效浓度,从而确保免疫应答和免疫反应的特异性。

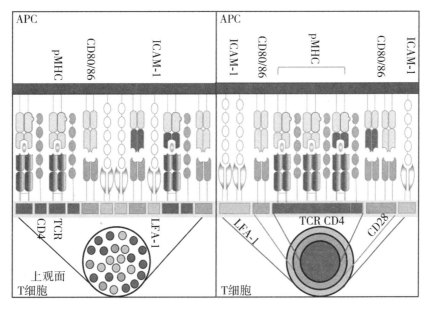

图 13-3 免疫突触的形成

第二节 T 细胞的活化、增殖和分化

一般情况下，体内的特异性 T 细胞克隆仅占总 T 细胞库的 $1/10^5 \sim 1/10^4$。其数量极少，且需被抗原激活后经过克隆扩增，分化为效应细胞，进而产生免疫作用。T 细胞的激活需要抗原识别信号、协同刺激信号及细胞因子的辅助。

一、T 细胞的活化

（一）T 细胞活化的第一信号

T 细胞接受 APC 提呈的抗原肽 – MHC 分子复合物，通过 TCR 使得 T 细胞与 MHC 分子凹槽中的抗原肽小片段特异性结合，引起 TCR 交联，并启动抗原刺激信号，即第一信号。经过抗原刺激后，CD3 和共受体（CD4 或 CD8）分子胞质段尾部相聚，激活其胞质段尾部相连的酪氨酸激酶，进而发生酪氨酸的蛋白磷酸化，细胞内部激酶活化的级联反应被启动，最终通过激活转录因子而使细胞因子及其受体等的基因开始转录、翻译。

（二）T 细胞活化的第二信号

APC 和 T 细胞表面的多种黏附分子对（如 B7/CD28、LFA-1/ICAM-1 或 ICAM-2、CD2/LFA-3 等）的结合，称为 T 细胞活化的第二信号，即协同刺激信号，从而使 T 细胞完全活化。CD28/B7 是 T 细胞活化过程中的协同刺激分子，其主要作用是促进 IL-2 的基因转录、稳定 IL-2 的 mRNA、促进 IL-2 的合成。当 T 细胞受到抗原的刺激，但缺乏协同刺激信号时，会导致 IL-2 的合成受阻，特异性 T 细胞不能激活，使 T 细胞进入无能（anergy）状态。捕获了抗原的专职 APC 可高表达协同刺激分子（协同作用），而正常组织、静止的 APC 则相反。此外，CTLA-4 与 CD28 在分子水平上具有高度同源性，决定其在 T 细胞活化过程中发挥重要作用；CTLA-4 与 B7 的亲和力比 CD28 高约 20 倍。T 细胞活化初期为 CD28/B7 结合，从而促进 T 细胞的激活，当 T 细胞活化达到中后期（峰值后），CTLA-4 表达增加，同 CD28 竞争性地与 B7 结合，从而启动抑制性信号下调免疫应答水平，有效调控特异性 T 细胞的过度增殖。

图 13-4 以 $CD8^+$ T 细胞为例，介绍 T 细胞活化的第一信号和第二信号。

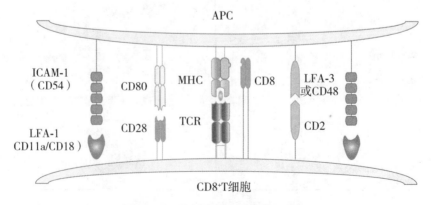

图 13-4　T 细胞活化所需的双信号

（三）细胞因子促进 T 细胞的增殖、分化

在 T 细胞活化过程中，有大量细胞因子的参与，它们的功能重要且必要。活化的 APC 和 T 细胞均可分泌各个类型的白细胞介素，如 IL-1、IL-2、IL-4、IL-6、IL-12 等，它们在 T 细胞激活、增殖、分化中发挥非常重要的作用。其中，IL-1 和 IL-2 对 T 细胞的增殖至关重要。如果没有细胞因子，活化了的 T 细胞不能进行增殖和分化，将导致凋亡。

二、T 细胞的增殖和分化

被抗原提呈细胞活化的 T 细胞进入细胞周期，大量增殖后分化为效应细胞。效应 T 细胞随血液循环到达感染部位，发挥效应。有多种细胞因子在 T 细胞增殖和分化的过程中发挥重要作用，其中最重要的是 IL-2。未被激活的 T 细胞仅表达中等亲和力 IL-2 受体（βγ 链），而活化后的 T 细胞则表达高亲和力 IL-2 受体（βγ），并分泌 IL-2 分子。IL-2 分子能够与 T 细胞表面表达的 IL-2 受体结合，通过自分泌的方式发挥作用，促进 T 细胞的增殖和分化。T 细胞迅速增殖，4～5 天后分化为效应 T 细胞（Th 细胞和 CTL）。同时也分化为长寿记忆 T 细胞，可介导再次免疫应答。

（一）$CD4^+$ T 细胞的增殖、分化

初始 $CD4^+$ T 细胞遵循上述过程被激活、增殖，分化为 Th1、Th2、Th17 和 Treg 细胞等。病原体类型、APC 种类和细胞因子等因素均可影响 $CD4^+$ T 细胞的分化。

（1）Th1 细胞的分化。细胞内病原体的感染可促使 DC、NK 和巨噬细胞释放 IFN-γ，作用于 T 细胞，激活 STAT-1，诱导转录因子 T-bet 表达，促使 T 细胞产生 IFN-γ 和 IL-12 受体的信号转导链；DC 和巨噬细胞分泌的 IL-12 可活化 T 细胞内的 STAT-4，进一步促使 T 细胞分化为 Th1 细胞（主要产生 IL-2 和 IFN-γ）。

（2）Th2 细胞的分化。IL-4 的分泌可促进初始 T 细胞向 Th2 分化。初始 T 细胞被活化后，通过 IL-4 去激活 T 细胞内的 STAT-6，进而介导转录因子 GATA-3 表达，而 GATA-3 可促进细胞核内 IL-4 等 Th2 型细胞因子（如 IL-4 和 IL-5 等）编码基因的转录及翻译。

（3）Th17 细胞的分化。初始 T 细胞被活化后，在 IL-6 和 TGF-β 的作用下激活转录因子 RORγt，诱使 IL-23 受体的表达；而在 IL-23 的作用下，T 细胞进一步增殖、分化为 Th17 细胞（主要分泌 IL-17 和 IL-21）。

（4）适应性 Treg 细胞（adaptive regulatory T cell）的分化。在外周组织缺乏病原体，且无 IL-6、IFN-γ 和 IL-12 存在时，较大量的 TGF-β 可刺激 T 细胞表达 FoxP3，使之分化为适应性 Treg 细胞（产生 IL-10 和 TGF-β）。局部微环境中，细胞因子的种类可决定 $CD4^+$ T 细胞的定向分化，从而决定免疫应答的类型。例如：①选择性促进 Th1 细胞分化，可介导细胞免疫应答并产生调理性抗体（IgG）；②Th2 细胞占优势，主要介导体液免疫应答；③Th17 细胞在感染早期对募集中性粒细胞具有重要作用；④调节性 T 细胞可阻止炎症反应并维持免疫耐受。

（二）$CD8^+$ T 细胞的增殖和分化

初始 $CD8^+$ T 细胞的激活比 $CD4^+$ T 细胞需要更强的共刺激信号。其活化主要有两种方式：

(1) Th 细胞非依赖性。受到某些（如病毒）感染时，由于成熟的 DC 高表达协同刺激分子，可直接向 CD4⁺T 细胞提供活化所需的双信号，刺激 T 细胞合成 IL-2，促使其进一步增殖并分化为细胞毒性 T 细胞，该活化过程无须 Th 细胞辅助。

(2) Th 细胞依赖性。多数情况下，APC 不能表达足够的共刺激分子，故 CD8⁺T 细胞的激活有赖于 CD4⁺Th 细胞的辅助。此种情况下，CD4⁺T 细胞和 CD8⁺T 细胞须识别同一 APC 所提呈的特异性抗原，效应性 CD4⁺Th 细胞识别 APC 提呈的特异性 pMHC Ⅱ 类分子复合物，Th 细胞表面 CD40L 与 APC 表面 CD40 结合，可上调 APC 表达更多共刺激分子，从而向 CD8⁺T 细胞提供足够强度的共刺激信号，或 Th 细胞直接分泌 IL-2，诱导 CD8⁺T 细胞活化、增殖和分化。

第三节 效应性 T 细胞的作用和转归

初始 T 细胞识别抗原后，活化、增殖、分化为效应 T 细胞。效应 T 细胞通过分泌多种活性分子，发挥细胞免疫功能。分泌的分子包括各种蛋白酶、细胞毒素（穿孔素、颗粒酶等）和多种细胞因子，发挥不同的生物学作用。效应细胞在细胞表面高表达 FasL 分子，可诱导过重靶细胞的凋亡；T 细胞活化后分化为不同的效应 T 细胞，作用于不同的靶细胞，其生物学效应及机制各异。本节重点介绍 CD4⁺Th1 细胞和 CD8⁺T 细胞介导的细胞免疫效应。

一、Th1 细胞介导的细胞免疫效应

某些胞内感染病原体（如分枝杆菌属的结核杆菌和麻风杆菌）可在巨噬细胞内生长，逃过特异性抗体和 CTL 的攻击。针对此类胞内寄生菌，Th1 细胞可通过分泌细胞因子，活化巨噬细胞而攻击之。

(一) Th1 细胞对巨噬细胞的作用

Th1 细胞可产生多种细胞因子，通过多途径作用于巨噬细胞。

(1) 活化巨噬细胞。Th1 细胞识别巨噬细胞提呈的抗原，诱导巨噬细胞活化，如 Th1 细胞分泌的 IFN-γ 等可诱导巨噬细胞的活化；Th1 细胞表面表达的 CD40L 分子与巨噬细胞表面表达的 CD40 分子结合，可向巨噬细胞提供敏感信号，促进其活化。活化的巨噬细胞也可高表达 B7 和 MHC Ⅱ 类分子，更强地提呈抗原以进一步激活 CD4⁺T 细胞，从而扩大 Th1 细胞的效应。此外，巨噬细胞通过分泌 IL-12 促进 Th0 细胞向 Th1 细胞分化，进一步扩大 Th1 细胞的应答效应。

(2) 诱生并募集巨噬细胞：①Th1 细胞通过分泌 IL-3 和 GM-CSF，促进骨髓内的造血干细胞向巨噬细胞分化；②通过分泌 TNF-α、TNF-β 和 MCP-1 等，促进血管内皮细胞高表达黏附分子，并促进巨噬细胞和淋巴细胞黏附于血管内皮，继而穿过血管壁并通过趋化作用被募集至感染部位。

(二) Th1 细胞对 T 细胞的作用

Th1 细胞产生 IL-2 等细胞因子，与 T 细胞表面表达的 IL-2 受体结合，促进 Th1、CTL

等的增殖，放大免疫效应。

（三）Th1 细胞对中性粒细胞的作用

Th1 细胞通过分泌淋巴毒素和 TNF-α 等活化中性粒细胞，促进其对病原体的杀伤功能。

二、CTL 介导的细胞毒效应

CTL 特异性识别并杀伤靶细胞的过程，可人为地分为四个步骤：①细胞表面的抗原识别受体 TCR 及 CD3 复合体识别靶细胞表面 MHC I 类分子提呈的抗原肽；②在 T 细胞与靶细胞之间结合的多种协同刺激因子的参与下，诱导 CTL 细胞活化；③活化的 CTL 对靶细胞进行攻击，导致靶细胞坏死或凋亡；④CTL 与靶细胞分离、靶细胞死亡。

CTL 细胞杀伤靶细胞主要通过下列机制进行。

（1）穿孔素–颗粒酶系统（perforin-granzyme system）。穿孔素（perforin）通常存在于静止 CTL 细胞的胞浆颗粒中。CTL 细胞被活化后，可发生脱颗粒反应。单体穿孔素释放后，在钙离子存在的环境下可插入靶细胞膜，穿孔素发生多聚化，形成管状的多聚穿孔素，贯穿靶细胞内外。这一穿膜的管状结构可容许钠离子、水分子进入靶细胞内，钾离子及大分子物质（如蛋白质）则从胞内逸出，从而形成靶细胞内外的渗透压，最终导致靶细胞的溶解。颗粒酶（granzyme）是胰蛋白酶或糜蛋白酶一类物质，目前已发现 7 种，分别命名为 A～G，颗粒酶 B 具有内源性核酸酶效应，在 CTL 诱导靶细胞凋亡的过程中发挥重要作用。

（2）Fas/FasL 系统诱导凋亡。活化了的 CTL 表面迅速表达 FasL 分子，与靶细胞表面的 Fas 结合，启动靶细胞凋亡程序。此外，活化的 CTL 细胞表达 FasL，与表达有 Fas 的 T 细胞发生结合，能杀死自身或邻近的这些 T 细胞，即为活化诱导细胞死亡（activation induced cell death，AICD），这一机制为免疫应答的负调节机制，可维持自身耐受。综上所述，CTL 对靶细胞的杀伤具有如下特点：①CTL 对靶细胞的杀伤具有抗原特异性，且受 MHC I 类分子限制；②CTL 细胞可以连续杀伤靶细胞而自身不受损伤，杀伤效率高。

三、T 细胞介导的细胞免疫应答的生物学意义

（一）抗胞内感染作用

细胞免疫应答主要作用于胞内菌（如结核杆菌、麻风杆菌、伤寒杆菌等）感染、病毒感染、真菌感染和寄生虫感染。主要是通过活化的 T 细胞释放的细胞因子，如 IL-2、IFN、TNF 等，促使巨噬细胞活化，从而杀灭胞内微生物。

（二）抗肿瘤免疫

CTL 细胞可直接识别并杀伤表达了特异性抗原的肿瘤细胞，其杀伤作用受 MHC I 类分子的限制。多种细胞因子如 TNF、IFN、IL-2 等，既是效应分子，又可活化其他肿瘤杀伤细胞（Mφ、LAK、TIL）。

（三）参与移植排斥反应

移植手术中供体组织活细胞、脱落的细胞或移植前没有彻底清除的器官中的淋巴细

胞，都可以诱导免疫应答导致移植排斥。这些抗原可诱导细胞免疫和体液免疫，参与移植排斥。目前认为，细胞免疫应答是介导移植排斥的主要机制，其中 CD4$^+$Th1 细胞和 CD8$^+$CTL 细胞是主要的效应细胞。

（四）引起免疫病理损伤

细胞免疫也可以介导迟发型超敏反应或自身免疫病，导致自身机体组织细胞的损伤或疾病。

四、效应 T 细胞的转归

在免疫应答晚期，随着病原体抗原被清除，效应 T 淋巴细胞开始发生凋亡，仅有少数记忆淋巴细胞存活下来进行再循环。效应细胞的清除使体内的免疫系统恢复平衡。当机体再次遭遇相同的病原体，记忆淋巴细胞可迅速被激活，进而产生免疫应答，迅速清除病原体。

（一）效应 T 细胞被清除的机制

效应 T 细胞被清除的机制有以下两种。

（1）被动凋亡。在免疫应答晚期，由于抗原被清除，抗原诱发的 T 细胞活化、增殖信号减弱，导致效应 T 细胞体内的线粒体释放细胞色素 C，它可通过激活 Caspase9，进而诱导 T 细胞启动凋亡程序。

（2）活化诱导的细胞死亡（AICD）。在应答晚期，由于交叉反应而被活化的自身反应性 T 细胞克隆却可持续性受自身抗原的刺激高表达 FasL 和 Fas 分子，激活 Caspase8，进而诱使活化的细胞死亡。活化的 T 细胞凋亡后可被巨噬细胞清除，使免疫应答终止，从而有效维持自身免疫耐受。

（二）记忆性 T 细胞的产生

免疫应答启动后第 5 天，由效应 T 细胞转化而成的抗原特异性记忆性 Th 细胞的产生达到高峰。CD8$^+$记忆 T 细胞的产生，有赖于 CD1$^+$Th 细胞的辅助（提供 CD40L 和 IL-2）。记忆 T 细胞可分为两类：①中枢性记忆 T 细胞，主要辅助记忆 B 细胞激活；②效应性记忆 T 细胞，其接受抗原刺激后，可迅速成为效应 T 细胞，并分泌大量 IL-4、IL-5 和 IFN-γ。

讨论：一直以来，对艾滋病病毒侵略免疫系统的攻略研究认为，HIV 病毒在血液中循环，攻击 CD4$^+$T 细胞，单个 HIV 感染 T 细胞后大量繁殖，出芽时杀死宿主细胞，病毒进入血液中，继续感染，最终造成免疫系统全面瓦解。但是近期一篇发表在 *Cell Reports* 的学术论文大昭天下：大多数 HIV 病毒颗粒常常从一个 CD4 细胞直接进入下一个 CD4 细胞，HIV 借助免疫突触直接攻击 T 细胞，以此消灭绝大多数的 CD4 细胞。研究中 95% 的 CD4 细胞都是以这种方式被 HIV 病毒消灭的。针对这样的发现，我们在研究免疫系统对抗 HIV 感染的时候，提升哪方面的免疫力才能更好地对抗病毒呢？

思考

（1）通过本章的学习，对 T 细胞介导的细胞免疫应答有了详细的掌握。这一过程中的参与物质繁多，互相之间协同完成免疫功能。那么，对于机体的这种完整性，我们在体外试验验证某些功能的过程中，是否要考虑很多相关的影响因素后再设置实验条件呢？判断试验结果的时候是否也需要综合考虑呢？

（2）细胞免疫应答的功能对机体防御、监视、稳定很重要。对细胞免疫功能的学习，促使我们在临床工作中更加关注体内免疫系统的功能及状态。那么，针对不同的患者，评估其细胞免疫的功能，对临床治疗有什么指导意义呢？

（3）针对目前困扰人类的肿瘤，在个体肿瘤生成前后，免疫系统的功能发生了什么变化？通过对抗肿瘤免疫过程的详细学习及掌握，我们在临床上对抗肿瘤的治疗研究开发中，免疫系统的层面可以从哪些环节入手，采取哪些方式对策，去对抗治疗肿瘤呢？

单项选择测试题

1. T 细胞抗原识别受体是（　　）。
   A. BCR　　　　　B. HPR　　　　　C. TCR　　　　　D. CDR
   E. CKR

2. 向 T 细胞提供第二活化信号的较重要的辅助分子是（　　）。
   A. CD40L　　　　B. CD4　　　　　C. CD2　　　　　D. CD28
   E. CD3

3. 下述何种分子的表达可作为 T 淋巴细胞活化的标志（　　）。
   A. CD2　　　　　B. CD4　　　　　C. CD5
   D. MHC Ⅰ类分子　　E. MHC Ⅱ类分子

4. $CD4^+$ Th 细胞能识别的抗原是（　　）。
   A. 游离的可溶性抗原
   B. TI-Ag
   C. 经 APC 递呈的抗原
   D. 经 APC 递呈的抗原肽 – MHC Ⅰ类分子复合体
   E. 经 APC 递呈的抗原肽 – MHC Ⅱ类分子复合体

5. 免疫系统消除病毒感染细胞的主要机制是（　　）。
   A. 诱导免疫抑制　　　　　　B. 诱导特异性 CTL 产生
   C. 上调 IL-10　　　　　　　D. 诱导免疫耐受
   E. 下调 HLA 分子的表达

6. Th1 细胞一般不分泌的细胞因子是（　　）。
   A. IFN-γ　　　　B. TNF-α　　　　C. IL-2　　　　　D. IL-10
   E. GM-CSF

7. Th2 细胞分泌的细胞因子，与何种细胞的增殖、成熟关系密切？（　　）
    A. CTL 细胞　　　　　B. T$_{DTH}$细胞　　　　C. NK 细胞　　　　　D. B 细胞
    E. NK + T 细胞

8. Tc 细胞杀伤靶细胞的特点是（　　）。
    A. 无特异性　　　　　　　　　　　　　　B. 不需抗原预先刺激
    C. 不受 MHC 限制　　　　　　　　　　　D. 不需与靶细胞直接接触
    E. 可反复杀伤多个靶细胞，而自身不受损伤

9. 与细胞免疫无关的免疫反应是（　　）。
    A. 外毒素中和作用　B. 抗肿瘤免疫作用　C. 移植排斥反应
    D. 接触性皮炎　　　E. 结核结节形成

10. 穿孔素分子不具有下列哪项特点？（　　）
    A. 与补体成分 C9 分子作用相似
    B. 可在靶细胞膜上聚合成孔道样结构
    C. 存在于 CTL 细胞的胞浆颗粒中
    D. 可使靶细胞发生溶解
    E. 可使靶细胞发生凋亡

（王丽欣　王　英）

第十四章　B 淋巴细胞介导的体液免疫应答

B 细胞在骨髓内发育成熟，进入外周后主要定居于外周免疫器官的胸腺非依赖区。此时，B 细胞如果没有被特异性抗原刺激激活，便会在几周内死亡。若它们接触抗原，则通过 BCR 与相应抗原识别、结合，并在共刺激信号的作用下活化、增殖，分化成浆细胞，产生抗体，介导免疫应答，这一过程称为体液免疫应答（humoral immunity）。B 细胞的免疫应答类型因抗原不同而不同。据抗原种类及其成分的不同，B 细胞介导的免疫应答可分为两类，一类是对胸腺依赖性抗原（thymus-dependent antigen，TD-Ag）需要 Th 细胞辅助的免疫应答，另一类是对胸腺非依赖性抗原（thymus-independent antigen，TI-Ag）不需要 Th 细胞辅助的免疫应答。

第一节　B 淋巴细胞对 TD-Ag 抗原的免疫应答

一、B 细胞识别抗原

在 B 细胞不同分化及发育阶段，构成其表面的 BCR 复合物中的 mIg 类别不同，未成熟 B 细胞膜上表达 mIgM，成熟 B 细胞膜上表达 mIgM 和 mIgD，记忆 B 细胞膜上表达 mIgG、mIgA 或 mIgE。BCR 分子的可变区识别的表位有多种，既可直接识别蛋白质抗原中的天然抗原表位，也可识别蛋白质因降解暴露出的隐蔽表位。此外，BCR 还能直接识别蛋白质抗原外的多肽、多糖、核酸、脂类和小分子化合物等，不需要 APC 对抗原进行处理和提呈。

二、B 细胞活化的信号

激活 B 细胞时需要两个信号：第一，BCR 特异性结合抗原产生的激活 B 细胞活化的第一信号；第二，B 细胞作为抗原提呈细胞将 BCR 特异性结合的抗原内化、降解后以 pMHC 的形式提呈给 Th2 细胞，活化后的 Th2 细胞高表达 CD40L，与 B 细胞的 CD40 结合，提供 B 细胞活化的第二信号。

（一）B 细胞活化的第一信号

激活 B 细胞时，需要两个信号和多种细胞因子一起参与。BCR 与抗原表位特异性结合，启动激活 B 细胞的第一信号。BCR 复合物中 mIg 需依赖 BCR 中 Igα、Igβ 转导抗原信号。BCR 与抗原表位的特异性结合可激活 Igα/Igβ 胞内区的酪氨酸激酶 Lyn、Fyn 和 Blk 等，酪氨酸激酶活化后 ITAM 发生磷酸化，与 Syk 的 Src 同源区 2（SH2）结构域结合，募集并激活 Syk。活化的 Syk 激活鸟嘌呤核苷酸置换因子（GEF）和 PLC-γ，PLC-γ 裂解

PIP2，经 PKC 及钙调蛋白途径激活相关的基因。GEF 则激活小 G 蛋白 Ras 与 Rac，再经 MAPK 途径激活相关基因启动信号转导的级联反应。在 BCR 的信号转导过程中，脂筏（lipid rafts）也发挥重要的作用。

此外，B 细胞共受体增强对抗原刺激的敏感性。CD19/CD21/CD81 在成熟 B 细胞胞膜表面通过非共价键结合组成活化 B 细胞的共受体，其中 CD21 胞外区长，可与 C3d 结合，促进抗原与 BCR 结合。CD21 的胞浆区由于没有酪氨酸残基，不能传递信号，由 CD19 将信号传递到 B 细胞内，和 Igα、Igβ 启动级联反应促进相关基因的表达，激活和增殖 B 细胞。B 细胞共受体一方面能增强 B 细胞对抗原刺激的敏感性，另一方面可明显降低抗原激活 B 细胞时的阈值。研究发现，CD19/CD21/CD81 共受体可将活化 B 细胞的信号增强 1 000 倍（图 14-1）。

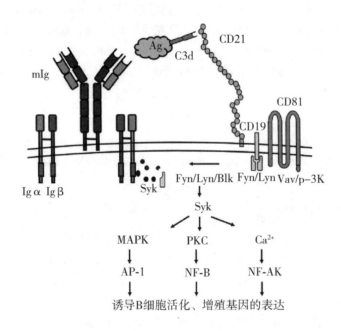

图 14-1　B 细胞活化的第一信号

（二）B 细胞活化的第二信号

B 细胞对胸腺依赖性抗原的应答过程必须有 Th 细胞的辅助。Th 细胞表达多种膜分子，其中的 CD40L 与 B 细胞的 CD40 结合，诱导静息期 B 细胞进入细胞增殖周期。除此以外，Th 细胞与 B 细胞膜上的黏附分子相互作用，发生极化，形成免疫突触，使 B 细胞与 Th 细胞的特异性结合更牢固。膜分子通过"极化"形成免疫突触的现象在 Th 细胞与 B 细胞两者间的相互作用中具有重要意义，不仅可保证相互作用的特异性，还可将 Th 细胞分泌的细胞因子局限在形成的小范围突触内，以维持局部高浓度，而高效地发挥作用。CD40L 与 CD40 的结合产生的作用是双向的，一方面为 B 细胞活化提供第二信号，另一方面 CD40 转导的信号通过上调 B 细胞 CD80/CD86 的表达进一步刺激 T 细胞活化（图 14-2）。

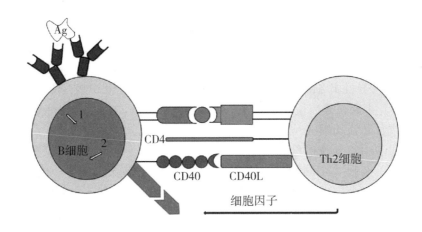

图 14-2 B 细胞活化的第二信号

（三）T 细胞分泌的细胞因子的作用

Th1 细胞分泌的 IL-2、IFN-γ 和 Th2 细胞分泌的 IL-4、IL-5 及 IL-6 等细胞因子均可促进 B 细胞的活化、增殖，对 B 细胞的活化、增殖不可或缺。

（四）B 细胞和 T 细胞的相互作用

Th 细胞对 B 细胞的辅助包括两个方面：一方面为 B 细胞活化提供必需的第二信号；另一方面分泌对 B 细胞活化、增殖、分化起辅助作用的细胞因子。Th 细胞除了在免疫球蛋白发生类别转换时发挥作用，在产生记忆 B 细胞和形成生发中心及阻断 B 细胞凋亡等多方面也同样发挥重要作用。B 细胞作为抗原提呈细胞，可激活 Th 细胞，但静息的 B 细胞不表达 B7 分子；在 B 细胞活化时，CD40 与 CD40L 结合产生的信号可诱导 B 细胞表达 B7 分子，但 B 细胞只能激活记忆 T 细胞。机体在初次免疫应答中，$CD4^+$ Th 细胞主要通过识别树突状细胞加工提呈的抗原而被激活。B 细胞与 Th 细胞所识别的抗原表位为同一抗原分子时，就能相互作用。

三、生发中心是 B 细胞增殖、分化、成熟的场所

B 细胞被抗原诱导分化为浆细胞的过程十分复杂，该过程依赖于 B 细胞、树突状细胞、Th 细胞间复杂的相互作用。

（一）活化 B 细胞遵循两条途径分化

抗原特异性 B 细胞识别、结合抗原后，在外周淋巴组织胸腺依赖区和胸腺非依赖区交界处，在 $CD4^+$ Th 辅助下活化，其分化增殖有两条途径。第一条途径：部分 B 细胞增殖、分化为多在 2 周内凋亡的浆细胞，该途径所产生的特异性抗体在抗感染免疫中提供即刻防御。第二条途径：部分 B 细胞迁移至附近的初级淋巴滤泡中增殖形成生发中心，该途径在慢性感染及再次感染相同抗原的免疫应答中提供更高效的应答。

（二）B 细胞在生发中心的分化成熟

在周围淋巴器官的 T 细胞区，部分 B 细胞被激活后通过分裂增殖形成生发中心。生发

中心是机体对胸腺依赖型抗原应答的重要场所之一,主要由增殖的 B 细胞和约 10% 的抗原特异性 T 细胞及少量的滤泡树突状细胞(FDC)组成,在抗原刺激后 1 周左右形成。成熟的生发中心由内向外分为暗区(dark zone)、明区(light zone)和边缘区(marginal zone)。已活化的特异性 B 细胞逐渐迁移至初级淋巴滤泡内,其中极少数 B 细胞约 6 小时分裂一次,经 3~4 天,其数量可达 10^4 个,充满整个滤泡,并将滤泡中的小淋巴细胞挤向外侧,形成月牙状的帽区-冠状带(mantle zone)。

初级淋巴滤泡中的 B 淋巴母细胞发生极化移动,在滤泡内侧紧密集聚形成暗区,这些细胞的生发中心母细胞(centroblast)虽不表达 mIg,但分裂能力极强。暗区内滤泡树突状细胞(FDC)数量很少,生发中心母细胞继续增殖,并向 FDC 丰富的外侧区移行从而形成明区,细胞再次聚集但不紧密。同时,生发中心母细胞经体细胞高频突变、Ig 类别转换、受体编辑等,分化为体积小的生发中心细胞(centrocyte)。生发中心细胞再度表达 mIg,细胞分裂的速度逐渐减缓至完全停止。在 FDCs 和 Th2 细胞协同作用下,明区中生发中心细胞继续分化,经阳性选择,亲和力成熟、表达高亲和力 mIg 的细胞继续分化发育,其余的绝大多数发生凋亡;少数经历了阳性选择的生发中心母细胞返回暗区,再次增殖、分化。

生发中心为适合 B 细胞发育的一个微环境:①生发中心的 FDCs 通过 Fc 受体和补体受体,将抗原和免疫复合物滞留在细胞表面,持续向 B 细胞提供抗原信号;②B 细胞通过摄取、处理、提呈抗原肽,激活 Th 细胞;③活化的 Th 细胞通过表达 CD40L 及分泌多种细胞因子,促进 B 细胞的增殖和分化。

生发中心中大多数 B 细胞凋亡,仅部分 B 细胞在特异性抗原刺激及 Th 细胞辅助下继续分化发育,经抗原受体编辑、体细胞高频突变、抗原受体亲和力成熟、Ig 类别转换等过程,最终分化为抗体亲和力成熟的浆细胞及记忆性 B 细胞。

(三)体细胞高频突变导致抗体多样性和 Ig 亲和力成熟

Ig 基因的体细胞高频突变(somatic hypermutation)是形成抗体多样性的一个机制,发生在生发中心母细胞内。Ig 重链和轻链可变区的基因突变率较其他基因高 10^3~10^4 倍。每次细胞分裂时,Ig 可变区基因突变率约为 1‰。编码 B 细胞免疫球蛋白重链和轻链的可变区基因均由约 360 对碱基组成,3/4 的碱基的改变都会引起氨基酸突变。重链和轻链可变区基因的点突变会导致 B 细胞产生突变的 Ig 分子。

体细胞高频突变有如下特点:①需要 T 细胞参与,并且只在特定的解剖部位中和在抗原刺激下才能产生;②突变的频率很高;③突变只发生于重排过的 V 基因;④突变中最常见的是点突变,缺失、插入等方式偶尔也会发生;⑤突变是逐步引起的,且会累积,通过抗原选择逐步达到亲和力成熟。Ig 可变区基因中,编码 Ig 可变区的 CDR 核苷酸序列易发生突变,由此形成多样性的 B 细胞基因编码 Ig V 区中的 B 细胞克隆。

在这些 B 细胞克隆中,BCR 与附着在 FDC 上的抗原亲和力低的克隆会发生凋亡而被清除;极少数与抗原高亲和力结合的 B 细胞进入下一轮增殖与突变。经多轮反复增殖突变后最终存活的是可表达高亲和力抗原特异性 BCR 的 B 细胞,它们摄取 FDC 所携带的抗原,并加工、提呈给生发中心周围或生发中心的活化 Th 细胞,在 Th 细胞辅助下增殖、分化产生亲和力高的抗体,此即 Ig 亲和力成熟(Ig affinity maturation)。

(四) Ig 类别转化为抗体发挥功能创造了条件

Ig 类别转换（Ig class switch）是指决定抗体重链类型的恒定区发生改变，而决定抗体结合抗原特异性的可变区不发生改变。B 细胞及子代 B 细胞在 Ig 可变区的基因重排后表达同一个基因，但恒定区基因的表达在子代细胞会因受抗原刺激而发生改变。B 细胞在免疫应答过程中先分泌 IgM，后表达和产生 IgG、IgA 或 IgE。Ig 类别转换主要由 Ig 恒定区基因发生重组或其重链 mRNA 的不同拼接导致。抗体类别转换主要发生在生发中心，在外周免疫器官 B 细胞激活的过程中有多种因素会影响 Ig 类别转换，包括抗原的种类、Th 细胞的辅助及 Th 细胞分泌的细胞因子等。抗体的类别转换与 B 细胞所处的解剖位置有关，如位于黏膜固有层的浆细胞主要产生的抗体是 sIgA。

(五) B 细胞在生发中心的分化

生发中心内的 B 细胞大部分分化为浆细胞（plasma cell，PC）后离开生发中心，一部分分布在脾脏红髓脾索及淋巴结的髓索；另一部分迁移至骨髓，从骨髓基质细胞获取生存信号。浆细胞虽可高效合成抗体但不再分裂。记忆 B 细胞（memory B cell）增殖少、寿命长，可表达 CD27 和 CD44，CD44 较初始 B 细胞的表达有所升高。记忆 B 细胞可表达 mIg，然而不能产生大量的抗体。记忆 B 细胞离开生发中心后，分布在外周淋巴组织并参与淋巴细胞的再循环，一旦再次识别相同特异性抗原，便可迅速活化、增殖、分化，产生大量高亲和力的特异性抗体。

第二节 B 淋巴细胞对 TI-Ag 抗原的应答

胸腺非依赖性抗原（TI-Ag）种类较多，常见的如细菌的多糖、多聚蛋白质及脂多糖等，同样能激活初始 B 细胞，诱导抗体的产生，但是不需要 Th 细胞辅助，也不会引起 T 细胞应答。TI 抗原据其结构特点及激活 B 细胞的方式分为 TI-1 和 TI-2。

一、低、高剂量 TI-1 抗原诱导 B 细胞不同免疫应答

TI-1 抗原主要是如革兰氏阴性菌的脂多糖等细菌胞壁成分，这类抗原具有丝裂原成分。高剂量的 TI-1 抗原的丝裂原可与 B 细胞的丝裂原受体结合，非特异性激活多克隆 B 细胞。低剂量的 TI-1 抗原（为多克隆激活剂量的 $10^{-5} \sim 10^{-3}$）仅激活表达特异性 BCR 的 B 细胞。针对低浓度的 TI-1 抗原，B 细胞产生的应答可使机体在胸腺依赖性免疫应答发生前（即感染初期）无须 Th 细胞致敏与扩增就可产生特异性抗体（图 14-3）。

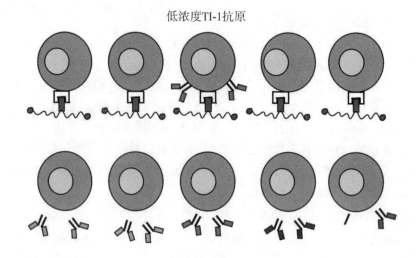

图14-3 B细胞对TI-1抗原的应答

低浓度TI-1抗原活化特异性B细胞，高浓度TI-1抗原可导致非特异性激活多克隆B细胞。

二、TI-2抗原可活化B1细胞

TI-2抗原有许多重复性结构的抗原决定簇，如细菌荚膜多糖、聚合鞭毛素等。这类抗原不容易被蛋白酶降解，可以长时间地存在于淋巴结包膜下和脾脏边缘窦内Mφ的表面。TI-2抗原依靠其重复性抗原决定基结构，将B细胞受体进行交联而刺激B1细胞。TI-2抗原表位的密度大小在激活B细胞时起重要作用。密度过低，BCR交联的程度不足以激活B细胞；密度太高会使BCR过度交联从而产生耐受。TI-2抗原只能激活成熟B细胞，由于人类的B1细胞在5岁左右才发育成熟，因此婴幼儿体内多为不成熟B细胞，不能有效产生抗多糖抗原的抗体，易感染含TI-2抗原的病原体。

B1细胞对TI-2抗原的应答具有十分重要的生理意义，这种应答为机体提供了抗某些病原体的快速反应。由于某些细菌的荚膜多糖是其抵御吞噬细胞吞噬的保护层，B1细胞针对此类抗原产生的抗体可发挥调理作用，促进巨噬细胞对细菌的吞噬，并利于巨噬细胞将相应抗原提呈给特异性T细胞（图14-4）。

TI抗原诱导免疫应答的发生场所主要在脾脏中白髓的边缘窦，TI抗原主要激活CD5$^+$B1细胞产生多为IgM的抗体。此类免疫应答不受MHC的限制，也不需APC和Th细胞的辅助。由于没有特异性T细胞辅助，TI抗原不能诱导抗体类别转换、抗体亲和力成熟和记忆B细胞形成（即无免疫记忆）。

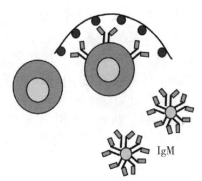

图14-4 B细胞对TI-2抗原的应答

B 细胞对 TD 抗原和 TI 抗原的免疫应答比较见表 14-1。

表 14-1 TD 抗原和 TI 抗原的异同点

项目	TD 抗原	TI-1 抗原	TI-2 抗原
T 细胞辅助	+	-	-
无 T 细胞条件下的抗体应答	-	+	-
刺激无胸腺小鼠产生抗体	-	+	+
诱导婴幼儿抗体应答	+	+	-
多克隆 B 细胞激活	-	+	-
对重复序列的需要	-	-	+
举例	病毒血凝素、PPD、白喉毒素	细菌多糖、LPS、多聚蛋白	肺炎球菌荚膜多糖、沙门菌多聚鞭毛

第三节 抗体生成的一般规律

初次免疫应答（primary immune response）是指病原体初次侵入机体时引发的免疫应答。在初次应答的晚期，多数效应 T 细胞和浆细胞随着抗原被机体清除发生死亡，抗体浓度下降。初次应答时会形成记忆 T 细胞和记忆 B 细胞，一旦机体受到相同抗原的再次刺激，记忆淋巴细胞便可迅速、高效、特异地发生应答，即为再次免疫应答（secondary immune response）。

一、初次免疫应答

在初次免疫应答过程中，B 细胞产生少量亲和力低的抗体，产生抗体的过程划分为四个阶段。

（1）潜伏期（lag phase）。历时长，其长短受到机体身体状况、抗原本身的性质及其进入机体的途径等多种因素的影响，在这个时期，体内不能检出相应抗体。

（2）对数期（log phase）。在这个时期，抗体水平呈现指数增长趋势，抗体量变化曲线的坡度取决于倍增时间（doubling time）。抗体水平的增长与抗原的性质、剂量等因素有关。

（3）平台期（plateau phase）。这个时期，抗体水平相对平稳。到达平台期所需时间的长短及平台期抗体水平的高低和持续时间的长短与抗原有关。

（4）下降期（decline phase）。这个时期，由于抗体被降解，或抗体与抗原结合而被清除，抗体水平逐渐下降。此时期的长短也取决于前面所提到的各种因素。

初次应答早期主要产生 IgM 类抗体，后期还产生 IgG，所产生抗体的总量少，抗体与抗原亲和力低、维持时间短。

二、再次免疫应答

再次免疫应答是由记忆性 B 细胞介导的，表现为快速、高效、持久。记忆性 B 细胞在机体初次免疫应答时经历增殖、突变、选择及抗体类别转换、亲和力成熟等多个过程，在其表面表达高亲和力 BCR，即使在抗原浓度很低时也可有效启动再次免疫应答。再次免疫应答时，记忆 B 细胞作为 APC 摄取、处理抗原，提呈给记忆 Th 细胞。Th 细胞被激活后表达多种膜分子及分泌细胞因子，又反作用于记忆 B 细胞，使之迅速增殖和分化为浆细胞，合成与分泌抗体。

再次免疫应答时，潜伏期历时变短；抗体增加的速度及到达平台期所需时间短、平台高，平台期抗体持续时间长，抗体水平比初次免疫应答高 10 倍以上；下降期持久、平缓；再次免疫应答过程中产生的抗体的亲和力高、较均一，主要为 IgG。

再次免疫应答的强弱受多种因素的影响，如抗原免疫原性的强弱及接触两次抗原的间隔时长等因素。间隔短时则应答弱，这是由于初次免疫应答后存留体内的抗体可与抗原结合，形成免疫复合物而被迅速清除；间隔时间太长反应也弱，这是由于记忆细胞寿命也有限。再次免疫应答的能力可存续数月或数年，故机体被病原体感染后会持续一段时间不再被重复感染。

体液免疫应答中，抗体产生先后依次为 IgM、IgG、IgA 等。熟悉机体内抗体产生的规律很有意义，如在预防接种免疫动物制备相应抗体时，可根据抗体产生的规律制订合理的免疫方案，最终达到最佳的免疫效果。临床上对传染病进行血清学诊断时，可结合病程动态检测血清中抗体含量的变化，恢复期血清抗体效价比急性期增高 4 倍或以上时才有诊断意义。检测特异性 IgM 类抗体对传染病的早期诊断也有一定意义。

思考

（1）体液免疫应答主要由抗体介导，那么 B 细胞是如何介导体液免疫的呢？

（2）B 细胞对胸腺依赖性抗原发生免疫应答时需要的是哪两种信号？

（3）浆细胞和记忆 B 细胞有哪些区别？

（4）胸腺非依赖性抗原（TI 抗原）分 TI-1 抗原和 TI-2 抗原两类，它们诱导 B 细胞免疫应答不需要 T 细胞的辅助，TI-1 抗原和 TI-2 抗原刺激 B 细胞时有什么区别？

（5）体液免疫产生抗体遵循初次免疫应答和再次免疫应答的相应规律，初次免疫应答产生的抗体以低亲和力的 IgM 为主，再次免疫应答时产生的抗体以高亲和力的 IgG 为主，除此之外，初次免疫应答和再次免疫应答还有哪些不同？

单项选择测试题

1. 以下哪种 CD 分子与 B 细胞活化有关？（　　）
   A. CD3　　　　B. CD4　　　　C. CD8
   D. CD16　　　　E. CD21

2. B 细胞摄取抗原区别于其他 APC 的特点是（　　）。
   A. 通过 BCR 直接摄取抗原
   B. 通过甘露糖受体摄取甘露糖化抗原
   C. 胞饮摄取抗原
   D. 吞噬摄取抗原
   E. 通过 Fc 受体摄取抗原 – 抗体复合物

3. Th 细胞活化静息 B 细胞主要靠下列哪两种分子间的相互作用？（　　）
   A. CD40L 与 CD40　　B. B7 和 CD28　　C. ICAM 和 LFA-1
   D. CD4 和 MHC Ⅱ类分子　　　　　　　E. B7 和 CTLA-4

4. BCR 识别抗原产生的活化信号传导是通过（　　）。
   A. CD19　　　B. CD21　　　C. CD4　　　D. Igα 和 Igβ
   E. CD81

5. 体外实验时，用抗 μ 链的抗体可活化的细胞是（　　）。
   A. T 细胞　　　B. B 细胞　　　C. 嗜酸性粒细胞
   D. 嗜碱性粒细胞　　E. NK 细胞

6. 高浓度时能多克隆激活 B 细胞的是（　　）。
   A. TI-1 抗原　　B. TI-2 抗原　　C. TD 抗原　　D. A 和 B
   E. A、B 和 C

7. 促进体液免疫的细胞因子是（　　）。
   A. IL-1、IL-4　　B. IL-4、IL-10　　C. IL-2、IFN-γ
   D. TNF、IL-2　　E. IL-5、IL-12

8. 下列对再次体液免疫应答产生抗体的描述错误的是（　　）。
   A. 主要为高亲和力且较均一的 IgG
   B. 再次接受较少量相同 Ag 刺激即可诱发
   C. 下降期短或无
   D. 达平台期快，平台高且时间长
   E. 潜伏期大约为初次免疫应答时的一半

9. B 细胞表面能结合 C3d 的分子是（　　）。
   A. CD19　　　B. CD21　　　C. CD81　　　D. BCR
   E. MHC 分子

10. B 细胞区别于 T 细胞的特征是（　　）。
    A. 表达 CD3　　　　　　　　　　　B. 属于淋巴细胞
    C. 表达膜型 Ig 识别抗原　　　　　 D. 可分化为记忆细胞

（刘　君）

第十五章 免疫耐受

免疫的本质是区分"自己"和"非己":一方面,机体对各种不同外来抗原刺激产生有效应答,以清除抗原物质;另一方面,机体对自身组织细胞表达的抗原保持"无反应性"(unresponsiveness),以避免自身免疫病。这种免疫系统对特定抗原"免疫无反应"的现象称为免疫耐受(immunological tolerance)。免疫耐受可在免疫细胞分化、发育中自然形成,如T淋巴细胞、B淋巴细胞可分别通过在胸腺和骨髓中的阴性选择形成对自身组织抗原的免疫耐受;免疫耐受也可后天获得,如通过人工注射某种抗原,可诱导针对该抗原的获得性耐受。

诱导耐受的抗原称为耐受原(tolerogen)。在不同情况下,同一抗原物质既可是免疫原,也可是耐受原,主要取决于抗原的剂量、进入途径、理化性质、机体生理状态和遗传背景等影响抗原诱导免疫应答的因素。免疫耐受具有高度特异性,只对特定抗原出现不应答状态,对其他抗原依然可以产生良好免疫应答。因此,免疫耐受对机体适应性免疫应答的整体功能不产生重大影响,从而区别于由免疫抑制或免疫缺陷所致的非特异性低反应或无反应状态。免疫耐受和免疫应答相辅相成,两者的平衡对保持免疫自稳(homeostasis)至关重要。

第一节 免疫耐受的形成

一方面,在胚胎发育过程中,机体未成熟的T淋巴细胞、B淋巴细胞遭遇抗原刺激,不论是外来抗原或自身抗原,都会对所接触的抗原形成免疫耐受。因此,个体出生后,免疫系统对相同抗原的刺激将不予以应答。原则上,这种先天性免疫耐受会长期持续,不容易被打破。另一方面,后天生活中原本具有应答能力的某些T细胞B细胞克隆,在受多种因素影响下也可能丧失免疫反应性,表现为免疫耐受。原则上,这类耐受持续一段时间后,可因诱导因素的消失而逐渐解除,重新出现对相应抗原的应答能力。

一、胚胎期及新生期接触抗原所致的免疫耐受

早在20世纪初期,随着抗体应答特异性的发现,Ehrlich即提出机体免疫系统在某些情况下可能会发生偏差,导致攻击自身组织细胞,并把这种现象取名为"自身中毒禁忌",并推测机体也会因此产生某种机制防止自身抗体的产生。1938年E. Traub报道,给雌性小鼠宫内接种淋巴细胞性脉络丛脑膜炎病毒(lymphocytic choriomeningitis virus, LCMV)后,其体内出生的小鼠成年后再次接受LCMV攻击时不产生中和抗体。这大概是特异性免疫耐

受现象的最早报道。1945 年，Owen 首先报道了胚胎期接触同种异型抗原所致的免疫耐受现象。他观察到部分异卵双胎小牛呈现自然联体共生状态，且胎盘内血管相互融合、血液自由流通。出生后，两头小牛体内均存在带有两种不同血型抗原的红细胞嵌合体（chimeras），且互不排斥。更重要的是，他发现将其中一头小牛的皮肤移植给另一头小牛时，亦不产生排斥反应；但对来自无关小牛的植皮则会产生排斥反应。因此，表明这种耐受具有显著的抗原特异性。Peter Medawar 等猜想可能是在胚胎期接触同种异型抗原诱导产生了免疫耐受。为求证这一假设，1957 年，他将 CBA（H-2^k）品系小鼠的骨髓输给处于新生期的 A 品系（H-2^a）小鼠。然后，在 A 品系小鼠出生后第 8 周，进一步将 CBA 品系小鼠的皮肤移植给 A 品系小鼠，结果发现此植皮能长期存活，不被排斥，但来自无关品系 Balb/c 小鼠（H-2^d）的植皮则被排斥。该实验结果不仅证实了 Owen 观察到的现象和实验结果的正确性，而且进一步揭示了"当体内的免疫细胞处于早期发育阶段而尚未成熟时，可人工诱导对'非己'抗原产生免疫耐受"的理论。同时，Medawar 等学者的实验结果也为 MacFarlane Burnet 的克隆选择学说提供了重要证据。根据克隆选择学说，在胚胎发育期，机体内未成熟的自身反应性淋巴细胞由于受到自身抗原刺激，会发生克隆清除，从而形成对自身抗原的先天性免疫耐受。因为这项重要的开拓性研究，Burnet 和 Medawar 共同获得了 1959 年诺贝尔生理学或医学奖。

二、后天接触抗原导致的免疫耐受

机体不仅对胚胎期及新生期所接触的抗原会产生免疫耐受，一定条件下，机体后天接触到的某些抗原也可能诱导免疫耐受，其形成机制主要受抗原和机体两方面因素的影响。

（一）抗原因素

1. 抗原的类型及剂型

一般而言，可溶性、小分子、非聚合单体物质（如多糖、脂多糖、非聚合的血清蛋白等）常为耐受原；颗粒性、大分子蛋白质聚合物（如血细胞、细菌及丙种球蛋白聚合物等）为良好的免疫原，因为它们容易被吞噬细胞迅速摄取、加工、处理，并提呈给淋巴细胞，诱导免疫应答。由于天然可溶性蛋白中存在有单体（monomer）分子及多聚体（aggregate）分子，如直接用 BSA 蛋白免疫小鼠，可产生抗体。若先经高速离心去除其中的多聚体，再免疫小鼠，则易致免疫耐受，不产生特异性抗体。因为蛋白单体不易被 APC 摄取而提呈给 T 细胞，T 细胞也无法辅助 B 细胞产生相应抗体。可溶性抗原若与佐剂联合使用，则易于被 APC 摄取，并活化 APC，诱导免疫应答。

2. 抗原剂量对免疫耐受的影响

（1）低带耐受及高带耐受。1964 年，Mitchison 报道，在给小鼠注射不同剂量的牛血清白蛋白（BSA）时，高剂量（10^{-5}m）和低剂量（10^{-8}m）均不能诱导特异性抗体生成，而只有适宜剂量 BSA（10^{-7}m）才可诱导产生高水平的特异性抗体。他将这种因抗原剂量太高或者太低而引起的免疫耐受分别称为高带（high-zone）耐受及低带（low-zone）耐受。其原因可能是：抗原剂量过低时不足以激活 T 细胞及 B 细胞，从而不能诱导免疫应答。例如，在 T 细胞活化过程中，APC 表面必须存在 10～100 个相同的抗原肽 – MHC 分子复合物，并且与相应数目 TCR 结合后，才能诱导 T 细胞活化。此外，抗原剂量太高则易诱导应答细胞发生凋亡反应，或者诱导调节性 T 细胞生成，抑制免疫应答，从而也呈现为无应答状态。

(2) B 细胞耐受及 T 细胞耐受。一般而言，TI 抗原通常需更高剂量才能诱导 B 细胞耐受，而 TD 抗原则在低剂量时与高剂量时均可诱导免疫耐受。对此，我们将低剂量 TD 抗原诱导的 T 细胞免疫耐受称为低带耐受；将高剂量 TD 抗原同时诱导的 T 淋巴细胞、B 淋巴细胞免疫耐受称为高带耐受。T 细胞、B 细胞产生耐受所需抗原剂量明显不同：B 细胞形成耐受不但需要大的抗原剂量，而且发生缓慢（1~2 周）、持续时间短（数周）；而 T 淋巴细胞免疫耐受所需抗原剂量较 B 淋巴细胞小 100~10 000 倍，且发生快（24 小时内达高峰）、持续时间长（数月至数年）。

3. 抗原免疫途径

不同接种途径诱导免疫耐受的能力不同，从易到难分别为口服、静脉注射、腹腔注射、肌内注射、皮下或皮内注射。口服抗原易使肠道 $CD4^+$ T 淋巴细胞产生 IL-4 和 TGF-β，诱导抗原特异性 B 细胞产生 IgA，在黏膜局部发挥免疫效应，同时通过诱导 Treg 导致全身的免疫耐受。这种耐受分离（split tolerance）现象有其实用意义。相反，抗原经皮内或皮下免疫，会活化 APC，诱导免疫应答。但应该注意，同一种蛋白经不同部位静脉注射所致结果也不尽相同，例如：IgG 或白蛋白经门静脉注入可导致免疫耐受，而经周围静脉注入则易引起免疫应答。其机制可能是肝脏具有"生物过滤"作用，可使抗原解聚，使聚合抗原被肝内库普弗 Kupffer 细胞吞噬、降解，清除免疫原性较强的抗原部分，剩下非聚合抗原则继续进入外周血流或淋巴道，发挥耐受原作用。

4. 抗原持续存在

在无活化的 APC 提供共刺激信号时，单纯被自身抗原反复刺激的 T 细胞易发生活化后凋亡反应，导致对自身抗原的特异耐受。

5. 抗原分子量与表位特点

某种物质的免疫原性和耐受原性与其分子量分别呈正相关和负相关。例如：多聚鞭毛素（104 kD）、单体鞭毛素（40 kD）及由单体鞭毛素提取的"成分 A"（18 kD）三者免疫原性依次递减，而耐受原性则依次递增。此外，抗原表位密度越高，即抗原分子表面具有的相同表位越多，则其耐受原性越强。某些抗原表位对特定宿主可能更倾向于诱导免疫耐受，如以鸡卵溶菌酶（HEL）蛋白免疫 $H-2^b$ 小鼠所致的免疫耐受。现知由 HEL 的 N 端氨基酸构成的表位能诱导 Treg 细胞活化，而其 C 端氨基酸构成的表位则诱导 Th 细胞活化。因此，用天然 HEL 免疫，因 Treg 细胞被活化，抑制 Th 细胞功能，导致免疫耐受，不能产生抗体；如删除 HEL 的 N 端 3 个氨基酸，则丢失其活化 Treg 细胞的表位，从而使 Th 细胞活化，辅助 B 细胞应答产生抗体。这种能诱导 Treg 细胞活化的抗原表位，称为耐受原表位（tolerogenic epitope）。

（二）机体因素

个体对特定抗原的免疫应答或免疫耐受还受到机体免疫系统发育成熟状态、免疫功能状态、遗传背景及所属环境因素等多方面影响。

(1) 年龄及发育阶段。耐受的诱导与免疫系统发育程度有关，一般胚胎期最容易产生，新生期次之，而成年动物产生免疫耐受比较困难，且产生的免疫耐受也不持久。未成熟的免疫细胞与成熟的免疫细胞相比，更易发生免疫耐受，成熟的免疫细胞发生免疫耐受所需的抗原量较未成熟免疫细胞高 30 倍。在免疫系统尚未发育成熟的时期（胚胎期和新生期）静脉注射外来抗原能够诱导终身免疫耐受。由于新生儿的免疫系统远比新生小鼠的成熟，故人类出生后不久即可接种疫苗。

（2）生理状态。成年个体单独应用抗原诱导免疫耐受不易成功，但与免疫抑制措施联合应用则可诱导免疫耐受。常用的免疫抑制药物有抗 CD3、CD4、CD8 抗体等生物制剂，以及环磷酰胺、环孢素 A、糖皮质激素等。现已证明，这些药物与抗原联合应用可诱导免疫耐受，这也是同种异体器官移植术中用于延长移植物存活期的有效措施。另外，全身淋巴组织照射可破坏胸腺及外周淋巴器官中已成熟的淋巴细胞，造成类似于新生期的免疫状态，此时淋巴器官中重新生成的未发育成熟的淋巴细胞能被抗原诱导并建立持久的免疫耐受。

（3）遗传背景。诱导和维持免疫耐受的难易随动物种属、品系不同而异，大鼠和小鼠对诱导免疫耐受较敏感，不论在胚胎期或新生期均易诱导成功。兔、有蹄类及灵长类动物则仅在胚胎期较易诱导免疫耐受。同一种属不同品系动物诱导耐受的难易程度也各不相同。例如：0.1 mg HGG 即可使 C57BL/6 小鼠产生免疫耐受；但对 A/J 小鼠则需 1 mg；对 Balb/C 小鼠，即使 10 mg 也难以诱导免疫耐受。此外，某种遗传背景的个体也可能对特定抗原呈先天耐受，例如：一些个体对乙肝疫苗不产生抗体，就可能与其 MHC 遗传背景有关。

第二节 免疫耐受形成机制

免疫耐受按其形成时期的不同，可分为中枢耐受及外周耐受。中枢耐受（central tolerance）是指在胚胎期及出生后未成熟 T 淋巴细胞、B 淋巴细胞在中枢免疫器官遭遇自身抗原所形成的免疫耐受。外周耐受（peripheral tolerance）是指特定条件下成熟 T 淋巴细胞、B 淋巴细胞在外周免疫器官遭遇内源性或外源性抗原后产生的免疫耐受。两类免疫耐受的成因和机制均有所不同。

一、中枢耐受

造血干细胞分别在胸腺和骨髓发育分化为 T 细胞和 B 细胞。在输出到外周免疫器官之前，未成熟淋巴细胞要经历复杂的阴性选择过程，进行克隆清除并建立对自身抗原的免疫耐受。中枢免疫耐受机制对防止自身免疫至关重要。发育中的 T 细胞、B 细胞自身成分缺陷或胸腺及骨髓微环境基质细胞缺陷均可能令阴性选择发生障碍，导致该个体出生后易患自身免疫病。

（一）T 细胞中枢耐受的建立

在胸腺发育过程中，各 T 细胞 TCR V 区基因片段发生随机重排，使不同 T 细胞带有能够识别不同抗原的 TCR，其中有些 T 淋巴细胞也包含有能识别自身抗原的 TCR。如果其表达的 TCR 能与胸腺上皮细胞（thymic epithelial cell, TEC）或胸腺 DC 表面表达的自身抗原肽-MHC分子复合物呈高亲和力结合,将导致细胞凋亡,使相应细胞克隆被清除,此为克隆清除(clonal deletion)。CCR7缺陷可导致单阳性T细胞不能迁入髓质,而直接由皮质区输出到外周免疫器官,并且CCR7$^{-/-}$小鼠呈现明显的自身免疫倾向,提示T细胞阴性选择主要发生在髓质区。此外,部分自身反应性T细胞与对应的自身抗原结合后可发育为具有免疫抑制特性的调节性T细胞(Treg),称为自然Treg(natural Treg,nTreg)。T细胞表现出这些不同命运的原因可能与TCR信号强度有关,通常高强度信号易诱导细胞凋亡,而稍低强度的信号则更倾向于诱导生成nTreg。

自身抗原通常有两大类,一类是普遍存在于体内各组织细胞内的自身抗原(ubiquitous self-antigens),另一类为只存在于某些特定组织的特异抗原(tissue-specific antigen,TSA)。中枢免疫器官内正在分化发育的淋巴细胞是如何接触到组织特异抗原的?这一问题一直令人费解。有关自身免疫调节因子(autoimmune regulator,AIRE)的研究部分解开了这个谜团。自身免疫性多内分泌病-白色念珠菌病-外胚层营养不良症(autoimmune polyendocrinopathy-candidiasis-ectodermac dystrophy,APECED)是一种人类罕见的21号染色体q23.3区AIRE基因突变导致的隐性遗传病,其主要特征表现为多器官淋巴细胞浸润和各种组织特异性自身抗体生成。

值得注意的是,AIRE基因主要表达于胸腺,但它作为一种转录调控分子,可驱使很多原本仅在外周组织表达的自身抗原,如胰岛素、甲状腺球蛋白、腮腺蛋白等在胸腺髓质区上皮细胞(medullary thymic epithelial cells,mTEC)异位表达。这些异位表达的自身抗原可直接由mTEC提呈给胸腺T细胞,或者在mTEC凋亡后由胸腺DC摄取并交叉提呈给胸腺T细胞,进而诱导自身反应性T细胞的凋亡和克隆清除。AIRE基因缺陷可导致mTEC不能表达外周组织特异性抗原,针对这些自身抗原的T细胞就得以逃脱阴性选择的克隆清除,进入外周T细胞库,并引起自身免疫病。研究发现,AIRE基因敲除小鼠可出现类似于APECED患者的临床表现,但小鼠体内自身免疫表型较人类更轻,且涉及的自身抗原和靶器官与人类也不尽相同。研究表明,AIRE基因在外周淋巴器官有一定水平的表达,可能对外周免疫耐受也有一定作用,但作为转录调控分子,其表达水平受到严格调控。在mTEC中至少存在CD80lowMHCⅡlow和CD80highMHCⅡhigh两个亚群,而AIRE仅表达于终末分化的CD80highMHCⅡhigh亚群。髓质区三维结构的完整性对AIRE的表达至关重要,新鲜分离的mTEC在培养环境中可很快丧失AIRE表达能力,NF-κB活化非经典通路中的一些小分子(如RelB、NF-κB2、NIK、IKKα)缺失可导致髓质结构异常,也常伴有AIRE表达降低。

(二)B细胞中枢耐受的建立

阴性选择同样存在于B细胞发育过程中。在未成熟B细胞阶段,发育中的B细胞表面第一次表达功能性BCR复合物。当它们遭遇自身抗原时,若所表达的BCR能与自身抗原呈高亲和力结合,则可能导致细胞凋亡和克隆清除。但另有部分自身反应性B细胞,在受到自身抗原刺激后还可能重新启动免疫球蛋白基因重排,重排另外一个轻链基因,产生具有新BCR的B细胞克隆,不再对自身抗原产生应答,该过程被称为受体编辑(receptor editing)。

据估计,骨髓每天可产生大约2×10^7个BCR细胞,但输出至外周免疫器官的只有

2×10^6 个，阴性选择所致克隆清除是细胞大量丢失的主要原因。研究表明，成熟 B 细胞和未成熟 B 细胞在接受抗原刺激时表现出完全不同的反应，前者大量增殖，而后者却出现凋亡，从而建立 B 细胞中枢免疫耐受。Nemazee 和 Burki 通过干细胞基因转染技术，构建携带有抗小鼠 H-2k 分子抗体重链和轻链编码基因的获得性 BCR 转基因小鼠，再分别与有 H-2d 和 H-2d/k 遗传背景的小鼠交配，分析子代小鼠中与抗 H-2k 分子抗体编码基因相似的获得性 BCR 的表达情况，结果发现在不表达 H-2k 抗原的 H-2d 小鼠中，有 25%～50% 的外周成熟 B 细胞表达该转基因 BCR，并且能在活化后分泌大量 H-2k 分子特异性抗体。而在 H-2d/k 型小鼠体内，外周成熟 B 细胞均不表达该转基因 BCR，这一结果提示 H-2k 型小鼠自身表达的 H-2k 分子（抗原）导致了相应 B 细胞的克隆清除，表明克隆清除在 B 细胞中枢免疫耐受中有重要作用。

在 B 细胞中枢免疫耐受过程中，除了有克隆清除之外，还发生受体编辑，使部分 B 淋巴细胞成功避免因克隆清除引起的细胞凋亡，从而提高 B 细胞产生效率。研究人员在上述转基因小鼠实验中发现，实际上在 H-2d/k 型小鼠体内仍然存在相当数量的表达转基因 BCR 重链的 B 淋巴细胞，但其 BCR 轻链已经被小鼠本身的轻链基因所取代，从而使其识别抗原的特异性由针对自身抗原改变为非自身抗原。进一步研究表明，其主要机制是部分针对自身抗原的未成熟 B 淋巴细胞在受到相应抗原刺激后，可上调 RAG1 和 RAG2 表达，对其自身 Ig 编码基因发生再次重排，产生新的重链和轻链（主要是后者），从而改变 BCR 识别抗原的特异性，使之不再针对自身抗原，这一机制称为受体编辑。

研究发现，正常情况下受体编辑仅发生于骨髓中的未成熟 B 细胞，并且相当常见。受体编辑主要涉及轻链基因，但偶尔也涉及 BCR 重链。需要注意的是，这种受体编辑机制也进一步增加了机体内 BCR 的多样性，在某些情况下可导致不良后果。因为虽然通过受体编辑，成功改变了部分 BCR 识别抗原的针对性和特异性，但其自身反应性重链和轻链基因并不会因此而删除，在某些情况下这些自身反应性 Ig 基因还可能再次表达，导致这种 B 细胞可能就不是单一抗原特异性，而成为等位包容性（allelica included）B 淋巴细胞。此外，受体编辑过程中会产生 DNA 断裂，这对处于分裂过程中的 B 淋巴细胞将显著增加染色体转位或者 B 细胞肿瘤的发生概率。

二、外周耐受

虽然通过中枢免疫器官的阴性选择可以使绝大多数自身反应性淋巴细胞因发生凋亡而被清除，但实际上机体内仍有部分自身反应性 T 淋巴细胞、B 淋巴细胞，因胸腺或骨髓中不能有效表达自身抗原（如神经髓鞘蛋白）而导致不能被有效清除，最后输出至外周免疫器官。此时，机体外周免疫器官也可通过某些机制抑制自身反应性淋巴细胞被激活，从而维持自身免疫耐受。

（一）免疫忽视

免疫忽视（immunological ignorance）是 T 淋巴细胞、B 淋巴细胞因自身抗原表达水平低，或者 TCR 或 BCR 与自身抗原亲和力低而不能被有效激活的状态。此时，如果共刺激信号显著增强，或者自身抗原表达水平显著升高，这些"潜伏"的自身反应性淋巴细胞有可能被激活。

（二）活化诱导的细胞凋亡

自身反应性淋巴细胞在外周遭遇自身抗原后，高水平、持续的抗原刺激可导致 T 细胞被反复活化，并上调 Fas 及其配体 FasL 的表达水平，而 Fas 在结合自身或临近细胞表达的 FasL 后，将激活受体介导的细胞凋亡通路，称为活化诱导的细胞凋亡（activation-induced cell death，AICD）。此外，即使机体高水平自身抗原可导致 B 细胞受体广泛交联，但也会因为缺失由活化 T 淋巴细胞提供的辅助信号而发生凋亡。

（三）克隆失能或失活

自身反应性 T 细胞、B 细胞在外周免疫器官中可以克隆失能（clonal anergy）或失活（inactivation）状态存在。T 细胞克隆失能可由多种原因形成，最常见的是作用于自身反应性 T 淋巴细胞的自身抗原经由低表达共刺激分子的未成熟 DC 所提呈时，由于未成熟 DC 不能为 T 细胞活化提供第二信号，也不能产生 IL-12，从而导致 T 细胞不能充分活化，进入克隆失能状态。此类 T 细胞克隆即使后来有第二信号刺激也不会对抗原刺激发生反应。通常发生克隆失能的细胞也容易发生凋亡，从而被清除。但也有些细胞能长期存活，并且在外源性 IL-2 作用下进行克隆扩增，产生免疫应答，导致自身免疫病。

除了上述未成熟 DC 可诱导 T 细胞克隆失能之外，CTLA-4 和 PD-1 也参与了这一作用。虽然一般认为 CTLA-4 基因只表达于活化的 T 淋巴细胞，但研究发现 T 细胞在受到耐受原刺激后，会首先进入一个短暂的活化、增殖阶段，然后才转变为耐受状态，并且 CTLA-4 基因缺陷可在一定程度上阻碍由 CD28 基因缺陷引起的初始 $CD4^+$ T 细胞失能。因此，CTLA-4 基因可能直接参与了外周免疫耐受过程。激活 PD-1 可引起免疫抑制效应，但其基因缺失可导致自身免疫。针对 PD-L1 的抗体可以抑制由 PD-L1/PD1 相互作用导致的 T 细胞失能状态，提示 PD-1 也参与了 T 细胞失能的诱导与维持。

B 细胞针对胸腺依赖性抗原的应答需要 T 细胞辅助。如果自身抗原特异性 T 细胞处于失能状态，则对应的 B 细胞即使受到适宜抗原的刺激也不能被有效活化，从而呈现免疫无反应状态。失能 B 细胞寿命较短，因高表达 Fas 而易于凋亡。此外，以单体形式存在的可溶性抗原虽然能与 B 细胞表面 BCR 结合，但却不能使 BCR 发生交联反应，容易导致 B 细胞失能。因此，长期接触可溶性抗原是导致 B 细胞失能的原因之一。

（四）免疫调节细胞的作用

有多种免疫调节细胞在外周耐受形成过程中发挥重要作用。一类是调节性 T 细胞（Treg），包括自然调节性 T 细胞（natural Treg，nTreg）和诱导性调节性 T 细胞（inducible Treg，iTreg）。前者由胸腺细胞发育而自然产生，一般通过细胞间接触和分泌 IL-10、IL-35 及 TGF-β 等细胞因子发挥免疫抑制作用；后者由抗原诱导初始 $CD4^+$ T 细胞在外周免疫器官分化而成，主要通过分泌 IL-10 及 TGF-β 等细胞因子发挥免疫抑制功能。

1985 年，Sakaguchi 及其同事报道了一群删除后可导致多器官自身免疫损害，重新回输时又能够阻止自身免疫发生的 $CD4^+CD25^+$ 淋巴细胞，从而发现和开辟了 Treg 研究的新篇章。静息状态下，Treg 占外周 T 细胞总数的 5%～10%。2003 年，研究确定 FoxP3（forkhead box P3）是 Treg 细胞特异性转录调控因子，可直接控制 Treg 细胞的分化发育和生物学功能。FoxP3 过度表达可使 $CD4^+$ T 细胞获得类似 Treg 细胞的表型和功能，而基因突变或缺失则可导致 Treg 细胞数量减少和功能异常。FoxP3 作为转录因子，可上调 CD25、CTLA-4 和 GITR 的表达，同时抑制 IL-2、IL-4 和 IFN-γ 的表达。

此外，近年来还发现了多种其他类型的免疫调节细胞，如调节性 B 细胞（Breg）、调节性 DC 和髓源性抑制细胞（myeloid derived suppressor cell，MDSC）等，它们也可在外周免疫耐受维持中起一定作用。

（五）发生在免疫豁免部位的免疫耐受

脑及眼前房等特殊的免疫豁免部位（immunologically privileged sites）在接受同种异体组织移植时，通常不产生排斥反应，移植物可以长期存活。这种由免疫豁免部位引起免疫耐受效应的原因主要包括以下几个方面：①生理屏障（如血脑屏障）使效应性免疫细胞不能进入隔离部位，而隔离部位内的细胞亦不能进入淋巴循环及血液循环；②局部微环境诱导免疫偏离，促进 Th2 型细胞免疫反应而抑制 Th1 型细胞免疫反应；③通过表达 Fas 配体，诱导 Fas⁺ 的淋巴细胞凋亡；④产生以 TGF-β 为主的抑制性细胞因子，或者表达 PD-1 配体抑制 T 细胞免疫应答。

由于机体内针对免疫豁免部位自身抗原的自身反应性淋巴细胞依然存在，因此一旦这类抗原因外伤、感染等原因被释放出来，仍能高效诱导特异性免疫应答，使之成为自身反应性淋巴细胞攻击的作用靶点，如交感性眼炎。

此外，胎盘是一种更为特殊的免疫豁免部位，其形成的血胎屏障可将胎儿与母亲隔开，使携带有父方 MHC 基因的胎儿不被母体免疫系统所排斥。除物理隔离外，还有其他多种因素参与了母胎耐受的建立和维持，如绒毛膜滋养层细胞高表达 HLA-G 分子，通过与 NK 或杀伤性 T 细胞表面抑制性受体结合，抑制杀伤性免疫细胞的杀伤能力、抑制 T 细胞反应等。

（六）独特型网络的免疫应答自限性作用

BCR、TCR 的独特型决定簇可刺激机体产生抗独特型抗体，导致独特型阳性细胞被损伤甚至耗竭，导致免疫耐受；另外，这些抗独特型抗体还可与 TCR、BCR 上的独特型决定簇相互作用，阻碍其识别抗原肽，促进免疫耐受形成。

第三节　免疫耐受与临床医学

免疫耐受与多种临床疾病的发生、发展和预后密切相关。机体对自身抗原的生理性耐受丧失是发生自身免疫病的根本原因；另外，机体对肿瘤抗原和病原体抗原的病理性免疫耐受会阻碍正常免疫监视和免疫防御功能的有效发挥，从而导致肿瘤、慢性持续性感染等疾病发生、发展。临床实践中，对于肿瘤和慢性感染，希望通过打破病理性耐受、恢复正常免疫应答，最终杀伤肿瘤细胞或者清除病原体；而对于自身免疫病，则通常希望重建对自身抗原的生理性耐受，避免自身组织细胞损伤，维持正常生理功能。在器官移植中，如果能设法诱导机体产生抗原特异性免疫耐受，使受者的 T 淋巴细胞、B 淋巴细胞对供者器官组织内的特异性抗原不产生免疫应答，则可有效防止移植物被排斥。

一、诱导免疫耐受

（1）口服或静脉注射抗原。口服抗原可在肠道黏膜局部诱导特异性免疫应答，同时却可能抑制全身性免疫应答。例如，给小鼠喂饲碱性髓鞘蛋白（MBP）后，其肠道局部 $CD4^+$ T 细胞可产生 TGF-β 及 IL-4，诱导抗原特异性 B 细胞产生 IgA 类抗体，同时通过诱导 Treg 抑制全身免疫应答，抑制小鼠实验性自身免疫性脑脊髓炎（EAE）形成。类似的，在动物模型上，口服Ⅱ型胶原蛋白可抑制类风湿性关节炎的发生。然而，临床试验显示该策略的疗效非常有限。此外，静脉注射的可溶性蛋白抗原不易为 APC 摄取，且不能有效诱导抗原受体交联，故不仅不导致淋巴细胞活化，反而常引起免疫耐受。

（2）阻断共刺激信号。除抗原受体介导的信号，T 细胞、B 细胞活化均需要共刺激信号，通过阻断共刺激信号，可成功诱导形成对多种抗原的免疫耐受，如用 CTLA-4/Ig 融合蛋白阻断 CD80/86-CD28 分子间的相互作用，用抗 CD40L 抗体阻断 CD40-CD40L 分子间的相互作用，以及用 CD58/IgGl 融合蛋白阻断 CD2-CD58 的相互作用等。其中，CTLA-4/Ig 和 CD58/IgGl 已分别被批准用于类风湿性关节炎和银屑病的治疗，而 CD40L 抗体的临床研究则因可诱导血栓形成而终止。

（3）使用变构肽配体（altered peptide ligand）。对 T 细胞表位肽中与 TCR 直接接触部位的氨基酸进行替换，如此获得的变构肽能模拟表位肽与 MHC 分子形成复合物，并被 TCR 识别，但却不能有效启动 TCR 下游的信号转导和激活特异性 T 细胞。因此，它们有可能用作自身免疫病治疗的免疫分子。Glatiramer 是一种根据 MBP 中谷氨酸、丙氨酸、酪氨酸和组氨酸的组成比例而模拟构成的多肽类药物，临床应用能显著降低多发性硬化的复发率。

（4）诱导免疫偏离。很多情况下，自身免疫性组织损伤是由 Th1 或 Th17 细胞介导的，而 Th2 型应答具有保护作用。因此，使用一些细胞因子诱导免疫反应向 Th2 型偏离，可有效抑制 Th1 和 Th17 细胞的分化和功能，促进免疫耐受形成。

（5）过继输入抑制性免疫细胞。在体外扩增调节性 T 细胞，然后再输入到受者体内，有助于控制自身免疫。此外，临床前研究或临床试验结果显示，输入耐受性树突状细胞、巨噬细胞或间充质干细胞等，同样有利于免疫耐受的建立。

（6）骨髓和胸腺移植。在小鼠同种异型器官移植实验前，通过供者骨髓细胞输注等方法建立供、受者微嵌合体，可以诱导出稳定持久的免疫耐受状态。这一方法既可预防移植物抗宿主反应（graft versus host response，GVHR），又可延长移植物存活时间。在系统性红斑狼疮等自身免疫病患者中，伴随着多种自身抗原特异 T 细胞及 B 细胞的活化，造血微环境和造血干细胞被破坏。此时，给患者移植胚胎胸腺及骨髓，可部分建立正常的免疫调节功能，减轻或缓解自身免疫病。

二、打破免疫耐受

（1）检查点阻断（checkpoint blockade）。由 CTLA-4、PD-1 等负性免疫调控分子构成的免疫检查点（immune checkpoint）有助于防止过度应答导致的免疫损伤，但其不适当的活化也参与了肿瘤和慢性感染的发生。肿瘤免疫治疗的一项重要进展就是 CTLA-4 和 PD-1 阻断抗体的临床应用。大规模临床试验表明，约 15% 和 30% 的患者对 CTLA-4 和 PD-1 抗体治疗有良好反应。这类抗体已被批准用于转移性黑色素瘤等疾病的临床治疗。另有大量其他靶向免疫抑制性受体的抗体或小分子药物正处于不同临床试验阶段。

（2）激活共刺激信号。采用 GITR、4-1BB、CD40、OX-40 等共刺激分子的激动性抗体可以增强抗原特异性 T 细胞应答。

（3）抑制调节性 T 细胞功能。利用抗 CTLA-4 或 CD25 抗体，可以部分去除体内 Treg 细胞，增强免疫应答。此外，小鼠 Treg 细胞表达 TLR9，其相应配体（CpG）可逆转 Treg 细胞的抑制功能，增强抗肿瘤免疫效应。

（4）增强 DC 的功能。未成熟 DC 具有诱导免疫耐受功能，免疫佐剂（如 BCG）和 TLR 配体（如 TLR9 配体 CpG）可促进 DC 成熟，上调细胞表面 MHC Ⅱ 类分子和共刺激分子 B7 表达，使得耐受信号转变为激活信号。此外，在 DC 表达共刺激分子 CD27 的配体 CD70，可有效打破 $CD8^+$ T 细胞耐受，诱导具有保护作用的抗病毒免疫应答。

（5）细胞因子及其抗体的合理使用。IFN-γ 能促进 APC 表达 MHC Ⅱ 类分子，增强抗原加工、提呈能力。IFN-γ、IL-12 可促进 Th1 细胞生成，增强效应性 CTL 产生。GM-CSF 与其他细胞因子联合诱导粒/单核细胞生成，也可促进 DC 成熟，用于抗肿瘤免疫治疗。肿瘤细胞可产生 TGF-β，抑制免疫应答，因此，可用抗 TGF-β 抗体治疗肿瘤。

> **讨论**：在特异性抗原刺激下，抗原识别受体发生交联，可诱导成熟淋巴细胞活化和增殖，而类似的刺激却导致未成熟淋巴细胞发生凋亡，出现这种命运迥异的结果的原因和分子生物学基础是什么？

思考

（1）免疫耐受是指机体免疫系统对特定抗原的免疫无反应性。机体对自身抗原免疫耐受是免疫系统的重要特征，其形成的主要机制是什么？

（2）中枢免疫耐受对淋巴细胞的分化发育有重要意义，其主要发生机制是什么？

（3）T 淋巴细胞、B 淋巴细胞主要在胸腺、骨髓等中枢免疫器官内发育成熟，这些中枢免疫器官是怎样打破自身抗原表达组织特异性，从而实现对全身多种组织对应抗原形成免疫耐受的？其主要机制是什么？

（4）调节性 T 淋巴细胞主要包括诱导调节性 T 细胞和自然调节性 T 细胞两大类，其发生机制和作用特点有哪些异同？

（5）免疫应答和免疫耐受之间的关系是什么？在临床疾病诊疗中有何重要意义？

（6）免疫细胞正常的产生、活化、增殖、分化、发育、衰老、死亡等过程是维持机体免疫平衡、保持正常免疫功能的重要基础，因此，免疫细胞调节功能不光只有活化，也有抑制和死亡。实现这种良好免疫调节功能的主要机制有哪些？

（7）免疫耐受和免疫缺陷都是机体的一种特殊免疫状态，其主要表现和发生机制有哪些差别和相同点？

单项选择测试题

1. 对人而言，最易诱导耐受的时期是（　　）。
   A. 老年期　　　　B. 青年期　　　　C. 儿童期　　　　D. 新生儿期
   E. 胚胎期

2. 关于免疫耐受的描述错误的是（　　）。
   A. 不同于免疫缺陷
   B. 只能在中枢免疫器官内发生
   C. 不同于药物引起的对免疫系统的普遍抑制
   D. 一般情况下不影响适应性免疫应答整体功能
   E. 具有免疫特异性，只对特定抗原不应答

3. 最易诱导免疫耐受的抗原刺激途径通常是（　　）。
   A. 腹腔注射　　　B. 静脉注射　　　C. 肌内注射　　　D. 皮下注射
   E. 口服

4. 外周免疫耐受机制不包括（　　）。
   A. 免疫忽视　　　B. 克隆清除　　　C. 免疫缺陷
   D. 免疫豁免作用　E. 克隆无能及不活化

5. 低剂量的 TD 抗原（　　）。
   A. 只能诱导 B 细胞产生免疫耐受
   B. 只能诱导 T 细胞产生免疫耐受
   C. 不能诱导 T 细胞和 B 细胞产生免疫耐受
   D. 可诱导 T 细胞和 B 细胞产生免疫耐受
   E. 只能诱导 B 细胞产生免疫耐受，不能诱导 T 细胞免疫耐受

6. 自身应答性 T 细胞经胸腺阴性选择后可导致（　　）。
   A. 克隆无能　　　B. 克隆消除　　　C. 高带耐受　　　D. 免疫忽视
   E. 耐受分离

7. 对 B 细胞中枢免疫耐受形成的描述错误的是（　　）。
   A. 经克隆消除所致　　　　　　B. 可在骨髓中发生
   C. 未成熟 B 细胞遇自身 Ag　　D. 仅在胚胎发育期发生
   E. 需与自身 Ag 高亲和力结合

8. T 细胞和 B 细胞形成免疫耐受的规律是（　　）。
   A. B 细胞形成耐受性出现较早，维持时间较长
   B. T 细胞形成耐受性出现较早，维持时间较长
   C. B 细胞形成耐受性出现较早，维持时间较短
   D. T 细胞形成耐受性出现较早，维持时间较短
   E. T 细胞、B 细胞形成耐受性所需时间和耐受性维持时间大致相同

9. 自身应答性 T 细胞与相应组织特异性抗原并存的状态称为（　　）。
   A. 高带耐受　　　B. 耐受分离　　　C. 免疫忽视　　　D. 克隆无能

E. 克隆消除
10. 对机体免疫耐受诱导是否成功的描述正确的是（　　）。
   A. 只有在胚胎期才能诱导形成免疫耐受性
   B. 免疫耐受性的建立与动物的种属品系无关
   C. 免疫细胞功能越不成熟，越易于建立免疫耐受性
   D. 免疫细胞功能愈完善，愈容易形成免疫耐受性
   E. 只有在应用免疫抑制剂条件下，才能形成免疫耐受性

（施桥发）

第十六章 免疫调节

免疫系统功能的正常发挥和维持有赖于对免疫细胞激活状态和免疫分子活化水平的有效调控。在长期进化过程中，机体免疫系统形成了多系统参与、多水平调控的调节机制，以适度控制免疫应答激活水平，保持内环境稳定。我们把这种调控机制称为免疫调节（immune regulation）。免疫调节是指免疫分子和免疫细胞之间，以及免疫系统与机体其他系统之间相互协调、相互制约的调节作用。作为一种生理功能，无论是免疫应答出现的对自身成分的耐受，还是对"非己"抗原的排斥现象，都是在免疫调节机制控制下产生的。免疫调节贯穿了免疫应答全过程，由多种免疫分子、多种免疫细胞和机体多个组织系统共同参与完成。在免疫系统内部，免疫调节广泛参与了自身免疫病、肿瘤、超敏反应或感染等疾病的发生、发展过程。因此，利用免疫调节机制开发针对性干预措施，可用于相关疾病的诊断、治疗与预防。

第一节 免疫分子的免疫调节作用

抗原、抗体、补体、细胞因子及膜表面分子等多种免疫分子均具有免疫调节作用。

一、抗体或免疫复合物对免疫应答的调节作用

（一）免疫复合物的免疫调节作用

某些免疫复合物（immune complex，IC）能够通过激活补体进一步形成抗原-抗体-补体复合物，这两种复合物可与FDC表面Fc受体和补体受体相互作用，产生正向或者负向免疫调节效应。一方面，通过这种方式，可以给B细胞持续提供抗原刺激，诱发免疫应答。如果参与形成IC的是IgM，还可以通过激活补体C3d片段进一步与抗原共价结合，形成Ab-Ag-C3d复合物，再通过B细胞表面CD21分子识别C3d的方式，形成BCR与C3d分子的交联，从而增强B细胞活化效应。另一方面，IC也可以通过以下机制对体液免疫应答产生负反馈调节作用：①促进吞噬细胞对抗原的吞噬、清除，降低抗原对免疫细胞的刺激作用，减少抗体生成；②特异性IgG抗体可以与BCR竞争性结合相应抗原，抑制抗原对特异性B细胞克隆的刺激与活化；③通过IC中的抗原成分与BCR结合，同时抗体Fc段与同一B细胞表面FcγRⅡb（CD32B）结合，使BCR与抑制性受体交联，产生抑制效应，终止B细胞增殖、分化和抗体生成。参与这种抑制受体交联的也可以是抗BCR分子的抗体。因此，在抗体生成过程中，不断用血浆交换法去除抗体，可增加抗体生成的总量。

（二）独特型抗体的免疫调节作用

独特型抗体也称抗抗体，主要通过增强或削弱第一抗体 Ab1 的免疫应答来调节机体免疫功能。另外，由于独特型抗体具有与原始抗原表位相同或相似的结构特点，且通常不具有原始抗原所携带的潜在毒性。因此，对不适合在体内直接免疫注射的抗原或者不易大量生产制备的抗原，均可用独特型抗体代替，此时独特型抗体可成为一种更加特异和安全的免疫干预手段。

二、细胞因子介导的反馈调节

细胞因子是体内免疫调节网络的重要组成部分，广泛参与免疫细胞的分化、发育、增殖、活化等过程，具有重要的免疫调节功能。大多数细胞因子可在各种感染、应激或者损伤条件下被诱导快速表达。因此，免疫细胞也常常通过调控细胞因子表达的方式来行使免疫调节功能。如巨噬细胞可通过 Toll 样受体与相应病原体相关模式分子结合，激活 NF-κB 和 MAPK 相关信号途径，表达 IL-1、IL-6 和 TNF-α 等多种促炎因子，引起炎症反应，并清除病原体。然而，过量的炎症介质又可导致不同程度的局部或全身反应性疾病，如 LPS 可引起的内毒素休克，致全身多器官衰竭。因此，为保持自身内环境稳定，机体免疫系统会启动相应调节机制，抑制炎症介质的释放，终止炎症反应。

在不同生理或病理环境下，细胞因子可显示不同免疫调节效应，且不同细胞因子之间存在相互协同或者相互制约作用，在体内形成复杂的网络，精密调控免疫应答。TNF-α、IFN-γ 等可促进 APC 表达 MHC 分子，增强抗原提呈能力，从而促进 T 细胞活化。IL-2、IL-4、IL-5、IL-6 等则可促进 T 淋巴细胞、B 淋巴细胞活化、增殖与分化。IL-12、TNF-α 可促进 CTL 活化及其细胞毒作用。相反，IL-10、TGF-β 等则明显抑制单核-巨噬细胞与 T 淋巴细胞活化、增殖。除此之外更重要的是，CK 可通过调控 Th 细胞的分化方向和免疫应答类型，从而发挥重要的免疫调节作用。IFN-γ 可促进 Th0 向 Th1 分化，并抑制其向 Th2 分化。IL-4 则相反，可促进 Th0 向 Th2 分化，并抑制其向 Th1 分化。而 Th1 和 Th2 细胞又可以分别进一步分泌 IFN-γ 和 IL-4，从而增强其自身分化、发育的优势。因此，IFN-γ 和 IL-4 呈现出鲜明的彼此相互制约的免疫调节效应。

三、补体对免疫应答的调节作用

补体活化后产生的裂解片段可以通过以下三个途径上调免疫应答反应：①C3b、C4b 和 iC3b 结合中性粒细胞或巨噬细胞表面相应受体 CR1、CR3 或 CR4，发挥调理作用，促进吞噬细胞对病原微生物的吞噬杀灭作用；②APC 通过膜表面 CR2 与 Ag–Ab–C3b 复合物结合，提高抗原提呈效率；③C3d、iC3b、C3dg 及 C3b–Ag–Ab 复合物等与 B 细胞表面 CR2（CD21）结合，促进 B 细胞活化。

正常情况下，补体系统自身也存在抑制补体系统过度活化的负反馈调节机制，从而在保证机体有效启用炎症反应、调理作用和补体介导的细胞毒作用，有效清除病原体的同时，严格控制补体活化的强度和持续时间，防止无节制的大量消耗，也避免补体对自身组织和细胞的损伤。

四、免疫细胞表面活化性受体和抑制性受体的免疫调节

(一) 免疫细胞活化信号转导的调控

免疫细胞的信号转导涉及蛋白质磷酸化和去磷酸化的复杂调控过程，分别由蛋白激酶和蛋白磷酸酶催化完成，并由此参与细胞活化或抑制信号的传递。两者调控作用相反且可以相互转化。

一个免疫细胞中同时存在胞内段携带有免疫受体酪氨酸激活基序（ITAM）的活化性受体和胞内段携带有免疫受体酪氨酸抑制基序（ITIM）的抑制性受体，并由此构筑两种相互对立的信号转导途径。在细胞信号转导过程中，活化性受体的 ITAM 通常招募游离于胞浆中的蛋白酪氨酸激酶（protein tyrosine kinase，PTK）转导启动活化信号；而抑制性受体的 ITIM 则招募游离于胞浆中的蛋白酪氨酸磷酸酶（protein tyrosine phosphatase，PTP）转导抑制信号并终止活化信号。

正常情况下，ITIM 的招募和激活往往只发生在免疫细胞经 ITAM 激活并行使功能之后（图 15-3），两类受体间呈生理性反馈调节特征，通过这种方式，既可保证正向信号能充分发挥作用，活化免疫细胞并行使功能，又能通过负向信号，在一定时空范围内使免疫应答保持适当强度。

(二) 各种免疫细胞的抑制性受体及其反馈调节

1. 共刺激分子对 T 细胞增殖的反馈调节

共刺激分子与其相应配体的结合是 T 细胞活化第二信号的主要来源。在共刺激分子家族成员中，有的可发挥正向激活作用，有的行使负向调节功能。

在 CD28 家族中，能够激活 T 细胞的共刺激分子是带有 ITAM 的 CD28 分子；对 T 细胞具有抑制作用的共刺激分子主要是胞内段带有 ITIM 的 CTLA-4 和 PD-1 等。CTLA-4 的配体为 CD80/CD86；PD-1 的配体为 PD-L1/PD-L2。因 CD80/CD86 和 PD-L1/PD-L2 均表达在 APC 表面，而且 CD28 与 CTLA-4 的配体都是 CD80 和 CD86，所以两者存在一定竞争性抑制关系。由于 CD28 呈组成型表达，而 CTLA-4 一般在 T 细胞激活后约 24 小时被诱导性表达，因此在免疫应答早期 CD80/CD86 与 CD28 结合产生活化信号。但在免疫应答晚期，由于 CTLA-4 与 CD80/CD86 结合的亲和力明显高于 CD28，当 CTLA-4 表达增高时，CTLA-4 就会优先结合 CD80/CD86，使原有激活信号被 CTLA-4 传递的抑制信号所取代，从而产生对 T 细胞活化的负反馈调节效应。PD-1 与 PD-L1/PD-L2 相互作用也可导致活化 T 细胞的失活。上述反馈机制体现了免疫调节的两个重要规律：有激活就有抑制；先激活，后抑制。这种针对已出现的高强度特异性免疫应答的下调机制，有助于防止过度免疫应答，也与随着免疫应答的进展，诱发免疫应答的抗原被逐步清除而无须高强度免疫应答。

2. B 细胞通过 FcγRⅡb 实施对特异性体液应答的反馈调节

BCR 可产生抗原识别信号，是 B 细胞活化性受体。FcγRⅡb 是 Fc 受体家族中胞内段带有 ITIM 的抑制性受体，可通过与 BCR 交联对 B 细胞发挥抑制作用。参与发生交联反应的既可以是抗 BCR 的 IgG 抗体（又称抗抗体），也可以是抗原-抗体复合物。抗抗体的抗原结合部位识别并结合 BCR 分子，而 Fc 段则与同一 B 细胞表面的 FcγRⅡb 结合，从而实

现抑制性信号转导。抗原-抗体复合物介导的抑制效应则是由抗原-抗体复合物中的抗原表位被 BCR 识别并结合，而抗体部分（IgG）以其 Fc 段结合 FcγRⅡb，从而启动和转导抑制信号，产生 B 淋巴细胞抑制效应。

3. 杀伤细胞抑制性受体调节

NK 细胞受活化性和抑制性受体的调控。

4. 其他免疫细胞的调节性受体

肥大细胞表面也存在抑制性受体 FcγRⅡb，并通过与肥大细胞活化性受体 FcεRⅠ交联，发挥负向调节作用。

人类 $V_\gamma9V_\delta2$ 型 γδT 细胞可识别来自细菌、支原体和寄生虫的磷酸化代谢产物和宿主细胞在应激状态下表达上调的某些蛋白分子，激活后通过穿孔素、颗粒酶途径杀伤靶细胞。此类 γδT 细胞的抑制性受体为 CD94/NKG2A（同 NK 细胞），可实施负反馈调节。

第二节　免疫细胞的免疫调节作用

免疫细胞可以通过分泌细胞因子或相互之间直接接触，从而实现对免疫应答的调控，维持正常免疫功能和机体内环境稳定。

一、调节性 T 细胞的免疫调节作用

调节性 T 细胞（Treg）能下调免疫应答水平、维持自身免疫耐受、抑制自身免疫病的发生、在肿瘤和自身免疫病的治疗，以及克服器官移植排斥反应等方面具有重要应用前景。Treg 的免疫调节机制主要包括以下几个方面：①表达高亲和力 IL-2 受体，竞争性消耗 IL-2，导致 T 细胞凋亡，发挥免疫抑制作用；②Treg 活化后，抑制其他类型 T 细胞的正常代谢；③Treg 通过细胞间直接接触，发挥对靶细胞的抑制作用；④分泌抑制性细胞因子如 TGF-β、IL-10 和 IL-35 等，抑制细胞活化与增殖；⑤以穿孔素、颗粒酶 B 依赖方式杀伤 APC 或效应 T 细胞，抑制免疫应答；⑥通过减弱共刺激信号及抑制抗原提呈作用等方式对 APC 进行负向调节。

二、Th1、Th2 和 Th17 的免疫调节作用

Th1 和 Th2 是效应 T 细胞，但也具有免疫调节作用。Th1 细胞可产生 IFN-γ，上调细胞内 T-bet（Th1 亚群专一性转录因子）的表达。T-bet 进一步促进 IFN-γ 基因转录，抑制 IL-4 基因转录；相反，Th2 细胞可产生 IL-4，激活 Th2 亚群专一性转录因子 Gata-3。后者促进 IL-4 基因转录，抑制 IFNG 基因转录。机体通过 IFN-γ 和 IL-4 表达水平的调控，实现对 Th1 和 Th2 细胞数量和比例的相互控制。

Th17 分泌大量 IL-17A、IL-17F 和 IL-22，通过诱导中性粒细胞局部浸润和炎症效应，在清除胞外病原体及抗真菌感染中发挥重要的作用。Th17 分泌的细胞因子可作用于多种免疫或非免疫细胞，发挥免疫调节作用，在自身免疫病和组织炎症的发生过程中发挥重要作用。

三、B 细胞的免疫调节作用

B 细胞作为 APC，在免疫应答的启动、抗原识别阶段均参与了免疫调节过程，在免疫应答后期可通过生成的抗体进一步发挥免疫调节作用。B 细胞具有很强的抗原识别、加工和提呈能力，特别是其表面具有针对特定抗原的高亲和力抗原识别受体（BCR），可以弥补其他 APC 在抗原浓度极低时提呈能力不足的缺点，显示出对免疫应答的正向有效调节作用。

调节性 B 细胞（regulatory B cell，Breg）是一类可分泌 TGF-β 和 IL-10 的重要免疫调节细胞，在关节炎、多发性硬化等炎症性疾病的免疫调节中发挥关键作用。研究发现 CD19$^{-/-}$ 小鼠 B 细胞对抗原刺激信号呈低反应性，但在给予髓鞘少突胶质细胞糖蛋白（myelin oligodendrocyte glycoprotein，MOG）多肽致敏后，中枢炎症细胞因子 IFN-γ 分泌显著增加，并加重脑脊髓炎和接触性超敏反应的发病程度。2007 年，人们又陆续发现 MS 患者体内 B 细胞分泌 IL-10 显著减少，而采用抗 CD20 的单抗去除 B 细胞后可显著增加溃疡性结肠炎发病程度，这些实验均表明机体内存在一群具有免疫调节功能的 B 淋巴细胞。2008 年，Duke 大学的 Tedder 教授将其命名为 B10 细胞。虽然对于其表型和分类目前尚有争议，但人们基本认为其主要表面标志为 CD19$^+$IgM^{high}CD1d^{high}CD5$^+$CD24$^+$IL-10$^+$，在小鼠体内可能包括 T2-MZP Breg（transitional type 2 marginal zone precursors，T2 型边缘 B 细胞前体）、B10 和 B$_{killer}$ 三个群体。它们均表达 IL-10，但是在来源、表型和功能上有一定差异。目前发现，人类主要含有 B10 类记忆样 Breg 和未成熟 Breg 两大类。

调节性 B 细胞发挥免疫调节作用的机制主要有六种：①分泌 IL-10 调节。Th1/Th2 平衡（1a）、诱导 FoxP3$^+$Treg 和 Tr1 分化（1b）、抑制巨噬细胞（1c），抑制炎症级联反应。②分泌 TGF-β1，诱导效应 T 细胞凋亡。③直接或作为二级 APC，抑制活化的 CD4$^+$T 细胞。④以 β2 微球蛋白依赖的方式（MHC I 和 CD1d）招募 Treg 亚群（CD8$^+$T 细胞和 NKT 细胞）。⑤分泌 IgG 和 IgA，中和可溶性因子（5a），通过 IgG/FcγRIIB 抑制 DC/巨噬细胞的活化（5b）以及清除含有潜在自身抗原的凋亡细胞（5c）。⑥Breg$_{killer}$ 通过 FasL–Fas 机制杀伤 CD4$^+$Teff 细胞，实现免疫调节。

四、调节性 DC（iDC）

作为专职抗原提呈细胞的主力军，DC 提呈抗原激活 T 细胞的作用是巨噬细胞的数百倍。但 DC 同样是一个异质性群体，在诱导和维持免疫耐受过程中有重要作用的 DC 通常被称为调节性 DC（regulatory DC）或者耐受性 DC（tolerogenic DC），在维持肠道耐受、肿瘤免疫耐受、母婴耐受等方面起关键作用。其作用机制主要为：①分泌 IL-13、IL-10、TGF-β 等抑制性细胞因子，抑制 CTL、Th1 细胞、NK 细胞功能；②通过 TGF-β 诱导 Treg 生成；③表达抑制性膜分子（PD-L1、PD-L2、CD103）和抑制性酶［精氨酸酶、吲哚胺 2，3-双加氧酶（IDO）］等，诱导耐受。IDO 可作用于色氨酸，使之分解为犬尿酸，从而直接抑制免疫细胞，使其停滞在 M1 期；或者诱导 Treg 生成，介导免疫耐受。高表达 IDO 的 DC 亚群有 CD8α$^+$DC 和 CD103$^+$DC 两大类。前者在诱导耐受和抗原交叉提呈中有一定作用；后者是小肠黏膜固有层特有 DC，除了表达 IDO 之外，还表达 TGF-β，在维持肠道自稳和诱导口服耐受方面发挥关键作用。

五、M2 型巨噬细胞的免疫调节作用

巨噬细胞是一类具有可塑性和多能性特点的细胞群体，根据其活化状态和功能的不同，可将其分为 M1 和 M2 两个类型。

M1 型巨噬细胞可分泌促炎性细胞因子和趋化因子，具有专职抗原提呈功能，通常参与正向免疫应答，发挥免疫防御和监视作用；M2 型巨噬细胞抗原提呈能力较弱，主要通过分泌 TGF-β 和（或）IL-10 等抑制性细胞因子，下调免疫应答，发挥重要的免疫调节作用。肿瘤微环境会诱导巨噬细胞转化为肿瘤相关巨噬细胞（M2），在肿瘤免疫逃逸中发挥重要作用。

六、髓系来源免疫抑制性细胞

髓系来源免疫抑制细胞（myloid-derived immune suppressor cells，MDSCs/MISCs）发现于 1987 年，是由骨髓中不成熟髓系细胞（immature myeloid cells，IMCs）生成的一类 $Gr1^+$ $CD11b^+$ 异质性细胞群体。正常情况下，IMCs 仅一过性存在并很快分化为单核 – 巨噬细胞、粒细胞等，成为二级淋巴细胞；而在肿瘤、炎症和感染的情况下，可导致 IMCs 分化不充分，保留未成熟表型并在肿瘤和外周免疫器官富集、显著扩增。MDSCs 可通过产生精氨酸和反应性氧中间产物（如 iNOS、NO 等），对 NK、CTL、B 细胞，特别是 T 细胞的抗肿瘤效应产生显著抑制作用，也可抑制 DC 成熟，促进肿瘤局部 M2 细胞分化，产生免疫抑制作用。此外，MDSCs 还可通过在肿瘤局部表达分泌 TGF-β1 和基质金属蛋白酶（matrix metalloproteinases，MMP），发挥促进肿瘤转移、侵袭的功能。

另外，还有其他多种细胞，如 $CD8^+CD28^-$ T 细胞、Qa-1 限制性 $CD8^+$ Treg、NK、NKT、γδT 细胞等，也具有免疫调节功能。

第三节 其他形式的免疫调节作用

一、活化诱导的细胞死亡对效应性免疫细胞的调节

（一）活化诱导的细胞死亡的调节作用和机制

Fas 又称 CD95，是一种普通表达的受体分子。其广泛出现在包括淋巴细胞在内的多种细胞表面，一旦与配体 FasL（CD95L）结合，即可启动细胞死亡信号转导，最终引起细胞凋亡，但 FasL 通常只在活化的 T 淋巴细胞、NK 细胞中大量表达。因此，活化的效应 T 淋巴细胞可通过其 FasL 与靶细胞表面 Fas 分子作用，攻击靶细胞，产生特异性免疫保护作用。但由于 T 细胞在增殖、活化过程中同样也会高表达 Fas 分子，因此这种作用方式也会对临近的效应 T 细胞产生凋亡激活作用，起免疫抑制效应。人们把这种免疫细胞活化并发挥免疫效应后诱导的自发性细胞凋亡称为活化诱导的细胞死亡（AICD）。AICD 是一种高度特异的生理性反馈调节，通常仅针对被抗原活化并发生克隆扩增的免疫细胞，其目的是保持抗原特异淋巴细胞克隆处于一定数量范围。由于 B 细胞在活化、增殖、分化过程中也

会增加 Fas 表达，所以 AICD 同样可诱导活化的 B 细胞凋亡。因此，AICD 是一种针对活化 T 淋巴细胞、B 淋巴细胞的自杀程序。当抗原逐渐被清除后，这一过程可有效减少效应 T 淋巴细胞、B 淋巴细胞生成数量，下调机体针对特异性抗原的免疫应答水平，起到免疫保护作用。所以，淋巴细胞一旦被激活，实际上也就同时为自身死亡创造了条件。此外，NK 细胞也可以通过 AICD 机制发挥免疫调节作用。

（二）AICD 失效引发的临床疾病

AICD 的发生有赖于正常的 Fas 和 FasL 结构，一旦 Fas 或 FasL 基因发生突变，可因其产物结构异常而无法相互结合，不能启动死亡信号转导，失去反馈调节作用。例如，对受到自身抗原持续性刺激的淋巴细胞克隆，这种反馈调节无效就相当于细胞增殖失控，导致自身反应性淋巴细胞大量增殖活化，产生高水平自身抗体，呈现出严重的全身性自身免疫反应。Fas 和 FasL 基因突变，可见于 gld 及 lpr 基因突变型系统性红斑狼疮自发小鼠。人类相应的疾病被称为自身免疫性淋巴细胞增生综合征（autoimmune lymphoproliferative syndrome，ALPS）。该病患儿可出现大量淋巴细胞扩增、淋巴结和脾脏肿大，并有中性粒细胞减少和溶血性贫血等症状，因此，检查患儿是否存在 Fas 和 FasL 基因突变，可用于本病的临床诊断。

二、神经-内分泌-免疫系统的相互作用和调节

机体是一个有机的整体，免疫系统行使功能时，往往与其他系统，特别是神经和内分泌系统发生相互作用。例如，紧张和精神压力可加速免疫相关疾病的进程，内分泌失调也可影响免疫性疾病的发生和发展。

神经-内分泌系统和免疫系统调节网络是通过细胞因子、神经肽、神经递质、内分泌激素，及其与各自的受体相互作用而形成的。

淋巴组织和淋巴器官也受到相应的神经支配。神经细胞及内分泌细胞能够分泌多种细胞因子（如 IL-1、IL-2、IL-6、TNF-α 等）直接作用于免疫细胞。同时，几乎所有免疫细胞均能表达皮质类固醇、甲状腺素、雄激素、雌激素、胰岛素、生长激素等内分泌激素受体和神经递质受体，因此，内分泌细胞和神经细胞可通过分泌内分泌激素或神经递质作用于免疫细胞，发挥免疫调节功能。

另外，免疫细胞可通过分泌 IL-1、IL-6、TNF-α 等细胞因子作用于神经元或内分泌细胞，也可以通过分泌激素或神经肽如促肾上腺皮质激素、促甲状腺激素、生长激素、脑啡肽等调控神经-内分泌系统。

在手术、烧伤、失血等应激情况下，机体会启动针对创伤的防御性免疫应答。在有些情形下，过度的免疫应答可能导致器官、组织的损伤，甚至影响到全身各脏器的功能，常见的包括急性呼吸窘迫综合征、急性肾功能不全、脓毒血症等。此时过多的炎症因子刺激下丘脑-垂体-肾上腺皮质轴系及交感神经-肾上腺髓质系统，生成更多糖皮质激素。后者扩散进入淋巴细胞内，并与相应受体结合进入细胞核，抑制促炎因子的基因转录，促进抗炎细胞因子基因表达，从而产生抗炎作用，抑制过度炎症反应。因此，糖皮质激素引起的免疫抑制，一方面可保护机体免受更严重的免疫损伤，另一方面也会降低机体对病原体的抵抗力和免疫力，容易引起感染或肿瘤的发生。

三、免疫应答的遗传控制

针对某一特定抗原的刺激,不同个体内呈现的免疫应答强弱可存在明显差异,表明免疫应答受遗传背景的严格控制。MHC 基因多态性是控制和影响免疫应答水平的主要遗传因素。由于 T 细胞具有 MHC 限制性抗原识别特征,只识别由 MHC Ⅰ 类分子或 MHC Ⅱ 类分子提呈的抗原,因此 MHC 分子基因多态性可制约控制 T 细胞的活化。由于不同个体所携带的 MHC 等位基因类型有所差异,表达的 MHC 分子结合特定抗原肽的能力也不相同,不同个体间产生免疫应答的强度也可有较大差异。

自然选择也会在群体水平上参与免疫调节。群体中的一些个体更适应所处的环境,其体内参与调节机体免疫应答水平及影响免疫应答过程的优势基因,会在长期的自然选择压力下得到保留,使得这些基因在人群中的频率增加,从而整体提高人群对环境的适应能力。

思考

(1) 免疫调节作用是在免疫应答过程中完成的,它与免疫应答、免疫耐受在概念上有哪些联系和区别?

(2) 免疫调节是机体实现免疫功能的重要途径,其主要生物学意义是什么?

(3) 抗体是机体免疫应答的重要产物,也是免疫调节过程的重要参与者,其参与免疫调节的主要机制有哪些?

(4) 细胞因子具有广泛的免疫调节作用,在免疫细胞分化发育和功能发挥过程中具有重要意义,其参与免疫调节的主要机制有哪些?

(5) 补体是机体固有免疫系统的重要组成部分,但也与适应性免疫应答有重要联系,其参与免疫调节的主要机制有哪些?

(6) 细胞的活化或者抑制均受到生物学信号通路的严密调控,不同功能的受体经活化后可介导截然不同甚至相反的生物学功能。机体免疫细胞的激活性受体和抑制性受体有哪些?

(7) T 淋巴细胞受抗原刺激活化后,可进一步分化发育为不同类型的效应性 T 淋巴细胞,其主要调节机制是什么?有什么生物学意义?

(8) 不同 B 细胞克隆产生的 Ig 分子中 V 区结构不同,具有一定的免疫原性,可形成独特型,并且这一特征也存在于 BCR 和 TCR 中,在独特型表位刺激下,可生成抗独特型抗体,而该独特型抗体又具有 V 区,也存在一定的独特型特征,从而形成独特型网络。怎样理解独特型网络调节过程?其生物学意义有哪些?

(9) 神经、内分泌、免疫系统之间存在复杂的相互调控关系,怎样理解这种调控对机体在维持正常功能或者参与某些疾病发生中的生物学意义?

单项选择测试题

1. 为增强杀伤细胞内寄生病原体，可采取的免疫调节策略是（　　）。
   A. 使用 IL-4　　　　B. 使用 IL-10　　　　C. 使用 IFN-γ　　　　D. 使用 IL-2
   E. 使用 IL-1

2. 抗体对 B 细胞的负反馈调节作用（　　）。
   A. 与抗体浓度无关　　　　　　　　　B. 与抗体类别无关
   C. 与抗体特异性无关　　　　　　　　D. 与抗体完整性有关
   E. 与抗体激活补体的能力有关

3. 关于自然调节 T 细胞的描述错误的是（　　）。
   A. 呈现 $CD4^+CD25^+$　　　　　　　B. 需双信号激活
   C. 在胸腺中天然存在　　　　　　　　D. 组成性高表达 IL-2Rα
   E. 行使抑制功能只需细胞因子参与

4. 对适应性调节 T 细胞描述错误的是（　　）。
   A. 通常存在于外周免疫器官且由 Ag 诱导产生
   B. 可从自然调节性 T 细胞分化而来
   C. 可由其他初始 T 细胞分化而成
   D. 其激活一般不需 CD28 与 B7 结合提供共刺激信号
   E. 发挥功能时无须特定的细胞因子参与

5. 属于 B 细胞和肥大细胞共有的抑制性受体是（　　）。
   A. KIR　　　　B. PD-1　　　　C. FcγRⅡB　　　　D. CTLA-4
   E. CD94/NKG2A

6. 关于 ITAM 的描述错误的是（　　）。
   A. 基本结构为 YxxL/V
   B. 该分子也称为免疫受体酪氨酸激活基序
   C. 其活化有赖于 Src-PTK 激活后提供磷酸根
   D. 位于免疫细胞激活性受体胞内段
   E. 活化后可招募游离于胞浆中带 SH2 结构域的 PTP

7. 关于 ITIM 的描述错误的是（　　）。
   A. 基本结构为 I/VxYxxL
   B. 也称为免疫受体酪氨酸抑制基序
   C. 其活化有赖于 Src-PTK 激活后提供磷酸根
   D. 位于免疫细胞抑制性受体胞内段
   E. 活化后可招募游离予胞浆中带 SH2 结构域的 PTK

8. 可以在 NK 细胞和 CTL 表面同时存在的抑制性受体是（　　）。
   A. CTLA-4　　　　B. PD-1　　　　C. FcγRⅡB　　　　D. KIR
   E. CD94/NKG2A

9. 独特型－抗独特型网络的作用是（　　）。
   A. 使 NK 细胞明显被激活
   B. 使 Ag 与 Ab 形成复合物
   C. 使抗体不受抑制地产生
   D. 使免疫应答处于稳定状态
   E. 妨碍致敏 T 细胞与抗原的结合

10. 关于免疫复合物（IC）的免疫调节作用，描述错误的是（　　）。
    A. 免疫应答初期，IgM 类抗体形成的 IC 有增强免疫应答的作用
    B. 免疫应答后期，IgG 类抗体形成的 IC 有抑制免疫应答的作用
    C. 免疫应答后期，IgG 类抗体形成的 IC 有增强免疫应答的作用
    D. IC 引起 B 细胞的 BCR 与 FcR 交联，抑制 B 细胞的活化与增殖
    E. IC（抗原量多、抗体量少时）与 APC 表面的 FcR 结合，增强 APC 的功能

（施桥发）

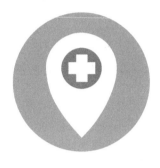

第四编 | 免疫病理

第十七章 超敏反应

超敏反应（hypersensitivity）是指致敏机体再次受到某些抗原刺激时，发生的以生理功能紊乱或组织细胞损伤为主要表现的特异性、病理性免疫反应，又称变态反应（allergy）。根据超敏反应发病机制和临床特点的不同，可将其分为 Ⅰ、Ⅱ、Ⅲ、Ⅳ 四种类型。

第一节　Ⅰ型超敏反应

Ⅰ型超敏反应（hypersensitivity Type Ⅰ）也称速发型超敏反应（immediate hypersensitivity），是由 IgE 介导的超敏反应。其特点为发生快、消散快，易引起生理功能障碍，具有明显的个体差异和遗传倾向。

一、Ⅰ型超敏反应的主要致病物质

（一）抗原

抗原也称为过敏原，是一类可特异性激活机体淋巴细胞，诱导 IgE 生成，导致 Ⅰ 型超敏反应的物质。常见过敏原包括四类：①吸入性过敏原。如尘螨、花粉颗粒、真菌菌丝、昆虫毒液、孢子、动物皮毛和尿液等。②食用性过敏原。如鸡蛋、乳制品、鱼、虾、螃蟹、贝类等海产品蛋白，以及花生等坚果。③药物或化学性过敏原。如青霉素、头孢菌素、喹诺酮类、磺胺类、普鲁卡因、酒精、阿司匹林、碘、血液制品、造影剂等。④接触性过敏原。如紫外线、辐射线、化妆品、金属饰品、洗发水、染发剂、肥皂、洗洁精等。

（二）IgE 及其受体

变应原刺激机体后，特异性 IgE 的产生是 Ⅰ 型超敏反应发生的前提。IgE 主要来源于呼吸道和消化道黏膜下浆细胞。正常人血清中 IgE 浓度很低，为 $0.1 \sim 0.9$ mg/L；而在发生 Ⅰ 型超敏反应的患者体内，血清 IgE 浓度可高达正常值的 $1\,000 \sim 10\,000$ 倍。机体在一定浓度过敏原的持续刺激下，抗原提呈细胞首先将变应原加工提呈给 $CD4^+T$ 细胞，并使之活化；随后 Th 细胞通过分泌 GM-CSF、IL-4 等细胞因子，以及 $CD40^-CD40L$ 相互作用提供 B 细胞活化第二信号，辅助性抗原特异性 B 淋巴细胞被活化，并分化发育为浆细胞，合成 IgE。

IgE 重链 Fc 受体（FcεR）有两种类型：一种是由 1 条 α 链、1 条 β 链和 2 条 γ 链组成的 FcεR Ⅰ，仅存在于肥大细胞和嗜碱性粒细胞，为 IgE 高亲和力受体。α 链是触发过敏反应的关键部位，包括胞外区和穿膜区。胞外区含有 2 个免疫球蛋白样结构域，其中近膜端

Ig 样结构域是 IgE Fc 段结合区域。β 链是一种 4 次穿膜的抗原性受体，N 端和 C 端均在胞内，包括穿膜区和胞内区，N 端含有特征性脯氨酸，C 端含有 ITAM。β 链可通过提高酪氨酸激酶活性和钙离子内流强度放大由 γ 链介导的 Syk 酪氨酸激酶活化效应，但其本身几乎不能直接传导由 FcεR I 交联产生的活化信号。γ 链与 TCR δ 链属于同一家族成员，以同型二聚体形式存在，含有胞外区、穿膜区和胞内区 3 个部分。胞外区以二硫键形式将 2 条 γ 链连接在一起，胞浆区带有 ITAM 基序，FcεR I 发生交联后可被激活，转导细胞活化信号。虽然 β 链和 γ 链均带有 ITAM，但两者受不同类型的酪氨酸激酶活化而介导信号传导。啮齿类动物只有 αβγ2 结构型 FcεR I，而人类细胞表面，可同时存在 αβγ2 和 αγ2 两种组成形式的 FcεR I，且均具有激活造血细胞功能。αβγ2 主要存在于肥大细胞和碱性粒细胞，αγ2 主要存在于单核细胞和树突状细胞，但两者也可以同时在一个细胞上表达，并且表达比例也可因个体差异而不同。由于 β 链具有信号放大作用，因此，两种不同结构型受体表达比例对 IgE 通过 FcεR I 介导的免疫反应大小有重要影响。最近有报道人皮肤朗格汉斯细胞上也有 FcεR I 表达。另一种是以 FcεR II 为代表的低亲和力 IgE 受体，广泛分布于 B 细胞、单核巨噬细胞、嗜碱性粒细胞、NK 细胞、树突状细胞、朗格汉斯细胞和血小板。其胞外区含有可溶性 CD23 结构和蛋白酶作用位点，胞内区不含有 ITAM，因此不能转导激活信号，通常对机体 IgE 表达起负反馈调节作用。

（三）肥大细胞、嗜碱性粒细胞和嗜酸性粒细胞

肥大细胞是一种骨髓髓系祖细胞来源的粒细胞，但只有当它们的前体细胞迁移到血管组织或浆膜腔等最终定居部位，才能完成分化、成熟。肥大细胞是具有较长存活期的非增殖型免疫组织细胞，但在适当的刺激条件下，可再次进入细胞周期并复制增殖。肥大细胞可大量表达 FcεR I，广泛分布于与外界环境相接触的机体各部位，如皮肤、呼吸道和消化道黏膜。肥大细胞主要释放三种因子：激活因子（IFN-γ、TNF-α、IL-1、IL-4、IL-5、IL-6 等）、抑制因子（TGF-β、IL-10 等）和趋化因子（如：T 淋巴细胞趋化因子 CCL1、CCL2、CCL17，单核/巨噬细胞趋化因子 CCL2、CCL3、CCL7、CCL8、CCL9、CCL20，嗜酸性粒细胞趋化因子 CCL7、CCL11，等等）。颗粒中预先储存的过敏性介质包括组胺、肝素和 5-羟色胺等。由激活的肥大细胞新合成的过敏性介质有前列腺素 D2、白三烯、趋化因子、血小板活化因子等。

嗜碱性粒细胞也来源于骨髓髓系祖细胞，在骨髓中分化成熟后进入血液，主要分布在外周血液循环，但数量相对较少。嗜碱性粒细胞也高度表达 FcεR I，在超敏反应和免疫调节中也起着重要作用。在过敏原刺激下，嗜碱性粒细胞 FcεR I 发生交联反应，合成并分泌组胺、IL-4 和 IL-13 等炎症介质，同时激活 Th2 细胞亚群，刺激 B 细胞产生更多 IgE，使机体处于更为敏感的致敏状态，促进 I 型超敏反应发生。

嗜酸性粒细胞来源于骨髓髓样前体细胞，其增殖和分化以多能造血干细胞为基础。嗜酸性粒细胞在外周血中数量相对较少，占外周血白细胞 0%～4%，绝对值为 0.05×10^9/L～0.45×10^9/L；主要分布在骨髓、胸腺、乳腺、子宫、呼吸道、肠道和脂肪组织内。嗜酸性粒细胞在瑞氏染色下可见细胞质中含有粗大的嗜酸性颗粒，折光性强，排列均匀、紧密，呈砖红色或者鲜红色。颗粒内有碱性蛋白、嗜酸性阳离子蛋白、嗜酸性神经毒素和嗜酸性过氧化物酶等成分。嗜酸性粒细胞容易破裂，破裂后颗粒物释放到细胞周围，可形成

无色透明的梭形夏科-莱登结晶（Charcot-Leyden crystal）。嗜酸性粒细胞从骨髓循环到组织的迁移过程涉及嗜酸性粒细胞与内皮细胞之间的相互作用。活化的嗜酸性粒细胞还能产生大量的细胞因子、趋化因子和脂质介质，如IL-3、IL-4、IL-5、IL-13、GM-CSF、肿瘤坏死因子-α、干扰素、LTC4、LTC5等。

二、发生机制

（一）致敏阶段

变应原首次进入人体后，激活特异性B淋巴细胞，并使之转化为浆细胞，分泌大量变应原特异性IgE。由于IgE为亲细胞性抗体，因此，可通过其Fc段与肥大细胞、嗜碱性粒细胞表面IgE Fc受体结合。在超敏反应发生过程中，由于血清中的IgE半衰期仅为2.5天，具有分解率高、合成率最低、血清含量低的显著特点，难以发挥足够的抗原中和作用；而细胞结合状态下的IgE半衰期可延长至8～14天，这种存在状态的改变不仅大大增加了特异性IgE在体内的潴留时间，同时也促使机体形成了对特定过敏原敏感的致敏肥大细胞和嗜碱性粒细胞，从而使机体处于致敏状态。这种致敏状态可持续数月甚至更长时间，但如果身体不再接触过敏原，致敏状态也会逐渐消失。

（二）激发阶段

致敏个体一旦再次接触同一变应原，变应原将与致敏肥大细胞和嗜碱性粒细胞表面特异性IgE结合，诱导IgE受体交联，并通过其C端ITAM的磷酸化激活Syk和Fyn蛋白酪氨酸激酶，形成脱颗粒初始信号，启动细胞激活过程。

（三）效应阶段

激活的肥大细胞、嗜碱性粒细胞和嗜酸性粒细胞合成并释放组胺、白三烯、前列腺素E2等多种过敏性生物活性介质，发挥过敏效应。

（1）组胺（histamine）。组胺是一种由组氨酸脱羧酶（histidine decarbox ylasc，HDC）催化L-组氨酸脱羧而生成的血管活性胺类化合物，广泛存在于人体组织中，其中肥大细胞中组胺含量最高，其也存在于肺、肝及胃的黏膜组织内，发挥激发超敏反应、激发炎症反应、促进胃酸分泌和影响中枢神经传导等生物学功能。组胺分子量很小，正常情况下与肝素结合，非活性状态下储存于肥大细胞和嗜碱性粒细胞颗粒之中，是参与I型超敏反应快速时相的最重要过敏性介质。组胺的激活依赖于其相应的H1～H4等4种G蛋白偶联受体。H1受体属于7螺旋跨膜G蛋白偶联受体超家族，具有单胺类神经递质的共同特征。H1受体主要分布于皮肤黏膜的血管内皮细胞和平滑肌细胞，也广泛分布于中枢和外周神经级末梢，广泛参与炎症反应、血管调节、认知功能调节、睡眠、饮食节律调控、肥胖等生物学反应过程。H1受体活化后，可激活磷脂酶C（PLC）、水解1，4，5-磷脂酰二磷酸盐，生成甘油二酯（DAG）和三磷酸肌醇（IP3），激活细胞内钙离子通道，活化氮氧化合物合成酶，生成NO和鸟苷酸环化酶（cGMP），同时引起钾离子通道开放，导致超极化。通过这些生物学过程，引起血管扩张，导致局部组织水肿；同时也可引起支气管平滑肌收缩，导致呼吸道狭窄、呼吸困难。H1受体活化也可激活磷脂酶A2（PLA2），形成花生四烯酸（AA），促进前列腺素E2、白三烯合成，参与I型超敏反应晚期相效应。H2受体与 cAMP 系统偶联，主要分布于胃壁细胞及血管平滑肌细胞，具有促进胃酸分泌及毛细血管扩张等作用。H3 受体主要存在于大脑皮层细胞、支配外周器官的自主神经末梢等神经系统，也存在于肥大细胞等非神经系统细胞，主要具有抑制组胺合成和释放等功能。H4 受体主要表达于肺、骨髓、脾脏、小肠等器官及 T 淋巴细胞、嗜酸性粒细胞、嗜碱性粒细胞、肥大细胞和树突状细胞，在组胺抑制多种器官缺血再灌注损伤和炎症反应中发挥重要作用。

（2）细胞因子。Th1/Th2 免疫失衡是超敏反应发生的重要机制之一，其中 Th2 免疫应答占主导地位。Th2 细胞主要产生 IL-4、IL-5、IL-6、IL-8、IL-10、IL-13 等。IL-4 是 Th2 细胞转化的必需因子，可促进 T 细胞、B 细胞增殖，诱导 FcεR I 和 FcεR II 表达，刺激血管内皮细胞高表达黏附分子。IL-5 可协同 IL-4 刺激 B 细胞合成 IgE，诱导嗜酸性粒细胞的激活、增殖、分化与募集。IL-13 不仅可以诱导 B 细胞增殖和分化，促进 IgE 的合成和分泌，还可以激活嗜酸性粒细胞，促进呼吸道黏膜上皮细胞分泌黏液。肿瘤坏死因子 - α 与 IL-2、IL-4、IL-5 具有协同作用，通过诱导血管内皮细胞黏附因子的过度表达，促进嗜酸性粒细胞的黏附、迁移、聚集和脱颗粒，增强其细胞毒作用。IL-17 能诱导嗜碱性粒细胞、中性粒细胞、上皮细胞、内皮细胞、成纤维细胞表达IL-6和CXCL8，后者进一步促进中性粒细胞介导的炎症反应。但也有研究认为 IL-17 可通过抑制 DC 分泌趋化性细胞因子 CCL11 和 CCL17，降低超敏反应发生的严重程度。Treg 细胞可通过分泌 IL-10 和 TGF-β，抑制 Th2 细胞分泌 IL-3、IL-4、IL-5 和 IL-13 等细胞因子，抑制 IgE 生成，从而间接抑制超敏反应性炎症。Treg 也可通过直接抑制肥大细胞、嗜碱性粒细胞和嗜酸性粒细胞的效应，以及诱导 IgG4 和 IgA 生成等机制抑制 I 型超敏反应。此外，GM-CSF 可诱导粒细胞和巨噬细胞增殖分化，延长嗜酸性粒细胞存活时间。嗜酸性粒细胞趋化因子可通过 CCR3 介导 EOS 浸润和脱颗粒，促进 I 型超敏反应。INF-γ可激活巨噬细胞，促进 Th1 细胞分化，抑制 I 型超敏反应。

（3）脂类介质。半胱氨酰白三烯（CysLTs）中的 LTD4 可通过与呼吸道平滑肌细胞上的受体结合，产生强烈的平滑肌收缩效应，是参与 I 型超敏反应快速期和晚期相反应的重要介质。血小板激活因子（PAF）在与细胞膜上的 PAF 受体结合后，通过 G 蛋白偶联、激活磷脂酶 C，使钙离子释放，同时引起血小板细胞骨架重组，活化血小板，导致血管收缩、通透性增加和微循环障碍。此外，PAF 还具有趋化和激活嗜酸性粒细胞和中性粒细胞的功能。前列腺素 D2（PGD2）受体可广泛分布于平滑肌和多种炎性细胞。PGD2 通过 DP1 受体、CRTH2 受体和 TP 受体发挥作用，可引起强烈的支气管收缩和血管通透性增加效应。

（4）其他。组织蛋白酶 G（cathepsin G，CG）是一种存在于中性粒细胞嗜天青颗粒中的一种丝氨酸蛋白酶，可通过上调肿瘤坏死因子 - α 和白细胞介素 - 8 参与炎症反应。嗜酸性粒细胞过氧化物酶（eosinophil peroxidase，EPX）是嗜酸性粒细胞胞浆大颗粒的主要成分，主要通过调节组胺的分化发挥生物学效应。嗜酸性粒细胞阳离子蛋白（ECP）是由活化嗜酸性粒细胞释放的一种强碱性蛋白，具有细胞毒性，能促进组胺释放。

三、基本过程

根据Ⅰ型超敏反应效应作用发生的速度和持续时间，可将其分为快速相反应和延迟相反应。快速相反应通常发生在接触过敏原后的几秒钟内，其主要过程是过敏原与致敏肥大细胞和嗜碱性粒细胞表面 IgE 抗体特异性结合，导致 IgE 分子交联，触发释放多种过敏性介质，主要是组胺和前列腺素，导致血管扩张、血管通透性增加、平滑肌收缩和腺体分泌增加。血小板激活因子、嗜酸性粒细胞趋化因子和中性粒细胞趋化因子进一步增强了这种反应。延迟相反应是快速相反应的延续，常发生在接触过敏原刺激后的 2～4 小时，其免疫学特点是呈现嗜酸性粒细胞、嗜碱性粒细胞、中性粒细胞和 Th2 细胞等炎性淋巴细胞聚集。激活的肥大细胞可释放大量组胺，促进 Th2 淋巴细胞产生 IL-5，并分泌多种细胞因子，导致单核细胞和中性粒细胞进一步浸润。Ⅰ型超敏反应的基本过程和发生机制如图 17-1 所示。

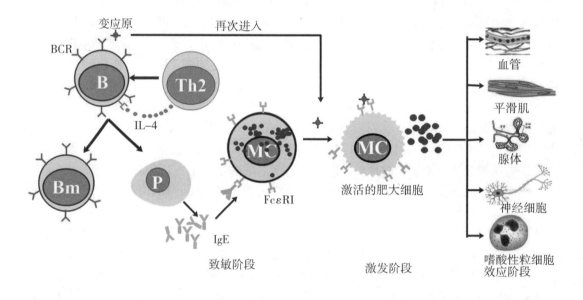

图 17-1　Ⅰ型超敏反应的基本过程和发生机制

四、临床常见病

（1）药物过敏性休克是最严重的Ⅰ型过敏性疾病之一。临床上由青霉素类药物引起的过敏性休克较为常见，但也可见于头孢菌素类、生物制剂、麻醉剂等药物。约 50% 发生在用药后 5 分钟内，80%～90% 发生在用药后 30 分钟内。由于毛细血管扩张和有效循环不足，导致血压下降，脑组织缺氧，从而在短时间内进展为休克。另外，呼吸平滑肌强烈收缩可导致支气管痉挛、喉水肿和肺水肿，加重休克死亡风险。

（2）过敏性鼻炎为呼吸道常见过敏反应之一，通常由吸入性过敏原所致，其中，螨类最常见，其次是花粉。其病理表现为鼻黏膜水肿、血管扩张、腺体分泌增多。急性期临床症状以流鼻涕、阵发性打喷嚏、大量水样鼻涕和鼻塞为特征。延迟相反应主要表现为持续性鼻塞和嗅觉减退。

（3）过敏性哮喘也是一种常见的呼吸道过敏反应，通常与过敏性鼻炎有关。大约80%的儿童哮喘和50%以上的成人哮喘属于过敏性哮喘。急性期由于下呼吸道平滑肌的收缩、黏膜水肿、腺体分泌增多，导致气道狭窄，可表现为阵发性喘息、呼吸困难、胸闷咳嗽。晚期炎症细胞浸润增多，使呼吸道上皮细胞损伤，呈现气道高反应性。反复发作的过敏性哮喘可进一步导致细胞增殖、气道重塑和不可逆性气道损伤。

（4）急性过敏性荨麻疹是一种常见的皮肤和黏膜急性过敏性炎症。发病速度极快，患者呈全身瘙痒，并出现大小不一的搔抓性风团。风团可合并成大面积皮损，或者地图样损害。其病程通常不超过6周，80%不超过2天。

五、防治原则

（一）寻找过敏原，避免再次接触

临床工作中通常可通过详细询问病史，结合过敏原皮肤点刺试验或体外血清特异性IgE检测，查找、发现过敏原，并对患者进行健康指导，避免再次接触。如对尘螨过敏，可加强室内除螨预防；对季节性花粉过敏，则通过尽量减少外出或戴口罩，避免接触过敏原；此外，还可以通过避免食用海鲜、严禁使用特定药物等方式防止发生过敏反应。

（二）免疫治疗

对于已确定过敏原的患者，可利用小剂量过敏原提取物在一定间隔时间内反复、多次刺激机体，提高其对此类过敏原的耐受性，从而控制或减轻过敏症状。该疗法是目前唯一能通过免疫调节作用改变过敏性疾病自然过程的病因疗法。以往人们认为这种方法的效应机制是变应原诱导机体产生封闭抗体，从而抑制变应原与IgE结合。但近年来认为，其作用机制是抑制Th1细胞向Th2细胞转化，以减少Th2细胞因子生成。目前，临床研究结果证实，该疗法对花粉和尘螨过敏患者有较好疗效。

（三）药物治疗

1. 生物活性介质拮抗剂

第一代抗组胺药物如氯苯那敏、苯海拉明、赛庚啶，以及第二代抗组胺药如氯雷他定、西替利嗪等，均能与组胺竞争H1受体，并阻断其生物学效应。此外，某些抗组胺药物也有抗炎作用，如依巴斯汀。

2. 糖皮质激素

可通过与相应受体结合，抑制炎症介质的产生和释放，抑制抗体生成，并直接舒缓呼吸道平滑肌，从而发挥强大的抗炎作用，在严重Ⅰ型变态反应性疾病的治疗中发挥着不可替代的作用。长期全身使用糖皮质激素治疗，可出现胃肠道反应、骨质疏松、免疫力下降等副作用，现已开发出相对安全的局部皮质类固醇药物来治疗呼吸道过敏反应性疾病。例如，糠酸莫米松喷鼻剂或吸入器、丙酸氟替卡松鼻喷剂或吸入器等。

3. 生物活性介质合成和释放的抑制剂

（1）非甾体抗炎药，如双氯芬酸钠、吲哚美辛、对乙酰氨基酚和阿司匹林等，可抑制环氧合酶，从而抑制PGD2和白三烯的产生。

(2) 肾上腺素、异丙肾上腺素和沙丁胺醇等 β2 受体激动剂，可选择性或者非选择性地与呼吸道靶细胞膜上 β2 受体结合，从而激活兴奋性 G 蛋白，激活腺苷酸环化酶（CAMP），发挥松弛平滑肌的治疗效应。此外，β 受体激动剂还能抑制中性粒细胞和肥大细胞释放炎症介质。肾上腺素还可收缩外周毛细血管，升高血压，在过敏性休克的抢救中起着重要作用。

(3) 色酮类药物，如色甘酸钠，可稳定肥大细胞的细胞膜，防止其脱颗粒。

(4) 抗白三烯药物，如孟鲁司特和扎鲁司特，可通过阻断半胱氨酰白三烯受体，发挥治疗作用。

4. 生物疗法

(1) 抗 IL-5 和 IL-5α 的单克隆抗体。瑞利珠单抗和美波利单抗均能抑制外周血和气道中的 EOS 聚集。贝那珠单抗（Benalizumab）是一种抗 IL-5α 的 IgG1 型单克隆抗体，可与嗜碱性粒细胞和嗜酸性粒细胞表面 IL-5 受体 α 亚基呈较高亲和力结合，从而抑制嗜酸性粒细胞增殖并诱导其凋亡。

(2) 抗 IgE 人源化单克隆抗体。奥马珠单抗（奥马珠单抗）是首个人源化抗 IgE 单抗，可通过下调 IgE Fc 区的高亲和力受体表达，抑制肥大细胞、嗜碱性粒细胞和树突状细胞的激活，抑制 I 型超敏反应。

第二节　II型超敏反应

II 型超敏反应又称细胞毒型或者溶细胞型超敏反应，是一种以细胞溶解或组织损伤为主的病理性免疫反应。其主要机制是抗细胞表面和细胞外基质抗原的特异性 IgM 或者 IgG 类抗体与相应的抗原结合后，通过经典途径激活补体，产生补体介导的细胞毒作用；同时活化吞噬细胞，引起条理性吞噬效应，以及由 NK 细胞介导的 ADCC 等机制引起的超敏反应。

一、发生机制

(一) 诱发 II 型超敏反应的靶抗原

参与 II 超敏反应的靶抗原来源广泛，包括正常组织细胞、改变的自身组织细胞，以及发生抗原或表位结合修饰的自身组织细胞。II 超敏反应靶抗原来源大致有 4 类：第一种是存在于血细胞表面的 HLA 抗原、ABO 血型抗原、Rh 抗原等同种异型抗原。第二种是由病原体感染或理化因素引起的自组织细胞和细胞外基质抗原发生变化而致的抗原。第三种是共同抗原，如链球菌细胞壁成分与关节组织、心脏瓣膜之间的共同抗原。第四种是因结合在自身组织细胞表面的抗原-抗体复合体或药物而形成的抗原。红细胞、白细胞和血小板是最主要的靶细胞。

(二) 靶细胞损伤机制

当细胞表面抗原刺激机体产生相应的 IgG 或者 IgM 类抗体时，抗体将与细胞膜上的相应抗原结合，形成抗原-抗体复合物，并通过激活补体和效应细胞，产生溶解和杀伤靶细胞或改变靶细胞的功能等病理性生物学效应。

1. 补体介导的细胞溶解

抗体与靶细胞表面抗原结合后，经补体活化的经典激活途径形成膜攻击复合物（MAC），导致靶细胞溶解。该作用方式也是Ⅱ型超敏反应的主要机制。

2. 调理作用介导的吞噬细胞杀伤

吞噬细胞可通过其表面 FcγR，以 IgG 为中介，以抗体介导的调理作用吞噬杀伤靶细胞；另外，吞噬细胞也可通过其表面 CR1 或者 CR3 结合补体活化过程中产生的 C3b、iC3b、C4b 等裂解片段，以补体介导的调理性吞噬作用方式杀伤靶细胞。

3. ADCC 方式介导的细胞毒作用

NK 细胞、单核-巨噬细胞和中性粒细胞可以通过其表面的 FcγR 受体，结合与靶细胞表面抗原结合的 IgG 类抗体，激发 ADCC，杀伤靶细胞。

4. 炎性损伤

补体活化过程产生的 C3a 和 C5a 可活化、募集中性粒细胞和巨噬细胞，释放溶酶体酶和活性氧等生物活性物质，产生炎症反应，导致组织损伤。

二、临床常见疾病

Ⅱ超敏反应的靶细胞分布广泛，可发生于全身多个器官系统，尤其是血液系统中。

（一）输血反应

多发生在 ABO 血型不匹配的输血过程中。当供者和受者 ABO 血型不匹配时，供者红细胞表面血型抗原即可与受者血清中的天然血型抗体（IgM）结合，从而激活补体，引起以红细胞溶解为主要表现的输血反应。对反复进行的输血治疗，即使 ABO 血型匹配，也可能会由于其他抗原刺激，诱导体内产生抗血小板或抗白细胞抗体，引起非溶血性输血反应。

（二）新生儿溶血症

Rh$^-$ 母亲可因分娩、输血、流产等多种原因受到 Rh$^+$ 红细胞表面抗原的刺激，刺激母体产生抗 Rh 抗原的 IgG 抗体及记忆 B 淋巴细胞。当母亲再次妊娠血型为 Rh$^+$ 的胎儿时，母亲体内记忆 B 淋巴细胞可被迅速激活，生成 IgG 类抗 Rh 抗体，后者通过胎盘进入胎儿体内激活补体，引起胎儿红细胞溶解，导致死产、流产或新生儿溶血。为防止 Rh$^-$ 母亲再次妊娠时发生新生儿溶血反应，可在母亲初次分娩 72 小时内给母亲注射抗 Rh 抗体，提前触发Ⅱ型超敏反应，使分娩过程中进入母体的 Rh$^+$ 红细胞在激活 B 淋巴细胞之前即被清除。此外，需要注意的是，母子间 ABO 血型不合也可诱发新生儿溶血，但症状相对轻微。

（三）药物过敏性血细胞减少症

部分药物（如磺胺、青霉素、非那西丁、奎尼丁、安替比林等）虽然为半抗原，本身不具有免疫原性，但在与血细胞膜表面蛋白或者血浆蛋白结合后可获得免疫原性，并刺激机体产生针对该药物的特异性抗体，从而使与药物结合的血细胞、粒细胞或血小板被溶解。机体内形成的药物特异性抗体也可与药物结合，形成可溶性抗原-抗体复合物，然后通过血细胞表面 FcγR 或 CR1 介导的调理作用或者免疫黏附作用，使血细胞被清除，导致药物引起的溶血性贫血、粒细胞减少症或血小板减少性紫癜等疾病。

（四）自身免疫性溶血性贫血

机体可因对某些病毒的慢性感染（如流感病毒、EB 病毒）或长期使用某些药物（如甲基多巴）而导致自身红细胞膜表面成分改变，从而激活机体 B 淋巴细胞，产生针对自身红细胞的 IgG 抗体，并进一步激活补体，导致红细胞被溶解和破坏，诱发自身免疫性溶血性贫血。

（五）肺出血-肾小球肾炎综合征

在病毒、药物和有机溶剂作用下，机体肺泡基底膜受到损伤，并诱导产生针对基底膜非胶原区蛋白的 IgG 类抗体，进一步激活补体，通过补体介导的细胞毒作用和调理性吞噬作用破坏组织细胞，导致肺出血和肾小球肾炎。

（六）毒性弥漫性甲状腺肿

毒性弥漫性甲状腺肿又称 Graves 病。在正常情况下，来自脑垂体的促甲状腺激素（TSH）通过与甲状腺上皮细胞表面相应受体结合，刺激甲状腺上皮细胞合成和分泌甲状腺素。当机体甲状腺素分泌过多时，又通过脑垂体负反馈调节减少促甲状腺素生成，降低甲状腺素生成量，从而使机体甲状腺素维持在正常水平。在 Graves 病患者体内，机体生成抗 TSH 受体的 IgG 类自身抗体，并与 TSH 受体高亲和力结合，持续刺激甲状腺上皮细胞合成和分泌甲状腺素，导致甲状腺功能亢进。

（七）重症肌无力

正常情况下，来自神经系统的乙酰胆碱可结合存在于神经-肌内接头处的乙酰胆碱受体，从而传递神经冲动，使肌内收缩，发挥正常生物学功能。在重症肌无力患者体内，机体可生成抗乙酰胆碱受体的自身抗体，后者进一步与乙酰胆碱竞争性结合乙酰胆碱受体，从而阻止由乙酰胆碱激发的神经冲动传导，导致以进行性骨骼肌无力为主要表现的神经肌内传导障碍。在机体自身免疫的选择性压力下，肌细胞表面乙酰胆碱受体因为受体内吞作用或者肌细胞死亡而引起的受体密度下降，可能也参与了其发病进程。

第三节　Ⅲ型超敏反应

Ⅲ型超敏反应（hyperstivity type Ⅲ）是由中等大小可溶性免疫复合物沉积于局部或者全身血管壁基底膜或者组织间隙，并通过激活补体，以及在血小板、嗜碱性粒细胞、中性粒细胞等效应细胞参与下，引起的以充血水肿、局部坏死和中性粒细胞浸润为主要特征的炎症反应和组织损伤，故又称血管炎型（脉管炎型）或者免疫复合型超敏反应。

一、发生机制

（一）中等大小可溶性免疫复合物的形成和沉积

中等大小可溶性免疫复合物（IC）的形成和沉积是Ⅲ型超敏反应发生的前提条件。在正常情况下，人体血液循环中可溶性抗原与相应抗体结合形成的大分子可溶性 IC 可通过被单核-巨噬细胞吞噬而被清除，小分子可溶性 IC 则易被肾小球过滤而清除。而中等大小的可溶性 IC 则因不能被及时有效清除而随着血流四处散播，并沉积到全身各组织器官毛细血管基底膜，引起Ⅲ型超敏反应性疾病。影响中等大小可溶性免疫复合物沉积的主要因素有以下三种。

（1）免疫复合物特殊的物理、化学性质，如电荷、结合价和亲和力等可影响 IC 的形成和沉积。例如，由带正电荷的抗原（DNA 抗原等）形成的 IC，容易与带负电荷的肾小球基底膜结合，并形成持久的组织损伤。IC 的大小与抗原和抗体的性质以及它们之间的比例密切相关。一般来说，当抗原、抗体比例合适时，可形成大分子可溶性 IC；当抗原（或抗体）过量时，可形成小分子可溶性 IC；当抗原（或抗体）量略大于抗体（或抗原）量时，可形成易沉积的 1 000 kD 左右中等大小可溶性 IC。此外，当 IC 量过大或者吞噬细胞功能缺陷、异常时，IC 也易残留。

（2）调节吞噬或免疫黏附作用可有效清除 IC，当机体补体、补体受体或 FcγR 缺陷时，机体免疫复合物清除能力会大大降低，导致血液中存在大量 IC。

（3）血管通透性增加等因素，也可导致免疫复合物沉积。而高浓度的血管活性物质可进一步增加血管内皮细胞间隙，增加血管通透性，促进免疫复合物沉积。血管涡流内和高压等因素也可导致免疫复合物沉积。如肾小球基底膜和关节滑膜处毛细血管血压高且血流缓慢，在动脉脉络丛交界处和睫状体易产生涡流，促进免疫复合物沉积。

（二）免疫复合物沉积引起的组织损伤

（1）补体的效应。免疫复合物形成后通过经典途径激活补体，产生 C3a、C5a 等补体裂解片段，进一步通过与嗜碱性粒细胞和肥大细胞表面受体结合并使之活化，释放组胺等生物活性介质，引起局部毛细血管通透性增加，组织液渗出增多，导致局部水肿。

（2）中性粒细胞的效应。在免疫复合物形成并激活补体后，C3a 和 C5a 可趋化中性粒细胞等，并使之聚集在免疫复合物沉积部位，一方面起吞噬、清除免疫复合物的作用，另一方面也在活化后大量释放多种溶酶体酶，如蛋白水解酶、胶原酶、弹性蛋白酶等，对血管基底膜及周围组织细胞造成损伤。

（3）血小板、肥大细胞和嗜碱性粒细胞的效应。血小板活化后可释放血管活性胺，使毛细血管扩张、通透性增加，进一步加重组织水肿。肥大细胞和嗜碱性粒细胞则通过释放 PAF 等生物活性介质，引起局部血小板聚集和活化，形成微血栓，引起局部组织出血和坏死。

二、临床常见病

由Ⅲ型超敏反应引起的疾病可根据其病变累及的范围分为局部免疫复合物病和全身性免疫复合物病两类。前者仅发生在抗原进入部位，后者 IC 沉积于体内多个有血流的器官或者组织部位。

（一）局部免疫复合物疾病

1. Arthus 反应

这是一种典型的实验动物局部Ⅲ型超敏反应。1903 年，Monsieur Arthus 在实验过程中发现，家兔在经反复皮下注射马血清后，注射部位遂出现充血、水肿、出血、坏死等剧烈炎症反应表现，且反应程度随注射次数的增加而加重，称之为 Arthus 反应。

2. 类 Arthus 反应

这是一种类似于 Arthus 反应的局部炎症反应，常发生于胰岛素依赖型糖尿病患者体内。胰岛素依赖型糖尿病患者因需要多次反复注射胰岛素，可激发机体生成抗胰岛素抗体，导致注射部位出现红肿、坏死等类似于 Arthus 反应的炎症反应。此外，当机体因某种原因长期吸入真菌孢子、抗原性粉尘等过敏原时，也可刺激机体生成相应抗体，导致肺泡间相应 IC 沉积，发生过敏性肺泡炎。临床上，对此类疾病常根据患者职业或致敏原性质来进行命名，如鸽子病、蔗尘肺、皮革肺等。

（二）全身性免疫复合物病

1. 血清病

通常，将在一次性注射大量抗毒素（异种动物免疫血清，如抗破伤风毒素、抗蛇毒等）后 1～2 周内出现的发热、皮疹、关节肿大、淋巴结肿大和一过性蛋白尿等症状，称为血清病。血清病是一种全身性免疫复合物病，由机体产生的抗异种动物血清抗体和注入或者残留的动物血清结合形成 IC 而致，具有自限性特征，在停止注射抗毒素后症状就会消失。需要注意的是，临床上大剂量注射青霉素、磺胺等药物，以及抗 TNF-α 单抗等制剂时，也可发生血清病样反应，称为药物热。

2. 免疫复合物型肾小球肾炎

在机体受到 A 组溶血性链球菌感染后 2～3 周，患者产生的抗链球菌抗体与链球菌可溶性抗原结合，形成可溶性免疫复合物，并沉积于肾小球基底膜，引起免疫复合物肾小球型肾炎。机体受到其他微生物感染后，如乙肝病毒、肺炎球菌、葡萄球菌或疟原虫等，也可诱发类似疾病。

第四节 Ⅳ型超敏反应

Ⅳ型超敏反应（hypersenstivity Type Ⅳ）通常发生在再次接触同一抗原 24～72 小时后，也称为迟发性超敏反应（delayed type hypersensitivity，DTH），是效应 T 细胞（包括 Th1、Th17 和 CTL 亚群）再次受同一抗原激活所诱发的以单个核细胞（如淋巴细胞、单核细胞等）浸润为主要特征的炎症性、病理性细胞免疫反应。其特点是反应发生慢，消退也慢；通常无明显个体差异。

一、诱导Ⅳ型超敏反应的靶抗原

细胞内寄生的病原体如寄生虫、病毒是引起Ⅳ型超敏反应的主要抗原。包括细菌（如结核杆菌、麻风杆菌等）、病毒（如麻疹病毒、单纯疱疹病毒等）、寄生虫（如利什曼原虫等），以及某学化学物质（如甲醛、二硝基氯苯等）、各种组织抗原（如肿瘤抗原、移植抗原等）。这些抗原被 APC 摄取，加工成抗原肽 – MHC Ⅰ/Ⅱ类分子复合物，表达在 APC 表面，提呈给特异性 T 细胞，并使其激活和分化为效应 T 细胞。

二、发生机制

Ⅳ型超敏反应的发生过程和机制与细胞免疫反应基本一致，其本质是细胞免疫引起的免疫病理损伤，是致敏 T 细胞再次受同一抗原刺激后释放细胞因子和一些细胞毒物质导致的相应免疫病理损伤。

（一）Th 细胞介导的炎症反应和组织损伤

效应 Th1 细胞可释放 TNF-α、IFN-γ、MCP-1 等多种细胞因子，募集活化巨噬细胞，巨噬细胞进一步释放 IL-1、IL-6 等促炎细胞因子，加重炎症反应；TNF-α、LT-α 可作用于局部血管内皮细胞，使之高表达黏附分子、MCP-1 等蛋白，促进巨噬细胞和淋巴细胞向抗原部位聚集，并释放溶酶体酶，损伤靶细胞及其周围组织。Th1 细胞也可通过 FasL – Fas 分子机制诱导靶细胞凋亡。此外，抗原特异性 Th17 细胞可通过其产生的 IL-17 将单核细胞和中性粒细胞招募到抗原部位，引起组织损伤。

（二）CTL 介导的细胞毒作用

效应性 CTL 与靶细胞表面抗原结合后，可释放穿孔素和颗粒酶，使带有特定抗原的靶细胞发生穿孔或者凋亡；也可通过分泌 TNF-α 作用于靶细胞表面的 TNF-α 受体，或者表达 FasL 作用于靶细胞表面 Fas 分子，使靶细胞发生凋亡。

三、临床常见病

（一）结核菌素试验

结核菌素试验是一种典型的实验性迟发型超敏反应。通常情况下，被结核分枝杆菌感染的巨噬细胞在 Th1 释放的干扰素 – γ 作用下被激活，清除结核分枝杆菌。但是如果结核分枝杆菌可抵抗巨噬细胞的杀菌作用，则可能发展成慢性感染并形成肉芽肿。肉芽肿中心，巨噬细胞融合形成的巨细胞，其周围环绕大量 T 细胞和成纤维细胞。在巨噬细胞和 T 细胞的缺氧和细胞毒作用下，可导致肉芽肿中心呈现干酪样坏死。因此，肺结核是一种典型的传染性迟发型变态反应疾病。

（二）接触性皮炎

接触性皮炎是一种因再次接触同一变应原而引起的接触性迟发型超敏反应，主要表现为皮肤损害。其过敏原多为小分子半抗原性物质，如染料、涂料、化妆品、青霉素、磺胺类、碘、部分农药等。机体长期接触这些物质可导致皮肤局部发红、肿胀、皮肤病和水泡，严重者还可出现皮肤剥落性损坏。其发生机制主要是小分子半抗原与体内蛋白质结合形成完整抗原后，被朗格汉斯细胞摄入、加工处理并呈递给 T 细胞，T 细胞识别抗原表位后进一步激活并分化为效应和记忆 Th1 或者 Th17 细胞。当机体再次暴露于相同抗原时，可激活记忆 T 细胞，并产生 IFN-γ、IL-17 等细胞因子，使皮肤角质形成细胞释放促炎细胞因子和趋化因子，诱导单核细胞趋化分化为巨噬细胞，介导组织炎症损伤。

（三）其他Ⅳ型超敏反应相关炎症性疾病

由 Th1 和 Th17 介导的Ⅳ型超敏反应也广泛参与多发性硬化症、类风湿性关节炎、银屑病、炎症性肠病等疾病的发生，而 CTL 介导的Ⅳ型超敏反应广泛参与 1 型糖尿病的发生。

四、Ⅳ型超敏反应的皮试检测

由于Ⅳ型超敏反应由 T 细胞介导，发生在皮肤表面的Ⅳ型超敏反应可表现为皮肤红肿等特殊现象，因此，可通过特殊设计的皮肤试验，检测机体 T 细胞对某一抗原的免疫反应强度。测试过程中，首先在受试者上臂皮内注射一定量的抗原，48～72 小时后观察注射部位的炎症反应。如果皮肤试验中出现红肿和硬结，则提示体内存在特异性致敏 Th1 细胞，表示机体曾经接触过相应特定抗原。目前，最常见的是结核菌素皮肤试验。该实验首先在受试者皮内注射结核分枝杆菌细胞壁纯蛋白衍生物（PPD），72 小时后观察局部皮肤红肿、硬化或者损伤程度，以辅助判断受试者是否有结核杆菌感染，以及评价卡介苗（BCG）的免疫接种效果。

Ⅰ型、Ⅱ型、Ⅲ型和Ⅳ型超敏反应的发病机制和临床特点各不相同，但又有部分关联。首先从机制上看，Ⅰ型、Ⅱ型和Ⅲ型超敏反应主要由抗体介导，Ⅱ型和Ⅲ型超敏反应均有补体参与，而Ⅳ型超敏反应主要由 T 细胞介导。此外，各种免疫细胞，如粒细胞、淋巴细胞、单核 - 巨噬细胞、肥大细胞、血小板等，都参与了各种类型超敏反应炎症发生过程，但作用又有所不同。

从临床特点来看，实际上各种过敏性疾病的发病情况极为复杂。临床表现相同或相似的过敏性疾病可能存在不同发病机制，如肾小球肾炎中，抗基底膜型主要由Ⅱ型超敏反应所致，而免疫复合型主要为Ⅲ型超敏反应所致；同样，同一抗原在不同条件下也可引起不同类型的过敏性疾病，如青霉素可引起过敏性休克（Ⅰ型）、药物过敏性血细胞减少症（Ⅱ型）、药物热（Ⅲ型）和接触性皮炎（Ⅳ型）；而有些疾病的发病机制也不是由单一的某种类型超敏反应所引起，可能主要是以某一种类型为主，或者在疾病发展的不同阶段有不同的发生机制，比如移植排斥反应，其不同阶段作用机制就可能分别与Ⅱ型、Ⅲ型和Ⅳ型超敏反应有关。因此，在临床工作中，要针对情况进行具体分析，找准原因，确定诊断和防治措施。

> **讨论**：机体的免疫是一把双刃剑，既有对机体的保护作用，也有可能导致免疫损伤。请结合前面所学的细胞免疫和体液免疫相关内容，结合超敏反应的发生机制，谈谈你对免疫的认识。

思考

（1）Ⅰ型、Ⅱ型、Ⅲ型超敏反应均由抗体介导，请你思考一下这三种超敏反应有何不同？

（2）Ⅳ型超敏反应又称迟发型超敏反应，请问Ⅳ型超敏反应与哪些细胞免疫有关？

（3）青霉素是临床常见的抗生素类药物，它可引起哪些超敏反应性疾病？发病机制各有何不同？为预防青霉素引起的超敏反应，临床上使用青霉素应注意哪些事项？

单项选择测试题

1. 能够表达高亲和力 FcεR I 的是（　　）。
   A. 嗜酸性粒细胞、嗜碱性粒细胞　　B. 肥大细胞、嗜碱性粒细胞
   C. 中性粒细胞、嗜碱性粒细胞　　　D. 单核细胞、巨噬细胞
   E. 中性粒细胞、肥大细胞

2. 属于介导 I 型超敏反应的是（　　）。
   A. IgA　　　　B. IgD　　　　C. IgE　　　　D. IgM
   E. IgG

3. 在 I 型超敏反应晚期相中引起过敏反应的最主要介质是（　　）。
   A. 组胺　　　　B. 白三烯　　　　C. 肝素
   D. 腺苷酸环化酶　　E. 前列腺素

4. 能够介导 I 型超敏反应进行被动转移的是（　　）。
   A. 患者的血清　　　　B. 致敏淋巴细胞
   C. 特异性 IgE 形成细胞　　D. 生物活性介质
   E. 特异性转移因子

5. I 型超敏反应预先合成的介质不包括（　　）。
   A. PAF　　　　　　　B. 嗜酸性粒细胞趋化因子
   C. 激肽原酶　　　　　D. 组胺
   E. 蛋白水解酶

6. 与 Arthus 反应发生有关的是（　　）。
   A. 单核细胞浸润引起炎症反应　　B. T_{DTH} 释放淋巴因子
   C. IgE 抗体大量生成　　　　　　D. 肥大细胞脱颗粒
   E. IC 引起补体活化

7. 由 IV 型超敏反应机制导致的疾病是（　　）。
   A. 血清病　　　　　B. 支气管哮喘
   C. 接触性皮炎　　　D. 新生儿溶血症
   E. 青霉素过敏性休克

8. 均有抗体参与的超敏反应是（　　）。
   A. II、III 型超敏反应　　　　B. I、II、III 型超敏反应
   C. I、II、IV 型超敏反应　　　D. I、III、IV 型超敏反应
   E. II、III、IV 型超敏反应

9. IgE 分子中与肥大细胞高亲和力受体结合的部位是（　　）。
   A. Fab 段　　　　B. Fc 段　　　　C. CH2 功能区　　　　D. HVR 区
   E. H 链恒定区

10. 参与 I 型超敏反应早期相反应的介质主要是（　　）。
    A. 组胺　　　　B. 肝素　　　　C. 白三烯

D. 腺苷酸环化酶　　E. 血小板活化因子

11. 关于DTH皮肤试验阳性反应过程，正确的是（　　）。
    A. 有IgG抗体、抗原和肥大细胞参与
    B. 有抗原、抗原致敏的T淋巴细胞和巨噬细胞参与
    C. 有抗原-抗体复合物、补体和中性粒细胞参与
    D. 有抗体、补体和细胞因子参与
    E. 有抗原、补体和巨噬细胞参与

（周学军　魏晓丽）

第十八章　肿瘤免疫

肿瘤免疫学（tumor immunology）是研究肿瘤抗原免疫原性与免疫应答、机体抗肿瘤免疫效应和肿瘤免疫逃逸机制、肿瘤免疫诊断和防治的科学。近年来，肿瘤发病率呈不断上升和年轻化趋势，已成为严重危害人类健康的重大疾病。肿瘤的发生与机体免疫系统的功能改变密切相关。一方面，机体免疫系统可通过抗肿瘤免疫应答杀死并清除肿瘤细胞；另一方面，肿瘤细胞也可以通过多种机制逃避免疫系统的攻击。因此，研究肿瘤抗原如何诱导抗肿瘤免疫应答、肿瘤细胞如何实现免疫逃逸，是肿瘤免疫学理论和应用的重要基础。

1863年德国病理学家Rudolf Virchow首先描述了癌症周围有大量的免疫细胞，尤其是肿瘤浸润淋巴细胞，并因此提出了癌症起源于慢性炎症的假说。这大概也是最早的肿瘤免疫学说。在20世纪50年代，科学家使用化学致癌物建立了近交系小鼠肿瘤移植模型，并成功地发现了肿瘤特异性移植抗原，肯定了肿瘤细胞存在不同于正常细胞的肿瘤抗原，也大大促进了肿瘤免疫学的快速发展。20世纪70年代，新发明的单克隆抗体技术在生命科学基础研究、肿瘤免疫诊断和免疫治疗中得到广泛应用，进一步促进了肿瘤免疫学的发展和临床应用。20世纪80年代以后，肿瘤免疫编辑理论揭示了肿瘤细胞与宿主免疫系统在肿瘤发生发展过程中复杂的相互作用，明确了免疫系统在肿瘤微环境形成和肿瘤免疫治疗中的重要意义。20世纪90年代，随着重组表达cDNA克隆的血清学分析和重组表达cDNA克隆的蛋白质组学分析等快速、全面、深入的血清学分析技术的发展，更多的人类肿瘤抗原被发现并应用于抗肿瘤免疫应答机制的相关研究和新型肿瘤疫苗研制。

进入21世纪，人们在对肿瘤免疫逃逸的细胞和分子机制有了更加全面的了解和认识的基础上，围绕阻止肿瘤微环境中免疫细胞负性调控状态而开发的免疫检查点（immune checkpoint）阻断疗法，以及结合分子生物学技术开发的嵌合抗原受体T细胞（CAR-T）技术等，均在肿瘤免疫治疗临床实践中取得了重要成功。与此同时，人类在深入研究的基础上成功推出了第一个用于肿瘤免疫预防的HPV多价疫苗，对多种相关肿瘤取得了可喜的预防效果。这些基础研究和临床应用的重大进展，不仅极大地丰富了肿瘤免疫学的基础理论，也大大推动了肿瘤免疫诊断和免疫治疗新思路、新技术的不断发展，推动了肿瘤免疫学快速发展。

第一节　肿瘤抗原

肿瘤抗原是指在细胞癌变过程中新出现或过度表达的抗原性物质的总称。研究和确认肿瘤细胞是否存在不同于正常细胞的肿瘤抗原是关系到肿瘤免疫学是否真正成立的重要科学研究,在肿瘤免疫学领域有重要地位。肿瘤抗原也是选择肿瘤免疫学诊断和免疫治疗靶点的重要分子基础。肿瘤抗原有多种分类方法,通常根据肿瘤抗原的特异性和产生机制进行分类。

一、根据肿瘤抗原的特异性分类

根据肿瘤细胞抗原的特异性,可将其分为肿瘤特异性抗原(tumor specific antigen,TSA)和肿瘤相关抗原(tumor associated antigen,TAA)。

(一)肿瘤特异性抗原(TSA)

TSA是肿瘤细胞所特有,或者仅存在于某些肿瘤细胞中,而在正常细胞中不表达的抗原。TSA一般是在正常细胞中由于基因突变而产生的一种新抗原。20世纪50年代,人类科学家通过近交系小鼠肿瘤移植排斥实验证实了肿瘤细胞存在肿瘤特异性抗原,因此,TSA也被称为肿瘤特异性移植抗原(tumor specific transplantation antigen,TSTA)。后来,科学家又通过运用分子生物学技术结合肿瘤特异性CTL杀伤肿瘤细胞的实验,进一步在基因水平上成功证实了TSTA的存在。目前,科学家已从患者体内扩增出包括黑色素瘤细胞表达的肿瘤特异性抗原在内等多种肿瘤特异性抗原。TSA主要诱导$CD8^+$T细胞免疫应答,是诱导抗肿瘤免疫反应的最重要肿瘤抗原。

(二)肿瘤相关抗原(TAA)

TAA是指非肿瘤细胞所特有,在正常细胞和组织中也有一定量表达,但当细胞癌变时其含量会显著增加的抗原性物质。肿瘤相关抗原不是由基因突变引起的新抗原,而是分化抗原、胚胎抗原(embryonic antigen,EA)和过度表达的癌基因产物等。与TSA相比,TAA肿瘤特异性不强。其中,胚胎抗原是最常见的肿瘤相关抗原。

二、根据肿瘤抗原的产生机制分类

(一)物理或化学因素诱导的肿瘤抗原

物理辐射或化学致癌物如甲基胆蒽、二乙基亚硝胺等,均可损伤细胞DNA,导致基因突变或者染色体损伤,从而使细胞表达新的抗原。同一化学致癌物或物理辐射诱导的肿瘤在不同物种、同一菌株的不同个体,甚至同一个体的不同部位的免疫原性不同,肿瘤抗原之间的交叉成分很少。例如,在核辐射作用下,机体既可能更容易患白血病,也可能出现皮肤癌,并且这两种癌细胞产生的肿瘤抗原有极大差别。因此,一般认为,物理和化学因素诱发的肿瘤抗原具有高度特异性和异质性,且呈现出明显个体差异。所以,免疫学技术在此类肿瘤的诊断和治疗中相对不具有优势。

(二)病毒诱发的肿瘤抗原

乙型肝炎病毒(HBV)、EB病毒(EBV)、人乳头瘤病毒(HPV)等感染宿主细胞后,可将其DNA或RNA整合到宿主基因组中,从而导致肿瘤发生。一般情况下,由同一病毒诱发的不同类型肿瘤细胞均表达出相同的肿瘤抗原,且该肿瘤抗原具有一定免疫原性。如无论是由HPV16感染引起的子宫颈癌还是食管癌,均可表达基本相同的HPV16 E6和E7蛋白,且机体内可以被诱导产生一定水平的HPV16 E6、HPV16 E7抗体,因此,对

HPV16 感染相关恶性肿瘤的治疗性疫苗研究，大多都围绕 HPV16 E6 和 HPV16 E7 蛋白进行。值得注意的是，这种肿瘤抗原虽由病毒基因编码，但又不同于病毒抗原本身，因此被称为病毒肿瘤相关抗原。

（三）分化抗原

分化抗原又称组织特异性抗原，是指特定组织类型或组织细胞分化发育的特定阶段出现的抗原。由于恶性肿瘤细胞通常会停留在细胞分化发育的某个不成熟阶段，因此，其形态和功能与未分化的胚胎细胞相似，这种现象被称为肿瘤细胞去分化（dedifferentiation）或逆分化（retro-differentiation），所以，肿瘤细胞也可以表达其他正常细胞和组织的某些分化抗原，如胃癌细胞既可表达 ABO 血型抗原，也可表达自身胚胎抗原。

（四）胚胎抗原

胚胎抗原是一种在正常情况下只在胚胎组织或生殖细胞中表达，在其他成熟组织中不表达或者表达量极低的抗原性物质。当细胞癌变时，某些肿瘤细胞可以重新大量合成或表达胚胎抗原，也称为癌胚抗原。常见的有癌胚抗原（carcinoembryonic antigen，CEA）、甲胎蛋白（alpha fetoprotein，AFP）等。前者在结肠癌、直肠癌的筛查和辅助诊断中有重要意义，后者在原发性肝癌的筛查和辅助诊断中有重要意义。虽然癌胚抗原可作为某些肿瘤标记物，在肿瘤免疫诊断中被广泛应用，但由于此类抗原曾经在机体胚胎发育阶段出现过，通常宿主已对其形成天然免疫耐受，因此胚胎抗原一般都不能诱导机体免疫系统对其产生免疫反应，也不是理想的肿瘤疫苗候选对象。

（五）未知肿瘤抗原

虽然人类已发现了许多肿瘤抗原，但实际上大多数人类肿瘤至今都无法确定其诱因，也无法明确相应的肿瘤抗原。

第二节 机体抗肿瘤的免疫效应

宿主免疫系统功能状态与肿瘤的发生、发展密切相关。大量研究表明，机体免疫系统可通过固有免疫和适应性免疫等多种机制参与抗肿瘤免疫反应。其中，CTL 和 NK 细胞在抗肿瘤免疫应答中起关键作用。

一、天然免疫的抗肿瘤作用机制

先天免疫反应在抗肿瘤免疫中起着重要作用。其中，NK 细胞、巨噬细胞、γδT 细胞和 NKT 细胞是重要的抗肿瘤免疫效应细胞。细胞因子、补体和酶等免疫效应分子可通过非特异性抑制或杀伤方式，发挥抗肿瘤效应。

（一）NK 细胞的抗肿瘤免疫效应

NK 细胞是机体抗肿瘤的第一道防线，可在不预先致敏的情况下直接杀灭敏感的肿瘤细胞，并且不受 MHC 限制，也不依赖抗体。NK 细胞也可以 ADCC 方式杀死与 IgG 抗体特异性结合的肿瘤细胞。

（二）巨噬细胞的抗肿瘤免疫效应

巨噬细胞在抗肿瘤免疫反应过程中也起着重要作用：巨噬细胞不仅是专职抗原提呈细胞，可以提呈抗原并诱导抗原特异性T细胞活化，行使抗肿瘤免疫应答效应；同时，巨噬细胞还可以作为效应细胞，通过释放溶酶体酶，分泌TNF、NO等细胞毒性物质以及诱导ADCC等途径，非特异性地杀伤和溶解肿瘤细胞。然而，肿瘤微环境中的巨噬细胞可被肿瘤细胞分泌的IL-3、IL-4、IL-10和TGF-β等细胞因子"驯化"为肿瘤相关巨噬细胞（tumor-associated macrophages，TAMs），并发挥免疫抑制作用，促进肿瘤发生。

（三）免疫效应分子的抗肿瘤免疫效应

白细胞介素、肿瘤坏死因子、干扰素等细胞因子以及补体等非特异性免疫分子，可杀伤肿瘤细胞。如补体被激活后可形成攻膜复合物杀伤肿瘤细胞，IL-2和IFN-γ可通过激活NK细胞和巨噬细胞杀伤肿瘤细胞。

二、适应性免疫应答参与抗肿瘤免疫的作用机制

肿瘤抗原可以诱导宿主产生体液免疫和细胞免疫，发挥抗肿瘤效应。其中，细胞免疫是机体抗肿瘤免疫反应的主要方式，体液免疫不是抗肿瘤免疫应答的主要方式。因此，目前肿瘤免疫治疗均主要通过增强T细胞功能来实现。

（一）细胞免疫的抗肿瘤作用效应机制

T细胞介导的细胞免疫应答在机体抵抗免疫原性强的肿瘤细胞生长过程中起着重要作用。CTL和Th细胞是承担适应性细胞免疫应答抗肿瘤效应的两个重要细胞。

(1) CTL的抗肿瘤效应。CTL是机体行使抗肿瘤免疫应答的主要效应细胞。CTL主要通过两种机制参与对肿瘤细胞的特异性杀伤和清除作用。一种是由穿孔素、颗粒酶介导的细胞溶解机制，另一种是由FasL-Fas或者TNF-α介导的细胞凋亡机制。

(2) Th细胞的抗肿瘤效应。$CD4^+$ Th细胞不仅可为$CD8^+$ CTL激活提供细胞因子微环境，或者通过激活与$CD8^+$ T细胞相互作用的APC，协助$CD8^+$ T细胞活化，从而发挥抗肿瘤作用；部分$CD4^+$ Th细胞还能通过直接结合肿瘤细胞，或者通过释放IFN-γ、TNF-α和趋化因子等细胞因子来募集CTL和巨噬细胞，发挥抗肿瘤作用。

（二）体液免疫的抗肿瘤作用效应机制

在肺癌、乳腺癌、胃肠癌等多种肿瘤患者体内，均发现存在相应的特异性抗体。一般认为，虽然抗体并不是重要的抗肿瘤因子，但其可通过补体依赖的细胞毒作用、调理作用、ADCC等途径发挥抗肿瘤作用。某些抗体还可以通过与肿瘤细胞表面生长因子或者转铁蛋白受体结合，从而对相应受体功能发挥封闭作用，抑制肿瘤生长；也有些抗体可直接诱导肿瘤细胞发生凋亡反应。值得注意的是，虽然机制未明，但机体内同样可能存在增强肿瘤细胞存活、促进肿瘤生长的增强抗体（enhancing antibody）。

第三节 肿瘤的免疫逃逸机制

为研究和解释肿瘤发生机制，1959年，Lewis Thomas首先提出了"免疫监视"概念。

1967 年，Frank MacFarlane Burnet 完善并提出了免疫监视理论，认为机体免疫系统可监视肿瘤的发生，并通过免疫细胞，特异性识别、杀伤肿瘤细胞，使突变的细胞在形成肿瘤之前即被清除。虽然免疫监视学说大大推动了肿瘤免疫学理论的发展，但由于其只强调免疫细胞的作用，而忽略了其他免疫和非免疫因素在肿瘤发生、发展中的作用，因此仍有一定局限性。此外，不可否认，肿瘤细胞有能力逃避机体免疫系统的监视和清除作用。为深入理解机体内肿瘤免疫应答与免疫逃逸之间的关系，Robert Schreiber 等人于 2002 年提出了"肿瘤免疫编辑"（cancer immunoediting）学说。该学说认为：在肿瘤发生的初期阶段，肿瘤细胞确实很容易被 NK 细胞、T 细胞通过各种介质杀灭，称之为清除阶段（elimination phase）；但在免疫的选择性压力作用下，肿瘤细胞会进一步发生基因突变，并且在基因突变积累到一定程度后，肿瘤细胞即获得抵抗 CTL 细胞杀伤的能力，此时，机体肿瘤细胞生长和正常免疫状态同时存在，称之为平衡阶段（equilibrium phase）；随后，肿瘤细胞进一步通过分泌 TGF-β、IL-10、半乳糖凝集素 - 1（galectin-1）、神经节苷脂（gangliosides），表达 IDO、sMICA/B 等途径改变机体免疫微环境，抑制 CTL、NK 等免疫细胞的杀伤作用，同时诱导肿瘤周围形成 Treg、MDSC、TAMs 等微环境，利用这些免疫抑制类细胞促进肿瘤细胞生长，称之为免疫逃逸阶段（escape phase）。肿瘤免疫编辑理论揭示了肿瘤细胞与宿主免疫系统之间复杂的相互作用。在肿瘤生长的早期，机体免疫系统对肿瘤具有杀灭作用，此时肿瘤微环境对机体处于保护性状态；但在肿瘤生长的后期，免疫系统对肿瘤细胞存在保护和重塑作用（reshape），此时肿瘤微环境处于对机体不利的慢性炎症状态。

实际上，肿瘤细胞的免疫逃逸机制极其复杂，涉及肿瘤细胞本身、肿瘤生长微环境、宿主免疫系统等多个因素动态的共同作用。如果把机体对肿瘤的免疫应答杀灭效应和肿瘤细胞对机体免疫系统的逃逸作用比作机体内进行的一场大规模"持久战"，那么肿瘤微环境就是"战场"。在这个动态的战争中，肿瘤细胞与宿主免疫力围绕着争夺"战场"和"战利品"而相互竞争、相互对抗，又长期共存，它们共同决定着肿瘤的兴衰和宿主的命运。

一、肿瘤细胞逃避免疫监视的能力

（一）肿瘤细胞抗原缺失或抗原调变

部分肿瘤细胞免疫原性较弱，或者肿瘤细胞在发育过程中抗原表位减少或缺失，难以诱导机体产生有效抗肿瘤免疫应答，从而逃避宿主的免疫杀伤。宿主对肿瘤抗原发生免疫应答后，肿瘤细胞会进一步减少抗原表达或者对原有抗原结构进行修饰和改变，使肿瘤细胞不会被免疫系统识别，从而逃避免疫细胞杀伤，这种现象被称为抗原调变（antigen modulation）。

（二）肿瘤细胞缺乏共刺激分子和/或 MHC 分子

T 细胞的激活需要肿瘤细胞和/或抗原提呈细胞提供第一信号和共刺激信号。一些肿瘤细胞和抗原提呈细胞由于不能正常表达 MHC 分子和共刺激分子，导致 T 细胞不能有效识别肿瘤抗原表位，从而不能活化免疫细胞，出现肿瘤免疫逃逸。

（三）肿瘤细胞抗原封闭或覆盖

肿瘤细胞过度表达某些多糖分子，如含有唾液酸的糖胺聚糖等，使肿瘤抗原被隐藏，从而干扰免疫系统对肿瘤细胞的识别和杀伤。

（四）肿瘤细胞抗凋亡作用增强

某些肿瘤细胞可高表达 Bcl-2 等抗凋亡分子，或者丢失或减弱 Fas 及 FasL 相关信号，从而增强其抗凋亡作用，逃避免疫细胞的杀伤效应。

（五）肿瘤细胞分泌免疫抑制分子

某些肿瘤细胞可以产生和分泌 TGF-β、IL-10、PEG2 等抑制性细胞因子，导致宿主呈现免疫抑制状态，抑制 CTL 及 NK 细胞对肿瘤细胞的杀伤作用，实现免疫逃逸。

二、肿瘤微环境的作用

肿瘤微环境主要由肿瘤细胞周围间质细胞和细胞外基质组成，它们相互联系、相互作用，形成肿瘤发生发展过程中的内环境。在肿瘤微环境中，既有 CTL、NK 等抑制肿瘤细胞生长的免疫细胞和 TNF、IFN 等抑制肿瘤生长的免疫分子；也有 Treg、TAMs、MDSC 等能促进肿瘤细胞生长、增殖的免疫细胞，以及 TGF-β、IL-10 等能抑制机体免疫功能、促进肿瘤生长的免疫分子。肿瘤的发生、发展与肿瘤微环境密切相关。

三、宿主免疫功能的影响

宿主的免疫功能是影响肿瘤细胞生长的重要因素。宿主免疫系统功能低下可导致肿瘤细胞免疫逃逸。肿瘤细胞生长过程中分泌的抑制因子和诱导分化的免疫抑制类细胞均可使宿主免疫功能低下或免疫抑制，从而抑制抗肿瘤免疫应答，导致肿瘤免疫逃逸。

第四节 肿瘤的免疫诊断、治疗和预防

一、肿瘤的免疫诊断

肿瘤的早期诊断和早期治疗对提高肿瘤治疗效果非常重要。免疫学检测技术、影像学诊断、生物化学检测技术、细胞学和组织学诊断是诊断及检测肿瘤的主要方法。肿瘤免疫诊断包括对肿瘤抗原、抗肿瘤抗体和肿瘤标志物的免疫学检测，以及对肿瘤患者免疫功能的评估。肿瘤标志物能在一定程度上反映机体内肿瘤存在状况，是肿瘤诊断的常用检测指标。常用的肿瘤标志物有甲胎蛋白（AFP）、癌胚抗原（CEA）、CA199、CA125、PSA 等。

细胞表面肿瘤标志物的检测已被广泛应用于临床，如运用流式细胞技术或特异性单克隆抗体免疫组织化学技术检测细胞表面肿瘤标志物，或者使用放射性核素^{131}I 作为示踪剂来追踪肿瘤的原发部位和转移状态。

除了对肿瘤标志物的检测外，准确评估患者免疫功能状态也有助于判断肿瘤的发展状态、疗效和预后。常用的检测内容包括 T 细胞及其亚群的数量与功能检测、NK 细胞数量与功能测定，以及患者血清细胞因子水平检测等。

二、肿瘤的免疫治疗

肿瘤免疫治疗是指围绕肿瘤免疫逃逸机制，应用免疫学原理和方法，采用人工干预方法，刺激和增强机体的抗肿瘤免疫反应，从而清除肿瘤细胞。肿瘤免疫治疗具有作用针对性强、治疗效果明显、副作用小、治疗过程中病人生存质量高等优点，正逐渐成为未来肿瘤治疗的主要发展方向，是人类发明的继手术、放疗和化疗之外的第四大肿瘤治疗技术。然而，肿瘤免疫治疗也有其局限性，如对于机体内数量较少或播散性的肿瘤细胞治疗效果较为明显，而对晚期肿瘤或者负荷较大的实体瘤治疗效果相对有限。因此，临床上往往采用免疫治疗与手术、放疗、化疗等常规治疗相结合的综合治疗策略，以提高肿瘤治疗效果，减少和预防肿瘤复发转移。

肿瘤免疫治疗根据其免疫作用机制，可分为主动免疫治疗和被动免疫治疗。然而，一些免疫治疗方法既能作为外源性免疫效应物直接作用于肿瘤细胞，也能激发机体抗肿瘤免疫反应，兼具主动和被动免疫治疗效果，因此难以简单归类。此外，利用卡介苗、短小棒状杆菌、酵母多糖、香菇多糖、OK432 等生物反应调节剂（biological response modifier, BRM），通过增强宿主非特异性免疫反应功能激活宿主抗肿瘤免疫反应，也取得了一定的抗肿瘤临床治疗效果。

（一）肿瘤主动免疫治疗

肿瘤主动免疫治疗主要是利用肿瘤抗原的免疫原性，通过免疫接种方法，使宿主免疫系统产生针对肿瘤抗原的特异性抗肿瘤免疫反应。该方法对防止肿瘤切除术后残留的微转移瘤和隐匿性肿瘤的复发转移，治疗效果较好。但这种疗法应用的前提是要综合考虑肿瘤抗原的免疫原性和宿主的免疫功能状态，以确保肿瘤疫苗能够刺激机体产生抗肿瘤免疫反应。目前治疗性肿瘤疫苗包括多肽疫苗、灭活肿瘤疫苗、DNA 疫苗、同种异体肿瘤疫苗、抗独特型肿瘤疫苗和基因修饰的细胞疫苗（DC 疫苗）等。

（二）肿瘤被动免疫治疗

肿瘤被动免疫治疗就是向机体注入免疫效应细胞、细胞因子、抗体等外源性免疫效应物质，使其在宿主体内发挥抗肿瘤作用。由于肿瘤被动免疫治疗不完全依赖于宿主自身的免疫功能，因此即使宿主免疫功能低下，也能相对较快地发挥治疗作用。目前，常用的治疗方法有抗体靶向治疗、过继免疫治疗、细胞因子治疗、基因治疗等。

（三）肿瘤免疫检查点抑制剂治疗

免疫检查点是指位于效应 T 淋巴细胞上，具有调节激活或者抑制受体发挥作用的功能开关。当使用激活性抗体可以启动受体下游的相应功能（激活或抑制）。通常激活时可以使效应 T 细胞处于攻击状态，而抑制时能使其保持安静状态。人体内有 100 万亿种不同种类的真核细胞。效应 T 细胞的免疫攻击性能是一个受多种机制调控的复杂过程，免疫检查点是其中的调控机制之一。CTLA-4 和 PD-1 是参与 T 细胞活化的两种负性调控分子，是免疫检查点分子的重要组成部分。它们主要参与调节免疫反应强度，避免过度免疫反应对正常组织的破坏和损害。在肿瘤中，肿瘤细胞可通过劫持这种抑制途径来对抗机体免疫系统，导致肿瘤免疫逃避。因此，使用负性调控分子拮抗剂可以提高对肿瘤免疫杀伤效应。抗 CTLA-4、PD-1 及其配体 PDL-1 的单克隆抗体在治疗晚期黑色素瘤、非小细胞肺癌和头颈部肿瘤方面，均取得了良好的效果，成为有效的抗肿瘤治疗手段。

三、肿瘤的免疫学预防

众所周知，HPV、HBV 和 HCV 等病毒感染与多种肿瘤的发生密切相关，因此制备和应用病原体相关疫苗进行免疫，可降低人群中相应肿瘤的发病率。例如，HPV 疫苗可有效降低人群子宫颈癌发病率；接种乙肝疫苗可有效降低乙型肝炎和肝癌的发病率。

> **讨论**：由于肿瘤细胞可以逃避宿主的免疫攻击从而导致肿瘤的免疫逃逸，因此科学家尝试通过清除抑制性细胞如 Treg，或者阻断免疫负性分子的功能如应用抗 CTLA-4 抗体，以期增强肿瘤疫苗诱导抗肿瘤免疫应答的效果。你能解释抗 CTLA-4 单抗治疗肿瘤的原理吗？

思考

（1）根据抗原特异性，可将肿瘤抗原分为肿瘤特异性抗原和肿瘤相关抗原。你能举例说明这两种抗原的区别和临床意义吗？

（2）肿瘤的发生与机体免疫功能密切相关。你能解释一下机体抗肿瘤免疫应答机制吗？

（3）肿瘤免疫编辑理论将肿瘤的发生、发展分为三个阶段，即清除阶段、平衡阶段和免疫逃逸阶段。肿瘤免疫逃逸涉及三个因素，即肿瘤细胞本身、肿瘤微环境和宿主免疫系统。你能从这三个方面谈谈你对肿瘤免疫逃逸的理解吗？

（4）肿瘤免疫治疗是通过刺激和增强机体抗肿瘤免疫效应来打破机体对肿瘤的免疫耐受状态，从而控制和清除肿瘤细胞的。它已成为继手术、放疗、化疗之后的第四种肿瘤治疗方法。你能结合肿瘤免疫逃逸机制谈谈肿瘤免疫治疗的机制吗？

单项选择测试题

1. 关于肿瘤逃避机体免疫监视作用的原因，错误的是（　　）。
    A. 具有增强抗体作用
    B. 宿主抗原提呈细胞功能低下
    C. 瘤细胞表面的转铁蛋白被封闭
    D. 瘤细胞快速生长，产生"漏逸"效应
    E. 某些细胞因子对机体免疫应答的抑制
2. 参与介导 ADCC 杀伤肿瘤细胞的抗体主要是（　　）。
    A. IgG　　　　　　B. IgM　　　　　　C. IgE　　　　　　D. IgA
    E. IgD

3. 不属于 NK 杀伤瘤细胞机制的是（　　）。
   A. CDC
   B. ADCC
   C. 释放穿孔素
   D. 诱导瘤细胞凋亡
   E. 释放 IL-2、IFN-γ
4. 可直接杀伤肿瘤细胞的是（　　）。
   A. INF-γ
   B. TNF-α
   C. CSF
   D. IL-2
   E. TGF-β
5. 属于肿瘤特异性抗原的是（　　）。
   A. CA199
   B. 癌胚抗原
   C. 胚胎抗原
   D. 甲胎蛋白
   E. 黑色素瘤抗原
6. 形成机体抗肿瘤效应第一道防线的是（　　）。
   A. B 细胞
   B. Tc 细胞
   C. Th 细胞
   D. NK 细胞
   E. 中性粒细胞
7. 与宫颈癌发病有关的是（　　）。
   A. EBV
   B. HTLV-1
   C. HIV
   D. HCV
   E. HPV
8. 机体抗肿瘤免疫的主要效应细胞是（　　）。
   A. CTL
   B. NK 细胞
   C. 巨噬细胞
   D. γδT 细胞
   E. $CD4^+$ T 细胞

（吴进盛）

第十九章　免疫缺陷病

免疫缺陷病（immunodeficiency disease，IDD）是由于免疫系统先天发育不全或后天损害而使免疫细胞的增殖、分化、发育和代谢异常，并导致机体免疫功能降低或缺陷所表现出的临床综合征（图19-1）。患者因为免疫系统的各个环节可能出现的异常，导致对病原生物高度易感，对自身免疫病和超敏反应性疾病易感，且发生某些肿瘤的概率增高。1919年，免疫缺陷现象首次被描述，至今已有近100年的历史，人们对免疫缺陷病的认识从一无所知到在基因、分子、细胞和整体等各个水平阐述其发病机制，并用以指导临床治疗。

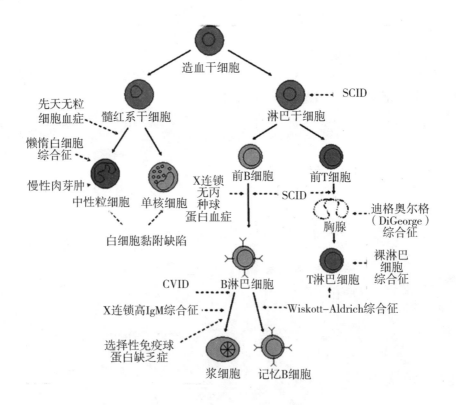

图19-1　免疫细胞分化途径与免疫缺损示意

第一节 免疫缺陷病的分类及临床表现

一、免疫缺陷病的分类

根据发病原因的不同，可将免疫缺陷病分为原发性免疫缺陷病和继发性免疫缺陷病两大类。原发性免疫缺陷病（primary immunodeficiency disease，PIDD）是免疫系统遗传基因异常或先天性免疫系统发育障碍而导致免疫功能不全引起的疾病。根据所缺陷的免疫细胞或分子，分为原发性 T 细胞缺陷（细胞免疫缺陷）、原发性 B 细胞缺陷（体液免疫缺陷）、原发性联合免疫缺陷、原发性吞噬细胞缺陷、原发性补体系统缺陷（图 19-2）。

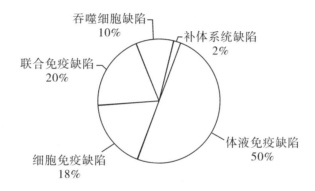

图 19-2 原发性免疫缺陷病分类

继发性免疫缺陷病（secondary immunodeficiency disease，SIDD）又称为获得性免疫缺陷病（acquired immunodeficiency disease，AIDD），是由于一些后天因素造成的、继发于病原体感染，也包括某些疾病或由于药物使用后产生的免疫缺陷性疾病。

二、免疫缺陷病的临床表现

（一）各种感染

对各种病原体的易感性增加是免疫缺陷病患者的主要临床表现，且感染反复发生，难以控制，是造成患者死亡的主要原因。免疫缺陷的类型决定感染的性质，如由化脓性细菌如葡萄球菌、链球菌等引起的感染主要是体液免疫缺陷、吞噬细胞和补体缺陷导致的，表现的临床症状主要是中耳炎、气管炎、肺炎等；而胞内寄生菌、病毒等主要是由细胞免疫缺陷导致的感染。

（二）恶性肿瘤的发生

恶性肿瘤的发病率在原发性免疫缺陷病患者中比同龄正常人群高 100~300 倍，其中比较多见的是白血病和淋巴系统肿瘤。成人多发生继发性免疫缺陷病，肿瘤的发生率也较高，如继发性免疫缺陷病中 AIDS 晚期患者的肿瘤发生率远高于正常人，高出 10 000 倍以上。

(三) 具有遗传倾向

遗传倾向性是多数原发性免疫缺陷病的主要特征，常染色体遗传约占 1/3，性染色体隐性遗传占 1/5。原发性免疫缺陷病患者多为男性（15 岁以下）。

(四) 伴随自身免疫病的发生

高度伴发自身免疫病的倾向是原发性免疫缺陷病的主要特性，发生率高达 14%，而在正常人群中则占 0.001%～0.01%，以类风湿性关节炎、恶性贫血、系统性红斑狼疮等常见（表 19-1）。

表 19-1　原发性免疫缺陷病中易伴发的自身免疫病

与自身免疫相关的免疫缺陷病	易伴发的自身免疫性疾病
X 连锁无丙种球蛋白血症	关节炎
选择性 IgA 缺乏症	SLE、幼年 RA
X 连锁高 IgM 综合征	中性粒细胞减少
普通变异型免疫缺陷病	血细胞减少症
胸腺发育不全	特发性血小板减少性紫癜
Wiskott-Aldrich 综合征（WAS）	溶血性贫血
慢性肉芽肿病	肉芽肿性肠炎
补体缺陷	SLE

第二节　原发性免疫缺陷病

一、原发性 T 细胞缺陷

原发性 T 细胞缺陷是 T 细胞在分化、发育及效应功能发挥中出现障碍的一类遗传性缺陷病。T 细胞缺陷不仅是由于缺乏效应 T 细胞导致的，也可能是间接导致的，如 B 细胞功能和单核-巨噬细胞障碍，从而导致体液免疫缺陷。

迪格奥尔格（DiGeorge）综合征（先天性胸腺发育不全）是由于胚胎 6～8 周第Ⅲ、Ⅳ咽囊分化发育障碍，导致多种脏器如甲状旁腺、胸腺及主动脉弓等大血管发育不全。患儿主要表现一些特定的面部特征，如鱼状唇、眼间距宽和耳朵位置偏低等（图 19-3）。

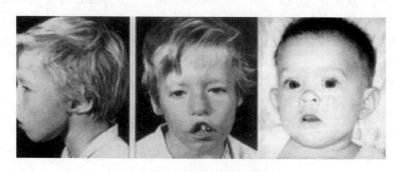

图 19-3　DiGeorge 综合征患者面部特征

免疫学特点：外周血 T 细胞数量减少或缺乏，但抗体水平基本正常或略低（T 细胞依赖的抗体产生缺陷）。DiGeorge 综合征临床表现为：易反复感染病毒、真菌、原虫及胞内寄生菌；接种卡介苗、牛痘、麻疹等减毒活疫苗后可发生严重不良反应，甚至导致死亡。胸腺移植可有效治疗 T 细胞缺陷。

二、原发性 B 细胞缺陷

原发性 B 细胞缺陷是由于 B 细胞先天性发育不全或 B 细胞无法接受 T 细胞传递的信号，从而导致抗体产生减少的一类疾病。其临床表现主要以体内 Ig 水平降低或缺失为特征，外周血 B 细胞减少或缺失但 T 细胞数目基本正常，患者表现为反复化脓性细菌及某些病毒感染。

（一）Bruton 病（X 连锁无丙种球蛋白血症，X-linked agammaglobulinemia，XLA）

该病为最常见的原发性 B 细胞缺陷病，为 X 连锁隐性遗传，仅见于男性婴幼儿。20 世纪 50 年代初，美国儿科医师 Bruton 接诊一名既往 4 年半内有 18 次肺炎发作史的男性患儿。他认为该患儿经历如此多次感染，血清中应该存在大量抗体，丙种球蛋白水平应该非常高，但是检测结果却出人意料，患儿血清中无丙种球蛋白。Bruton 回顾患儿临床病程，分析其家族遗传史，结合患儿血清蛋白电泳结果，提出该患儿可能存在先天性免疫功能缺陷，机体不能生成免疫球蛋白，导致反复肺部感染。研究发现其发病机制为布鲁顿酪氨酸激酶（Bruton's tyrosine kinase，BTK）的基因突变或缺失，从而导致 B 细胞的信号转导分子酪氨酸激酶合成障碍，胞浆中的 BTK 无法被磷酸化，影响细胞内活化信号转导，使 B 细胞发育停滞，从而导致成熟 B 细胞数目减少或缺失。

免疫学特点：外周血和淋巴组织中 B 细胞数目减少或缺失，但 T 细胞数量及功能正常，血清中各类 Ig 水平明显降低或缺失（IgG < 2 g/L）。患儿出生 6～9 个月后发病，临床上以反复化脓性细菌感染为特征，某些患儿还伴有自身免疫病。

（二）选择性 IgA 免疫缺陷病（selective IgA deficiency）

该病为最常见的一种选择性 Ig 缺陷，常染色体显性或隐性遗传。其发病机制可能与 B 细胞不能分化为分泌 IgA 的浆细胞有关。

免疫学特点：血清 IgA 水平降低，< 50 μg/mL（正常人为 2 800 μg/mL），sIgA 水平低下，其他抗体如 IgM 和 IgG 水平正常或略高。通常临床症状不明显，少数可出现严重感染；多数表现为反复呼吸道、消化道、泌尿生殖道感染，患者常伴有自身免疫病和超敏反应性疾病。

（三）X 连锁高 IgM 综合征（X-linked hyper immunoglobulin M syndrome，XHIM）

该病为罕见的免疫球蛋白缺陷病，主要为 X 连锁隐性遗传。其发病机制是 X 染色体上 CD40L 基因突变，使 Th 细胞不能正常表达 CD40L，使得 B 细胞无法获得完整的信号而不能被充分活化，不能在抗原刺激下进行 Ig 类别转换。

免疫学特点：患者外周血和淋巴组织中有大量分泌 IgM 的浆细胞，血清 IgM 增高（甚至高达 10 mg/mL），但缺乏其他抗体类型如 IgG、IgA、IgE。患儿表现为反复感染，尤以呼吸道感染为甚。

三、原发性联合免疫缺陷

原发性联合免疫缺陷，顾名思义，其主要表现为因 T 细胞、B 细胞均出现发育障碍或缺乏细胞间相互作用所致的疾病，多见于新生儿和婴幼儿。

（一）重症联合免疫缺陷病（severe combined immunodeficiency disease，SCID）

该病是源自骨髓干细胞的 T 细胞、B 细胞发育异常所致的疾病，包括 X 连锁隐性遗传和常染色体隐性遗传两种类型（图 19-4）。

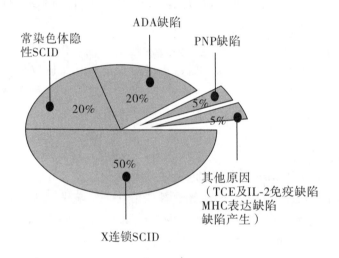

图 19-4　重症联合免疫缺陷病分类

1. X 连锁重症联合免疫缺陷病（X-linked SCID，XSCID）

该病约占 SCID 的 50%，是最常见的 SCID，X 连锁遗传缺陷，患者以男性多见。其发病机制为：IL-2Rγ 链基因突变，使 T 细胞发育停滞于 pro-T 阶段，而 IL-2Rγ 链基因产物 IL-2Rγ 链参与多种细胞因子（IL-2、IL-4、IL-7 等）的信号转导，影响 T 细胞、B 细胞的分化、发育和成熟，从而发生 SCID。

免疫学特点：患者 T 细胞和 NK 细胞缺乏或显著减少；B 细胞数量正常但功能障碍。干细胞移植可治愈本病，且很少发生移植物抗宿主反应。

2. 常染色体隐性遗传的 SCID

（1）嘌呤核苷磷酸化酶（purine nucleoside phosphorylase，PNP）或腺苷脱氨酶（adenosine deaminase，ADA）缺陷引起的 SCID：PNP 基因缺陷或 ADA 基因缺陷表现为相应酶缺乏。酶的缺乏导致核苷酸代谢产物 dATP 或 dGTP 积聚，它们对淋巴细胞有毒性作用，能抑制核糖核苷还原酶，从而影响 DNA 合成，导致淋巴细胞的生长和发育障碍（图 19-5）。

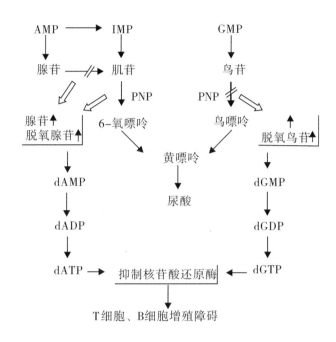

图 19-5 ADA 和 PNP 缺陷所致的生化反应障碍

免疫学特点：T 细胞及 B 细胞都受损。患者反复出现病毒、细菌和真菌性感染。

(2) HLA Ⅰ类分子缺陷（裸淋巴细胞综合征，bare lymphocyte syndrome，BLS）。内源性抗原经 TAP 转运至内质网中与 HLA Ⅰ类分子结合，表达至细胞表面供 CD8$^+$T 细胞识别。该病发病机制是 TAP 基因突变，使 CD8$^+$T 细胞介导的免疫应答缺乏。患者常表现为慢性呼吸道病毒感染。

(3) HLA Ⅱ类分子缺陷，又称Ⅱ型裸淋巴细胞综合征。外源性抗原能与 HLA Ⅱ类分子结合，表达至细胞表面供 CD4$^+$T 细胞识别。该病发病机制是Ⅱ类反式活化子（class Ⅱ transactivator，CⅡTA）基因缺陷导致 HLA Ⅱ类分子表达障碍，或因 RFX5 和 RFXAP 基因突变，使其不能合成与 HLA Ⅱ类分子 5′启动子相结合的蛋白质，出现外源性抗原提呈过程障碍。而在淋巴细胞发育阶段，MHC Ⅱ类分子在胸腺基质上皮细胞上表达异常，影响到 T 细胞阳性选择，从而导致 CD4$^+$T 细胞分化障碍，通常 B 细胞和 CD8$^+$T 细胞发育与数量均正常，临床表现为对病毒易感性增加。

（二）Wiskott - Aldrich 综合征（WAS）

该病属于 X 连锁隐性遗传，根据其临床表现又称为伴湿疹血小板减少的免疫缺陷病。WAS 蛋白表达于胸腺、脾脏淋巴细胞和血小板表面，能调节细胞骨架的组成，参与 T 细胞、B 细胞相互作用。当 X 染色体短臂编码 WAS 蛋白的基因缺陷导致细胞骨架移动受阻，血细胞迁移功能及形态改变，T 细胞、B 细胞相互作用受阻时，针对多糖抗原的抗体应答能力降低。通常多见于男性，新生儿、婴儿期即开始发病，表现为血小板减少（骨髓巨核细胞减少）、皮肤湿疹和反复细菌感染，少数病例仅表现为血小板减少，也有出现伴发自身免疫病和恶性肿瘤。

（三）毛细血管扩张性共济失调综合征（ataxia telangiectasia syndrome，ATS）

该病为常染色体隐性遗传性疾病，发病机制可能为 TCR 和 Ig 重链基因断裂、DNA 修复障碍及磷脂酰肌醇 3 - 激酶（PI-3 kinase）基因缺陷。临床表现：进行性小脑共济失调、眼结膜和面部毛细血管扩张、反复呼吸道感染。患者血清抗体以 IgA、IgG2 和 IgG4 减少或缺失为特征，T 细胞数量也出现减少和功能下降。

四、原发性补体缺陷

补体系统各条激活途径中参与激活的固有成分、调节蛋白及相应受体均有发生遗传性缺失的可能，一般少数为显性遗传，多数为常染色体隐性遗传。

（一）遗传性血管神经性水肿

遗传性血管神经性水肿是 C1INH 基因缺陷引起的常见的补体缺陷病。该病的发病机制为：C1INH 基因缺乏引起 C2 裂解失控，C2b 产生过多导致血管通透性增高。患者表现为反复发作的皮肤黏膜水肿，若水肿发生于喉头，可导致窒息死亡。

（二）阵发性夜间血红蛋白尿

阵发性夜间血红蛋白尿的发病机制是编码糖基磷脂酰肌醇（GPI）的 PIG-A 基因翻译后修饰缺陷。补体调节成分衰变加速因子（DAF）和 MAC 抑制因子（MIRL）是补体溶细胞效应的抑制因子，它们通过 GPI 锚定在细胞膜上。由于 GPI 合成障碍，患者红细胞膜因缺乏 DAF 和 MIRL 而发生补体介导的溶血。临床表现为慢性溶血性贫血、全血细胞减少和静脉血栓形成，晨尿中出现血红蛋白。

五、原发性吞噬细胞缺陷

吞噬细胞缺陷包括吞噬细胞数量减少和功能异常，临床表现为化脓性细菌或真菌反复感染，轻者仅累及皮肤，重者则感染重要器官而危及生命。

（一）吞噬细胞功能缺陷

吞噬细胞功能缺陷包括吞噬细胞黏附能力、趋化作用和杀菌活性等缺陷。多数为常染色体隐性遗传，2/3 的慢性肉芽肿病为性连锁遗传。代表性疾病分别为慢性肉芽肿病（CGD）、白细胞黏附缺陷（LAD）、Chediak - Higashi 综合征和白细胞懒惰综合征。其中最常见是慢性肉芽肿病，患者吞噬细胞缺乏 NADPH 氧化酶，无法有效杀菌，被吞噬的细菌继续存活和繁殖，并播散至其他组织器官；持续的慢性感染可导吞噬细胞局部聚集，从而形成肉芽肿。患者出现多器官累及（包括淋巴结、肺、脾、肝、骨髓等）、反复化脓性感染等。

（二）原发性中性粒细胞减少症

按中性粒细胞数量减少的程度，临床上可分为粒细胞减少症和粒细胞缺乏症：粒细胞减少症外周血中性粒细胞数低下（$<1.5 \times 10^9$/L），粒细胞缺乏症则完全无粒细胞。主要致病原因为髓样干细胞分化发育障碍，此为遗传因素导致，表现为严重咽炎、败血症或脑膜炎等疾病。

第三节 继发性免疫缺陷病

一、引起继发性免疫缺陷的常见因素

（一）营养不良

营养不良是最常见的原因。蛋白质、脂肪、维生素和各种微量元素摄入不足，可影响免疫细胞分化、发育、成熟等各个环节，导致机体对微生物的免疫应答能力下降。

（二）继发感染

多种病原体感染，如 HIV、麻疹病毒、巨细胞病毒、结核杆菌、麻风杆菌、寄生虫感染。

（三）恶性肿瘤的发生

多种恶性肿瘤的发生，如骨髓瘤、急性白血病、慢性淋巴细胞白血病、何杰金氏病、淋巴肉瘤等。

（四）免疫抑制剂的使用

各类临床抑制剂大剂量或长期应用时易导致免疫系统损伤，从而出现严重感染，尤其是条件致病菌的感染，并且肿瘤发生率也显著增高。

（五）抗生素类药物的使用

抗生素类药物等频繁使用甚至是滥用也会导致免疫功能抑制。研究发现，氨基糖苷类抗生素，如链霉素、卡那霉素、新霉素等，对 T 淋巴细胞、B 淋巴细胞有抑制作用。

（六）其他

免疫缺陷病还可继发于肝功能不全疾病，糖尿病、库欣综合征、大面积烧伤等疾病，以及一些治疗术如胸导管引流术均可致患者周围血淋巴细胞锐减、细胞免疫反应低下。

二、获得性免疫缺陷综合征

艾滋病自 1981 年发现首例以来，在全世界广泛蔓延，已成为人类主要死因之一。艾滋病学名为获得性免疫缺陷综合征（acquired immunodeficiency syndrome，AIDS），是人类免疫缺陷病毒（human immunodeficiency virus，HIV）侵入机体引起的以 $CD4^+$ T 细胞减少为特征的免疫功能严重缺陷，导致以机会性感染、恶性肿瘤和神经系统病变为特征的临床综合征。

HIV 携带者和 AIDS 患者是 AIDS 的主要传染源。1983 年，法国巴斯德研究中心 L. Montagnier 教授从一名艾滋病患者的淋巴细胞中分离出一种新的病毒，其为艾滋病的致病病原体，并将之命名为人类免疫缺陷病毒。HIV 可以存在于人类的精液、阴道分泌物、血液、乳汁、唾液和脑脊液中，该病毒可以通过以下三条途径在人类中传播。

(1) 性接触传播：艾滋病病毒可以通过未采取保护措施的性交活动，在人类中传播，包括男女之间、男男之间的阴道交、肛交、口交等方式传播。性接触行为越滥交，即性伴侣越多，感染该病毒的风险越大。全球90%的艾滋病病毒感染者主要都是通过性接触途径感染。我国目前也是以性接触感染为主，2019年性接触感染比例已上升至96.7%，其中异性、同性性接触途径传播比例分别为73.7%和23%，相较于2008年的8.7%上升了8倍。

(2) 血液接触传播：使用被病毒污染的血液、血制品、注射器、针头、组织、器官，以及剃须刀、牙刷等。

(3) 母婴垂直传播：感染了HIV的女性能通过血液、阴道分泌物和乳汁将病毒传播给胎儿或婴儿，在采取母婴药物阻断等医学措施的情况下，能将胎儿或婴儿感染病毒的概率从25%～35%降至5%以下。

(一) HIV的病毒学特征

HIV属逆转录病毒，95%为HIV-1。HIV基因组全长约9.7 kb，依次是结构基因gag、pol、env；调节基因tat、rev；附属基因vif、nef、vpr、vpu等（图19-6）。其中gag基因编码核心蛋白p17、p24、p6和p7；pol基因编码蛋白酶（protease，PR）、逆转录酶（reverse transcriptase，RT）和整合酶（integrase，IN）。env基因编码包膜糖蛋白gp120和gp41。

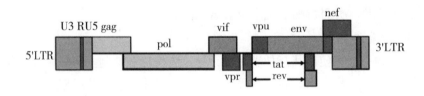

图19-6 HIV基因结构示意

(二) AIDS的发病机制

1. HIV侵入免疫细胞的机制

宿主$CD4^+$T细胞、表达CD4分子的单核-巨噬细胞、树突状细胞和神经胶质细胞等是HIV的靶细胞。HIV能通过其包膜上的结构蛋白gp120与靶细胞膜表面CD4分子、趋化因子受体（T细胞CXCR4或巨噬细胞/DC CCR5）结合，形成CD4-gp120-CCR5/CXCR4三元体结构（图19-7），使gp120构象发生改变，gp41暴露。gp41可直接将病毒包膜和细胞膜拉近，利用膜自身的疏水作用介导病毒包膜与细胞膜融合，使病毒核心进入靶细胞，完成病毒的入侵。

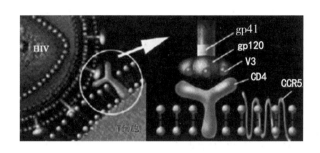

图 19-7　CD4-gp120-CCR5 复合物示意

2. HIV 损伤免疫细胞的机制

（1）CD4$^+$T 细胞。CD4$^+$T 细胞是 HIV 的主要靶细胞。AIDS 患者体内 CD4$^+$T 细胞通常会出现不可逆的数量减少，且功能发生改变。主要表现为对外界各种抗原尤其是病原微生物应答能力下降，IL-2 分泌能力和 IL-2 受体表达也同样下降。CD4$^+$T 细胞的机制主要包括三种：①直接杀伤：病毒包膜糖蛋白插入细胞膜或病毒颗粒以出芽方式从细胞释放，引起细胞膜损伤；抑制细胞膜磷脂合成，影响细胞膜功能；感染 HIV 的 CD4$^+$T 细胞表面表达 gp120 分子，与周围未感染细胞的 CD4 分子结合，导致细胞融合或形成多核巨细胞，加速细胞死亡；病毒增殖时产生大量未整合的病毒 RNA 及核心蛋白分子在胞质内大量积聚，干扰细胞正常代谢，影响细胞生理功能；HIV 感染骨髓 CD34$^+$前体细胞，在造成细胞损伤的同时还削弱其生成增殖性骨髓细胞克隆的能力。同时，由于骨髓基质细胞被感染，骨髓微环境发生改变，导致造血细胞生成障碍。②间接杀伤：HIV 诱导感染细胞产生细胞毒性细胞因子，抑制正常细胞生长因子的作用；HIV 诱导产生特异性 CTL 或抗体，通过特异性细胞毒作用或 ADCC 杀伤表达病毒抗原的 CD4$^+$T 细胞；HIV 编码的超抗原引起携带某些型别 TCRV-β 链的 CD4$^+$T 细胞死亡。③诱导细胞凋亡：可溶性 gp120、HIV 感染 DC 表面的 gp120 可与 T 细胞表面 CD4 分子交联，通过激活钙通道而使胞内 Ca^{2+}浓度升高，导致细胞凋亡；gp120 与 CD4 分子交联，促使靶细胞表达 Fas 分子，通过 Fas 途径诱导凋亡；HIV 附属基因编码的 tat 蛋白可增强 CD4$^+$T 细胞对 Fas/FasL 效应的敏感性，从而促进其凋亡。

（2）B 细胞。gp41 的羧基末端肽段能诱导多克隆 B 细胞激活，导致高丙种球蛋白血症并产生多种自身抗体。由于 B 细胞功能紊乱及 Th 细胞对 B 细胞的辅助能力降低，患者抗体应答能力下降。

（3）树突状细胞。滤泡树突状细胞也是 HIV 病毒的庇护所。滤泡树突状细胞通过 Fc 受体吞噬结合病毒-抗体复合物，使其成为 HIV 的储备库，不断感染外周免疫器官的 Mφ 和 CD4$^+$T 细胞，致使其结构和功能受损。当 HIV 感染机体后，外周血和组织中的树突状细胞也出现大幅度减少和功能下降。

（4）巨噬细胞。HIV 感染单核-巨噬细胞，损伤其黏附、趋化和杀菌功能，并且可降低细胞表面 MHC Ⅱ类分子的表达，从而降低其抗原提呈能力。通常 HIV 能通过主动或被动的方式进入 Mφ，而 Mφ 被 HIV 感染却无法有效杀死 HIV，使其成为机体 HIV 病毒的储备库。HIV还能随Mφ游走至全身，造成多脏器损害。

(5) NK细胞。当HIV感染后，NK细胞数目并不减少，但其分泌IFN-γ、TNF-α、IL-2、IL-12等细胞因子的能力下降，使其细胞活性下降。

3. HIV逃逸免疫攻击的机制

HIV感染机体后，由于其特性，可通过不同机制逃避免疫系统的识别和攻击，以利于病毒不断复制，从而在体内长期存活。

(1) 表位变异。HIV的一个显著特点是具有高度变异性，HIV抗原表位可发生高频率变异，其频率是真核细胞DNA基因组的100万倍，主要包括碱基替换、移码和缺失。由于高度变异，导致CTL无法有效识别，产生免疫逃逸，这是目前难以清除病毒和疫苗研制困难的主要原因。

(2) DC-SIGN（CD209）。滤泡树突状细胞表面的树突细胞特异性丙型凝集素（dentritic cell specific intracellular adhesion molecule-grabbingnonintegrin，DC-SIGN）为HIV受体，特异性与gp120结合，病毒颗粒进入树突状细胞，形成病毒储备库。在适当条件下，DC可直接或间接将病毒颗粒传递给$CD4^+T$细胞等靶细胞，从而提高病毒感染率并有效保持病毒的传染性。

(3) 潜伏感染。HIV进入感染细胞可不表达HIV蛋白，形成病毒潜伏感染，从而使得HIV逃避机体免疫系统的识别和攻击。另外，HIV的Nef蛋白可降低细胞表面CD4和MHC分子的表达，影响CTL识别、杀伤感染细胞。

（三）HIV诱导的免疫应答

1. 细胞免疫应答

细胞免疫应答是机体遏制HIV感染的主要效应。

(1) $CD8^+T$细胞应答。机体感染HIV后，能特异性激活相应的$CD8^+T$细胞，成为杀伤HIV感染靶细胞的主要效应细胞。体外研究发现，$CD8^+CTL$能明显抑制HIV在$CD4^+T$细胞中的复制。HIV编码的所有蛋白质（gag、pol、env、调节蛋白和附属蛋白等）均可诱导CTL的应答。临床试验观察到CTL细胞毒效应和血浆中病毒水平均与病程及预后有关：在急性感染期，机体能通过诱导特异性抗体和效应CTL，从而抑制HIV复制；而在疾病后期，随着$CD4^+T$细胞数目不断下降，影响到CTL的功能，导致特异性CTL也下降，对病毒复制的抑制作用下降，病毒将大幅复制，数目增加。

(2) $CD4^+T$细胞应答。HIV感染后，$CD4^+T$细胞被激活，分泌各种细胞因子，以IL-2、IFN-γ为主，辅助细胞免疫和体液免疫，形成对宿主有保护性的作用。

2. 体液免疫应答

HIV感染后，机体可针对病毒蛋白产生不同的抗体。

(1) 抗p24蛋白抗体。抗p24抗体消失通常与$CD4^+T$细胞下降及出现AIDS症状相关联，但尚不清楚该抗体是否对机体具有保护作用。

(2) 抗gp120和抗gp41抗体。此类抗体主要为经典抗体IgG，可通过ADCC损伤靶细胞。

(3) 中和抗体。HIV的中和抗体一般针对CD4结合部位，其作用主要是抑制HIV，阻断病毒播散。但由于诱发中和抗体的抗原表位常被遮蔽，导致抗体的效价较低，使病毒有时间发生变异，而丧失其中和作用。

(四) 临床分期

1. 急性期感染

此期无症状或仅有流感样症状，如喉痛、发热、疲劳等，但体内已有大量病毒被复制并释放入体液中，故有传染性。通常在这个时期，HIV 抗体检验常常是阴性，时间大约为 4～10 周，因此也被称为 HIV 感染的窗口期，此时易导致漏诊。

2. 潜伏期

此期又称"无症状期"，可以持续 6 个月至 10 年以上。无症状病毒携带者与健康人无明显区别，但 HIV 抗体阳性。

3. 艾滋病前期

此期出现艾滋病相关综合征（ARC）。主要表现为急性期症状加重，如持续发烧、盗汗、淋巴结增大、腹泻、感染等。

4. 艾滋病期

当 $CD4^+T$ 细胞低于 $200/\mu L$ 时进入此期。此期特点有三类：①机会性感染。卡氏肺囊虫性肺炎、隐球菌肺炎、巨细胞病毒、弓形体病、结核等，是 AIDS 病人死亡的主要原因。②恶性肿瘤。卡波西肉瘤、淋巴瘤，也是 AIDS 病人死亡的常见原因。③神经系统异常。如 AIDS 痴呆、脊髓病、末梢神经病等，进入此期的患者一般在 2 年内死亡。

(五) 临床诊断标准

1. 既往病史资料

该资料包括吸毒史、不洁性行为史、输血史（输入 HIV 感染的血液或血液制品）、HIV 抗体阳性者所生子女及相关职业暴露史。

2. 临床表现

出现免疫缺陷的临床表现，如机会性感染、恶性肿瘤、神经系统异常等症状。

3. 实验室检测

（1）HIV 抗原检测。常用 ELISA 法检测 HIV 的核心抗原 p24。p24 出现于急性感染期和 AIDS 晚期，其定量检测可作为早期或晚期病毒量的间接指标。在潜伏期，p24 检测常为阴性。

（2）HIV 抗体检测。HIV 抗体检测是艾滋病的常规检测指标。HIV 感染 4～12 周可在体内检查出抗体，该抗体可持续终身。通常初筛试验采用 ELISA 法、胶乳凝集法或免疫金层析法。

（3）确认试验：免疫印迹法。HIV 抗体确认试验判断标准：①HIV 抗体阳性。有两条膜带（gp41/gp120/ gp160）或至少一条膜带与 p24 带同时出现。②HIV 抗体阴性。无 HIV 抗体特异性条带出现。③HIV 抗体可疑。出现 HIV 特异性条带，但带型不足以确认阳性者。

（4）$CD4^+T$ 细胞计数。$CD4^+T$ 细胞计数可以作为艾滋病临床分期和判断预后的重要依据，亦是患者免疫系统损害状态的指标。$CD4^+T$ 细胞低于 $200/\mu L$，则进入 AIDS 发生期。

（5）病毒核酸检测。分离病毒，通过定性或定量的 PCR 方法检测病毒核酸，用于疾病的早期诊断、病程监控和指导抗病毒治疗等。

（六）预防和治疗

1. 预防

（1）性接触传播途径的预防。安全性行为是有效预防艾滋病的措施。正确使用质量合格的避孕套可降低感染艾滋病病毒的危险。

（2）经血液传播途径的预防。拒绝毒品，监管采血、输血及使用血液制品的安全性等。

（3）母婴传播途径的预防。对艾滋病病毒感染妇女考虑劝诫终止妊娠，继续妊娠者应采取药物干预措施阻断传播，产后做好对新生儿的防护。

2. 治疗

（1）抗病毒治疗。高效抗反转录病毒治疗方法（HAART）是指联合应用作用于逆转录病毒复制不同环节的药物，达到对HIV复制的抑制，是针对HIV/AIDS的病因治疗。通常采用三种逆转录酶抑制剂或两种逆转录酶抑制剂及一种蛋白酶抑制剂（或整合酶制剂、融合抑制剂）进行联合治疗。

（2）治疗出现的机会性感染及肿瘤。机会性感染是艾滋病的主要临床表现，通常也是患者就诊的主要原因。

（3）免疫调节与心理治疗：对不同症状的患者给予不同的处理。

自20世纪80年代发现艾滋病至今，抗HIV研究已经走过了艰难的道路，目前全球抗HIV药物的研发主要围绕抗HIV药物的长效性、免疫疗法及艾滋病预防药物展开。相信随着基因编辑干细胞、T细胞攻击HIV等研究结果的陆续应用，功能性治愈HIV也将不再遥远。

第四节　免疫缺陷病的实验室诊断和治疗原则

一、实验室诊断

免疫缺陷病病因复杂，在临床表现及实验室检查方面，PIDD与SIDD往往不容易区分。PIDD常伴有其他系统的继发免疫缺陷；不同基因缺陷可出现相同的临床表现和实验室检查结果；同一基因的不同位点突变可致程度不一的临床表现。因此要做出明确的IDD病因诊断仍有难度。目前，依赖于详细临床病史的实验室评价是诊断IDD的一个重要工具。

PIDD的诊断依赖于疾病的临床特点，确诊则有赖于对患者免疫功能的检测。由于越来越多的PIDD缺陷基因被发现，免疫缺陷数据库汇集了各种PIDD的基因突变信息，因此，从细胞生物学角度分析PIDD的DNA复制、所涉及的信号转导通路及细胞黏附机制，不仅有利于加深对正常细胞分化过程的认识，也可以对很多PIDD作出明确的基因诊断。SIDD的诊断比较复杂，诊断依据包括：①排除PIDD；②临床特点；③免疫功能的改变；④根据病史确定引起免疫缺陷的原因。因此，免疫缺陷病具体的检查方法主要是：①外周血淋巴细胞计数；②淋巴结、直肠黏膜活检；③骨髓检查各期细胞的发育和增生状况；④免疫学检测（免疫球蛋白浓度测定、抗体功能测定、T/B 细胞缺陷试验、吞噬细胞缺陷测定、补体缺陷测定等）；⑤分子生物学方法。

二、治疗原则

免疫缺陷病的基本治疗原则为：尽可能减少感染并及时控制感染；通过过继免疫细胞或移植免疫器官以替代受损或缺失的免疫系统组分。

（一）抗感染

应用抗生素治疗反复发作的细菌感染，或通过抗真菌、抗病毒等药物控制感染，缓解临床症状。

（二）免疫重建

目前 SCID、DiGeorge 综合征、WAS 和 CGD 均可以借助造血干细胞移植重建机体免疫功能。

（三）基因治疗

通过基因治疗来治愈单基因缺陷病，如白细胞黏附缺陷病、ADA 或 PNP 缺乏的联合免疫缺陷等。例如，采用基因转染的方式，将正常 ADA 基因转入患者 $CD34^+$ 细胞后回输给患者，用于治疗 ADA 缺乏导致的 SCID。同样，其他类似的基因缺陷病如 JAK-3、ZAP-70、IL-2Rγ 链等基因缺陷也可通过此方法治疗。

（四）免疫制剂

通过被动免疫的方式，即补充各种免疫分子（免疫球蛋白、细胞因子）以增强机体免疫功能。例如：用混合 γ 球蛋白治疗免疫球蛋白缺乏症患者，以维持血清免疫球蛋白水平，用于防止细菌感染；应用重组细胞因子 IFN-γ 治疗 CGD；应用重组 IL-2 增强其免疫功能等。

> **讨论**：艾滋病是因 HIV 侵入机体引起的以 $CD4^+T$ 细胞减少为特征的免疫功能严重缺陷，导致以机会性感染、恶性肿瘤和神经系统病变为特征的临床综合征。传染源主要是 HIV 携带者和 AIDS 患者，可以通过性接触、血液接触和母婴途径传播。那你知道生活中哪些情况不会感染艾滋病病毒吗？蚊虫叮咬会传播艾滋病病毒吗？

思考

（1）IDD 是由免疫系统先天发育不全或后天损害而导致机体免疫功能降低或缺陷所表现出的临床综合征，分为 PIDD 和 SIDD。IDD 的临床特点是感染、恶性肿瘤、遗传倾向和伴发自身免疫病。

（2）AIDS 是因 HIV 侵入机体引起的以 $CD4^+T$ 细胞减少为特征的免疫功能严重缺陷，导致以机会性感染、恶性肿瘤和神经系统病变为特征的临床综合征。AIDS 的传染源主要是 HIV 携带者和 AIDS 患者。AIDS 的传播途径：性传播、血液传播、母婴传播。

（3）免疫缺陷病基本治疗原则：尽可能减少感染并及时控制感染；通过过继免疫细胞或移植免疫器官替代受损或缺失的免疫系统组分。

单项选择测试题

1. 关于免疫缺陷病的描述，正确的是（　　）。
   A. 机体对某些抗原所产生的非正常生理性免疫应答
   B. 机体经某种抗原诱导后形成的特异性免疫无应答状态
   C. 由于过度而持久的自身免疫反应导致组织器官损伤的一类疾病
   D. 应用免疫抑制剂导致的免疫无应答状态
   E. 免疫系统先天发育不全或后天受损所致免疫功能降低或缺失的一组临床综合征

2. 以下哪种疾病是原发性 B 细胞缺陷病最常见类型？（　　）
   A. DiGeorge 综合征　　　　　　　　B. X 连锁高 IgM 血症
   C. 选择性 IgA 缺陷　　　　　　　　D. 裸淋巴细胞综合征
   E. Bruton 病

3. 以下能与 HIV 结合的分子是（　　）。
   A. CD2 分子　　　B. CD19 分子　　　C. CD4 分子　　　D. CD3 分子
   E. CD8 分子

4. HIV 感染的靶细胞主要是以下哪种细胞？（　　）
   A. 红细胞　　　B. $CD8^+$ T 细胞　　　C. $CD4^+$ T 细胞　　　D. B 细胞
   E. 浆细胞

5. 关于获得性免疫缺陷综合征的主要传播途径，正确的是（　　）。
   A. 性接触、垂直传播、消化道传播播
   B. 性接触、呼吸道传播、注射途径
   C. 性接触、注射途径、消化道传
   D. 性接触、呼吸道传播、垂直传播
   E. 性接触、血液传播、垂直传播

（况南珍）

第二十章 自身免疫病

自身免疫病（autoimmune disease，AID）是指机体对自身抗原发生免疫反应而导致自身组织损害的疾病。自身免疫性疾病的发病机制不明，通常认为与免疫耐受的破坏有关。正常人体血液中可以有低滴度的自身抗体，自身抗体是指针对自身组织、器官、细胞及细胞成分的抗体。如果自身抗体的滴度超过某一水平，就可能对身体产生损伤，诱发疾病。

第一节 自身免疫病的相关因素及机制

自身免疫病的发病原理和机制仍然无法明确。为大众所接受的推论与体内免疫系统的免疫耐受出现破坏的情况有关。在一些未知的情况下，机体内部免疫系统的自我耐受性被破坏，机体内部的免疫系统对其自身原本不会出现免疫反应的某些组织和成分产生异常的免疫反应，这种情况的出现和进一步发展，是自身免疫病发生的病因，同时自身免疫系统也会产生自身抗体或致敏的淋巴细胞，致疾病进一步进展。

一、抗原相关因素

（一）隐蔽抗原释放

机体有些组织成分由于解剖位置的特殊性，正常情况下终身不与免疫系统接触，称为隐蔽抗原。但在外伤、感染、手术、烧伤等因素作用下，隐蔽抗原可被释放出来，进入血液和淋巴管后即被免疫系统识别，发生免疫应答，导致自身免疫疾病。例如，人体输精管结扎后可形成抗自身精子的抗体以及眼球损伤后可能发生交感性眼炎。

（二）自身抗原性质改变

诸如某些微生物（如细菌或病毒）或药物引起机体免疫功能紊乱时，可能会导致体内抗原发生变化，从而刺激人体产生免疫反应，最后导致免疫系统疾病。例如：①肺炎支原体感染导致红细胞表面抗原成分的变化会刺激人体产生抗红细胞抗体，引起自身免疫性溶血疾病；②体内抗体发生变性后，IgG 便对人体产生与刺激对应的 IgM 类抗体，并且由这些抗体结合形成的免疫复合物可以导致形成类风湿关节炎和其他自身免疫性疾病。

（三）分子模拟假说

共同抗原介导产生的交叉反应是建立分子模拟假说的实验和理论基础。可以描述为外来抗原启动免疫反应，其中 T 细胞或 B 细胞成分可以交叉识别自身。如一些细菌或者病毒等存在与人体组织类似的抗原表位，在这些生物侵入人体后产生的微特异性抗体既可以与微生物表面相应细胞表位结合,同时也可以结合人体内部正常组织细胞表位,并且在固有免疫细胞和分子的协同下损伤上述自身细胞,出现免疫系统病变。例如,人体中 A 组链球菌 M 蛋白和心肌的肌球蛋白中都存在 B 细胞表位,由 A 组链球菌入侵感染之后诱导产生的抗体不仅能结合链球菌 M 蛋白的 B 细胞表位,而且也能结合人体心肌肌球蛋白相应的 B 细胞表位,最终造成心肌损伤。

(四)表位扩展

依照刺激机体产生抗原表位的强度和序列,可以将其分为原发表位和继发表位。原发表位是抗原分子许多表位中最先开始刺激人体免疫应答的表位,又称优势表位或功能性表位。继发表位包括抗原表面密度较低的线性表位和隐于抗原内部的隐蔽表位,又称为隐蔽性抗原表位,上述继发表位一般在机体后续免疫应答中发挥作用。当一些特殊的抗原出现在机体内部与免疫系统接触并且产生刺激后,免疫系统产生的应答会优先对优势表位产生免疫反应和应答,但上述情况不能够完全清除该抗原,随着免疫应答出现和持续性存在的过程,机体内部的免疫系统继续产生应答,此时的免疫应答将会针对更多抗原表位(包括隐蔽表位)。这种异常的免疫反应,我们称之为表位扩展(epitope spreading)。表位扩展是系统性红斑狼疮和类风湿关节炎等全身性自身免疫病迁延不愈与不断加重的主要原因之一。

二、免疫细胞和组织相关因素

(一)T-B 细胞旁路活化 B 细胞成为抗原提呈细胞

T-B 细胞旁路活化 B 细胞可以直接通过其 BCR 识别并和相对应的抗原进行结合,之后抗原肽与进入区室的 MHC Ⅱ类分子结合,表达于 B 细胞表面并被呈递给 $CD4^+$ T 细胞。T 细胞、B 细胞相互作用是 CD 抗原介导产生的,其具有相应的 B 细胞表位和 T 细胞表位。已有研究表明,体内有一些自身反应性 B 细胞能够识别自身组织抗原成分,但是能够识别相同自身组织抗原成分的自身反应性 T 细胞往往是缺乏的。鉴于此,上述自身反应性 B 细胞由于未能获得相应自身反应性 T 细胞协助而处于活化无能状态。研究发现,T 细胞与 B 细胞间可发生旁路活化现象,即 T 细胞、B 细胞在不识别同一胸腺依赖性抗原(TD-Ag)分子情况下,也可使 B 细胞活化产生抗体。例如:微生物超抗原不仅可以紧密结合自身抗原特异性 B 细胞表面上的 MHC Ⅱ 类分子抗原肽凹槽外侧的保守序列,还可以结合 Th 细胞表面 TCR-β 链可变区外侧保守氨基酸序列,导致 T-B 细胞相互作用,活化自身抗原特异性 B 细胞产生相应自身抗体。

(二)调节性 T 细胞异常

调节性 T 细胞(regulatory T cells,Tregs)是 T 细胞亚群中的一类,具有免疫抑制作用。调节性 T 细胞的功能异常是引发自身免疫病的主要原因之一。有相关实验已经表明,在功能缺失或 FoxP3+基因敲除的 nTreg 小鼠中容易患自身免疫性疾病,对小鼠采用 nTreg 可以遏制发生自身免疫性疾病。

(三)MHC 分子和共刺激分子表达异常

正常情况下,生物体内组织的免疫细胞不表达 MHC Ⅱ类分子或共刺激分子,也不在体内诱导相应的自身反应性 T 细胞产生免疫反应。发生感染时，细菌、病毒等及其衍生物能够诱导体内组织细胞中细胞因子（如 IFN-γ）的产生。这种细胞因子可以诱导组织细胞表达器官特异性自身抗原肽的 MHC Ⅱ 类分子复合物和共刺激分子，最后启动 T 细胞，介导产生特异性自身免疫系统疾病。

三、遗传相关因素

自身免疫病有明显的遗传倾向，个体发生自身免疫病的概率与其遗传背景密切相关。

（一）HLA Ⅰ/Ⅱ 类基因

①SLE、MG、Ⅰ型糖尿病和基因 HLA-DR3 密切相关；②银屑病和类风湿关节炎与基因 HLA-DR4 关联；③多发性硬化症和肺出血肾炎综合征与基因 HLA-DR2 关系密切；④强直性脊柱炎与基因 HLA-B27 密切相关；⑤桥本甲状腺炎与基因 HLA-DR5 相关。携带上述特定基因者与同种族健康人相比，相关自身免疫病的发生概率明显增高。

（二）免疫相关基因

①Clq 或 C4 基因缺陷个体可因清除免疫复合物能力减弱，使机体血液中的循环免疫复合物持续表达沉积在相应部位，从而逐渐形成系统性红斑狼疮；②诱导趋化的细胞死亡机制导致 Fas/FasL 基因缺陷的机体产生功能障碍，进而引发自身反应性的淋巴细胞增多综合征等相关自身免疫疾病；③由于生成没有活性的 CTLA-4 分子，造成生物体内 CTLA-4 等位基因突变，进一步导致糖尿病和甲状腺疾病等自身免疫相关疾病。

（三）年龄、性别因素

正常个体对抗原的免疫应答能力，小儿和老年阶段低于成人阶段；新生儿和婴幼儿对多糖类疫苗应答能力低下，成年后对其应答能力显著增强；雌性动物产生抗体的能力强于雄性动物。例如：①女性发生系统性红斑狼疮和多发性硬化症的概率比男性高 10～20 倍；②女性类风湿关节炎发病率为男性的 3～4 倍；③强直性脊柱炎中，男性发病率较高，普遍达到女性的 3 倍。

第二节　自身免疫病的病理损伤机制

免疫系统疾病是自身免疫功能异常、活性低表达或者过度表达。当自身免疫过度活跃的时候，身体会攻击并破坏其自身组织。其产生及发病机制与超敏反应的发病机制相同。对自身抗原的免疫反应可通过以下一种或多种途径致使组织损伤而出现功能性障碍，进而出现自身免疫性疾病。

一、自身抗体介导的自身免疫病

（一）自身抗体直接介导细胞破坏

对于出现多次持续 Ⅱ 型超敏反应，且进一步造成细胞破坏的自身免疫系统内部免疫细胞胞膜内成分的抗体，其病理损伤机制包括：①补体碎片募集中性粒细胞释放局部酶和炎症调解剂引起细胞损伤；②机体的补体系统激活及细胞溶解凋亡；③调节吞噬功能，机体内部的补体片段可以加快吞噬细胞攻击体内细胞；④自然杀伤细胞通过抗体依赖细胞介导的细胞毒作用杀死自身细胞。自身免疫性血细胞减少症是抗血细胞自身抗体介导的自身免疫病。某些药物能够附着在红细胞表面并改变其表面的抗原性，对人体产生刺激，且产生抗红细胞抗体，出现红细胞溶解，进而产生自身免疫性溶血性贫血。血液中其他细胞的自身抗体也会引起相应的免疫性疾病，如特发性血小板减少性紫癜（ITP）、免疫性中性粒细胞减少症。

（二）自身抗体介导细胞功能障碍

针对细胞表面受体的自身抗体可以模仿配体的作用或竞争性地阻断配体的作用，从而引起细胞和组织功能障碍并引发自身免疫性疾病。重症肌无力（MG）是由突触后膜自身抗体引起的神经肌内连接障碍。肌内终板膜上发生自身免疫攻击这一行为会导致 NMT 衰竭和肌内无力。体内的自身抗体与神经肌内接头处的 AchR 结合，一方面可以竞争性地抑制乙酰胆碱与 AchR 的结合，并阻断乙酰胆碱的生物学作用，另一方面可以加速 AchR 的内在转化和降解并减少 AchR 的数量（抗原调节）。结果，肌内细胞对运动神经元释放的乙酰胆碱的敏感性逐渐降低，并出现诸如肌内无力等症状。该抗体抑制乙酰胆碱释放，导致 NMT 衰竭和肌内无力。神经性肌强直（Isaacs 综合征）是由神经电压门控钾通道抗体引发的，产生神经兴奋性和自发性，包括骨骼肌过度活动，表现为颤搐、无力及肌僵硬。

（三）自身抗体和自身抗原形成 IC 介导组织损伤

自身免疫系统内部免疫细胞产生的抗体与其相对应身体内部组织和物质抗原相结合而形成 IC。在自身毛细血管基底膜中出现局部或者完全的沉降积累后，补体将被刺激并活化，同时在一些相关细胞（中性粒细胞、血小板和嗜碱性粒细胞的效应细胞等相关细胞）的加入和反应下，便会引发自身免疫病。由于这种情况而产生的病理损伤机制为Ⅲ型超敏反应。SLE 是包括抗组蛋白自身抗体、抗 DNA 抗体及相应的抗原共同构成的疾病。被攻击而出现损坏的细胞所释放的核抗原与免疫系统接触，会刺激其产生产生更多的自身抗体，进而形成更多的 IC 沉积物，加剧病理损伤。僵人综合征（stiff-person syndrome，SPS，或 stiff-man syndrome，SMS）是以躯轴和下肢肌内过度收缩、伴肌痛性肌内痉挛为特征的罕见、严重的中枢神经系统疾病。60%～70% 的 SMS 患者血清和脑脊液中抗谷氨酸脱羧酶（glutamic acid decarboxylase，GAD）自身抗体升高。α 运动神经元受兴奋性儿茶酚胺能神经系统和抑制性 γ-氨基丁酸（GABA）能神经系统控制，可能由于两者的失衡而导致肌内僵硬和阵挛。血浆置换和免疫抑制剂治疗能使部分患者症状缓解。

二、自身反应性 T 细胞介导的自身免疫病

（一）自身反应性 T 细胞在某些情况下会引起自身免疫性疾病

参与此类组织损伤的效应细胞主要为 $CD4^+Th1$ 和 $CD8^+CTL$，其发病机制是典型的Ⅳ型超敏反应，主要基于淋巴细胞和单核细胞/巨噬细胞的浸润，Th1 活化后释放多种细胞因子，由细胞因子引发炎症反应。CTL 激活自动反应对靶细胞具有直接的杀灭作用。

（二）多发性硬化

多发性硬化（MS）是由体内髓磷脂碱性蛋白特异性 $CD4^+Th1$ 细胞持续作用于中枢神经组织引发的慢性进行性中枢神经系统脱髓鞘病。多发性硬化患者具有髓磷脂碱性蛋白（MBP）特异的 Th1 细胞，可渗入脑组织并引起炎症和对中枢神经系统的损害。在患有多发性硬化的人体内观察到与特定髓磷脂抗原有关的抗体及免疫球蛋白，支持 B 细胞和体液免疫，并在多发性硬化症的发病机理中发挥重要作用。激活 B 细胞还可通过旁路活化等激活 Th1 细胞，促进 IL6、TNF-α 等多种促炎性介质的生成，参与多发性硬化的病理过程。研究发现：①患者中枢神经组织布满脱髓鞘而形成的白斑内含大量巨噬细胞、T 细胞和 B 细胞；②大多数患者的血清中含有高水平的抗麻疹病毒抗体。目前普遍认为患有多发性硬化疾病可能是麻疹病毒入侵体内感染而引起的。

（三）边缘性脑炎

边缘性脑炎（limbic encephalitis，LE）是一种新型自身免疫病，该病主要影响颞叶内侧边缘系统，病理学改变可见脑内多位置的血管外缘有淋巴细胞聚集和浸润。目前为大众所接受的发病机制是免疫介导机制，大部分学者认为出现边缘性脑炎的原因是肿瘤抗原与神经系统细胞所表达的抗原具有一定的相似性，进而致使自身免疫系统产生的攻击肿瘤抗原的抗体与神经系统表达的抗原发生错误的相互作用，中枢神经系统出现炎性反应，在这一过程中细胞免疫和体液免疫共同参与。但是就目前所掌握的情况，无论是否伴发肿瘤，LE 确切的神经功能障碍的发病机制仍然没有明确，鉴于此，有待进一步研究和确定。

（四）干燥综合征神经系统受累

干燥综合征神经系统受累（CNS-pSS）的病理机制主要是免疫介导的小血管病，真正的血管炎少见。接受脑 SPECT 检查的患者，呈现多发灶性灌注缺损，MRI 显示弥漫性脑白质异常，均提示弥漫性脑部小血管病变。pSS 合并视神经脊髓炎（NMO）主要与水通道蛋白 4（aquaporin-4，AQP4）相关。

一些自身免疫性疾病是自身抗体与自身反应性 T 细胞共同作用的结果。例如，患有 MG 的患者不仅存在乙酰胆碱受体的自身抗体，也存在针对乙酰胆碱受体的自身反应性 T 细胞。

第三节 自身免疫病的分类和基本特征

一、自身免疫病的分类

自身免疫病有两种，分别为器官特异性自身免疫病和全身性自身免疫病。器官特异性自身免疫病是指受到侵袭的器官为特定器官，同时由自身免疫系统针对特定器官的靶抗原的自身免疫反应引起的疾病。与此同时，在一部分自身抗体对靶器官的正常功能产生过度刺激或抑制的作用下，特定器官发生特异性功能障碍型自身免疫病。全身性自身免疫病是由多种器官和组织中靶抗原的自身免疫反应引起的。患者多处器官与组织可见病变损害，且病变范围分布极为广泛，同时表现出相对应的临床症状和体征。自从20世纪60年代初认识到自身免疫性疾病以来，常见的疾病有Graves病、桥本甲状腺炎、银屑病、类风湿性关节炎（RA）和1型糖尿病等。

二、自身免疫病的基本特征

自身免疫病具有以下三个基本特征：①在对患者的血液进行检测时，检测到高滴度的自身抗体或致敏淋巴细胞。与此同时，自身抗体在不同的自身免疫性疾病中有重叠现象。②患者组织和器官的病理特征是免疫炎症，病程迁延不愈。③可以在动物中复制相似的疾病模型，并且可以通过血清或淋巴细胞在同源动物中传播疾病。

除上述基本特征外，它还经常具有以下特征：①病因不明，多为自发性或特发性；②病程一般较长，且多数为反复发作和缓解交替出现；③有遗传倾向，但不是单基因作用的结果；④女性患者比男性多，老年人比青少年多；⑤大多数患者的血清中都可以发现抗核抗体或其他自身抗体；⑥容易伴有免疫缺陷或恶性肿瘤。

第四节 自身免疫病的防治原则

用于治疗自身免疫性疾病的免疫介导药物可以大致分为传统的全身疗法药物（包括抗炎药物）和生物药物（在功能上或基因上作用于与疾病相关的特定分子或途径）。使用药物治疗炎症的挑战在于，这一过程受到多个分子和信号通路的严格调控和协调，它们可以相互补偿。大多数自身免疫性疾病的传统治疗药物包括糖皮质激素、非甾体抗炎药和疾病修饰药物，如氨甲蝶呤、环孢素和磺胺嘧啶。激素类抗炎药物一般不能预防炎症引起的组织损伤，氨甲蝶呤、环孢素、来氟米特和磺胺嘧啶等药物是一类异质的药物集合，其作用机制尚不完全清楚。这些药物可以在某种程度上防止组织损伤，例如，它们可以减少关节肿胀和疼痛，降低类风湿性关节炎患者急性期的标志物水平并限制关节损伤的进展，然而它们有可能导致长期的药物毒性。

一、消除诱发因素

（一）防控微生物感染

由于炎症反应是所有自身免疫性疾病的共同特征，因此抗炎疗法被广泛用于治疗自身免疫性疾病。使用抗生素控制病原微生物感染，尤其是持续性微生物感染，可以降低自身免疫病罹患率。

（二）谨慎使用药物

对能引发自身免疫病的药物要谨慎使用。这些小分子药物可以引起溶血性贫血，如青霉素和头孢菌素，可以吸附在红细胞的表面，使它们具有免疫原性，刺激人体产生抗体，并引起自身免疫性疾病。

二、抑制对自身抗原的免疫应答

（一）使用免疫抑制剂

相关实验数据表明，免疫抑制剂是相对有效的药物。某些真菌代谢物（如环孢菌素和他克莫司）可以抑制 IL-2 等基因的激活，从而抑制 T 细胞的分化和增殖，并对多种自身免疫性疾病具有明显的临床作用，皮质类固醇类药物可以通过抑制炎症反应，从而减轻自身免疫性疾病的症状。

（二）使用抗细胞因子及其受体的抗体或阻断剂

例如，针对类风湿关节炎的治疗，临床上可采用 TNF-α 单克隆抗体或可溶性 TNF 受体/Fc 融合蛋白和 IL-1 受体拮抗剂蛋白（IL-1Ra），取得了较好的疗效。

（三）应用免疫细胞表面分子抗体治疗

使用抗体阻断相应免疫细胞的激活或清除自身反应性 T 细胞和 B 细胞克隆，可以抑制自身免疫反应。例如，针对 MHC Ⅱ 类分子的单克隆抗体会抑制 APC 的功能；抗 CD3 和抗 CD4 的单克隆抗体抑制自身反应性 T 细胞活化；抗自身反应性 T 细胞 TCR 和自身反应性 B 细胞 BCR 独特型的抗体清除自身反应性细胞。

（四）应用单价抗原或表位肽

自身抗原的单价抗原或表位肽可以特异性与自身抗体结合，阻断抗体的抗原结合位点，并阻断自身抗体与自身细胞的结合。

三、自身抗原免疫耐受的重新建立

当前比较有效的治疗方法是再次恢复抗原的特异耐受性，但由于免疫耐受的机制和免疫耐受异常的原因尚不清楚，因此临床应用仍不理想。

（一）通过服用自身抗原诱导免疫耐受

例如，以口服胰岛素的方法治疗糖尿病；以口服 Ⅱ 型胶原的方法预防和治疗 RA；用口服耐受的方法治疗 MS、RA 及眼膜炎的研究已逐渐展开。

（二）通过模拟胸腺阴性选择诱导免疫耐受

胸腺基质细胞表达的自身组织特异性抗原是胸腺阴性选择中诱导 T 细胞凋亡的关键分子。通过 DC 表达自体组织特异性抗原，模仿阴性选择以清除自身反应性 T 细胞。如通过 DC 蛋白脂质蛋白（PLP）或碱性少突神经胶质细胞糖蛋白（MOG）诱导实验性变应性脑脊髓炎的免疫耐受方法来治疗 MS。

四、其他

清除自身抗体存在的红细胞、血小板等的主要脏器在脾脏，故脾脏手术切除是针对自身免疫性溶血性贫血、自身免疫性血小板减少性紫癜及中性粒细胞减少症的有效治疗手段。患有甲状腺炎的黏液性水肿患者可给予甲状腺素药物替代治疗。由于恶性贫血是由抗内因子自身抗体引起的，故补充维生素 B12 可治疗。针对病情危急的免疫复合物沉积所致的 SLE、血管炎、肺出血 - 肾炎综合征等，血浆置换治疗疗效显著，若同时联合应用抗有丝分裂的药物则疗效更佳。利妥昔单抗、那他珠单抗、阿伦单抗、环磷酰胺等二线药物及免疫球蛋白，适用于以上治疗效果欠佳者。

> **讨论**：实验性变态反应性脑脊髓炎（EAE）是研究神经免疫学常用的动物模型，是以自身反应性 T 细胞介导、以中枢神经系统内小血管周围出现单个核细胞浸润及髓鞘脱失为特征的自身免疫性疾病，是研究人类多发性硬化（MS）的理想动物模型。实验室常用反复注射 CTLA- 4 抗体抑制由髓鞘碱性蛋白诱发的实验性变态反应性脑脊髓炎的发生，你知道用 CTLA- 4 抗体治疗的原理吗？

思考

（1）免疫自身稳定是指机体的免疫系统对自身的组织细胞成分处于免疫耐受状态，不发生免疫应答。你知道机体对自身组织细胞的免疫耐受状态在何种情况下会被破坏吗？

（2）自身免疫病是指在各种因素作用下，自身免疫耐受状态的破坏或自身免疫细胞的异常调节，同时免疫系统会对自身抗原成分进行持续的免疫反应，从而导致自体组织和器官受损或异常的免疫病理状况。你能总结一下自身免疫病的分类及各类的特点吗？

（3）目前尚未有理想的方法治疗自身免疫性疾病。自身免疫病是免疫耐受异常引起的攻击自身抗原的反应，因此，消除诱发因素、重建机体自身抗原免疫耐受是治疗自身免疫病的重要原则。请你就这两方面谈谈自身免疫病防治的具体措施。

单项选择测试题

1. 下列属抗细胞表面受体抗体引起自身免疫性疾病的是（   ）。
   A. Graves 病　　　　B. 肺出血肾炎　　　　C. ITP　　　　D. AIHA
   E. RA
2. 特发性血小板减少性紫癜（ITP）可分为（   ）。
   A. 先天性、获得性　　　　B. 特发性、继发性
   C. 器官特异性、非器官特异性　　　　D. 急性、慢性
   E. 单纯性、多发性
3. SLE 主要是（   ）。
   A. 由抗血细胞表面抗原的抗体引起　　　　B. 由抗细胞表面受体抗体引起
   C. 由细胞外抗原的自身抗体引起　　　　D. 由自身抗体免疫复合物引起
   E. 由 T 细胞对自身抗原应答引起

4. 自身耐受的产生，是由（　　）引起。
   A. 胚胎期发育的淋巴细胞克隆　　　　B. 获得性免疫
   C. 母婴传播　　　　　　　　　　　　D. 淋巴细胞增殖
   E. 浆细胞的增殖

5. 下列属非器官特异性的疾病有（　　）。
   A. 类风湿性关节炎　　　　　　　　　B. 干燥综合征
   C. 重症肌无力　　　　　　　　　　　D. SLE
   E. 混合性结缔组织病

6. 下列哪种自身免疫性疾病的发生与 Fal/FasL 表达异常有关（　　）。
   A. 桥本甲状腺炎　　　　　　　　　　B. Addison 病
   C. 多发性硬化症　　　　　　　　　　D. 风湿性心脏病
   E. 类风湿性关节炎

7. 干燥综合征患者最常被侵犯的器官是（　　）。
   A. 唾液腺和泪腺　　　　　　　　　　B. 皮肤
   C. 气管、支气管　　　　　　　　　　D. 神经系统
   E. 肾脏

8. 下述哪种细胞功能亢进时可促进 1 型糖尿病的发展（　　）．
   A. Th1 细胞　　　　　　　　　　　　B. Th2 细胞
   C. B 细胞　　　　　　　　　　　　　D. 单核 - 巨噬细胞
   E. 红细胞

9. 类风湿性关节炎的标志抗体是（　　）。
   A. AKA　　　　　　　　　　　　　　B. 抗 Sm 抗体
   C. 抗 SSB 抗体　　　　　　　　　　 D. 抗 dsDNA 抗体
   E. 抗 RNP 抗体

10. SLE 自身抗体的检测，可直接用 Coomb's 试验检测的是（　　）。
    A. ANA　　　　　B. 抗 DNA 抗体　　　C. 抗血小板抗体
    D. 抗 RBC 抗体　　E. RF

11. 下列哪项是 RA 患者的自身抗体（　　）。
    A. dsDNA　　　　B. ssDNA　　　　　　C. SSA
    D. RF　　　　　　E. 抗 Sm

(金玉玲)

第二十一章 移植免疫

移植（transplantation）已经成为一种常见的治疗手段。目前，移植分为四类：自体移植、同系移植、同种异体移植和异种移植（表21-1）。移植后，受体或移植物出现免疫识别并产生应答的现象，即为移植免疫（transplantation immunity），移植免疫应答导致移植物被排斥的反应称为移植排斥反应（简称排斥反应）。本章只介绍同种异体移植相关的免疫学效应机制。

表21-1 不同类型移植的鉴别要点

项目	自体移植	同系移植	同种异体移植	异种移植
移植物来源	来自受者自身	来自遗传基因完全相同或基本近似的个体	来自同种不同遗传基因的个体	来自不同种属的个体
排斥反应	不发生	一般不发生	一般均发生	严重

第一节 同种异型器官移植的免疫识别与效应机制

一、同种移植排斥反应的抗原

（一）MHC 抗原

MHC 抗原，即主要组织相容性抗原，可引起强烈的移植排斥反应。人类 MHC 抗原也称为 HLA 抗原。器官移植治疗过程中发生急性排斥反应的主要原因是供受者双方 HLA 型别差异较大。

（二）mH 抗原

mH 抗原，即次要组织相容性抗原（minor histocompatibility antigen），是引起较轻、较慢移植排斥反应的抗原，包括性别相关的 mH 抗原和常染色体编码的 mH 抗原两大类。当供受双方 HLA 型别完全相同时，移植排斥反应主要由 mH 抗原所致。

（三）其他抗原

1. 人类 ABO 血型抗原

当 ABO 血型不合进行移植时，受体血清中的 ABO 血型抗体与移植物血管内皮细胞表面 ABO 血型抗原结合而激活补体，损伤血管内皮细胞，血管内发生凝血，最终导致超急性排斥反应。该抗原主要分布在红细胞的表面、血管内皮细胞的表面、肝肾等组织细胞的表面。

2. 组织特异性抗原

在某些组织和器官中，不同的组织和不同的器官表达不同的组织特异性抗原。当相同 HLA 基因型的个体间进行不同组织器官移植时，也可能因组织特异性抗原而诱发移植排斥反应。从强到弱诱发移植排斥反应的组织特异性抗原的来源依次为皮肤、肾、心脏、胰腺、肝脏。

二、T 细胞识别同种抗原的机制

同种反应性 T 细胞（alloreaction T cell）是参与同种异体移植排斥反应的关键效应细胞，可以通过直接识别（direct recognition）和间接识别（indirect recognition）两种途径识别移植物抗原（表 21-2）。

（一）直接识别

直接识别尽管在急性排斥反应早期起重要作用，但是目前其确切机制尚不清楚，且无法用经典的 MHC 限制性识别理论进行解释。TCR 交叉识别被公认为可能是直接识别的机制。直接识别是由供体 APC 来直接提呈供体来源的抗原肽 – MHC 分子复合物（pMHC）给受体同种反应性 T 细胞识别而产生的免疫应答反应。

（二）间接识别

在急性排斥反应早期，间接识别与直接识别协同发挥作用。在急性排斥反应的中晚期和慢性排斥反应中，间接识别起重要作用。同样，其确切的机制也尚不清楚。

表 21-2　直接识别与间接识别的异同点

项目	直接识别	间接识别
抗原肽	供体或外来	供体
抗原提呈细胞来源	供体	受体
MHC 分子	供体	受体
分子复合物	供体自身抗原肽 – 供体 MHC 或者供体 APC 表面的外来抗原肽 – 供体 MHC	供体抗原肽 – 受体 MHC
T 细胞	受体	受体
发挥移植排斥反应的主要时期	急性排斥反应早期	急性排斥反应中晚期和慢性排斥反应

三、移植排斥反应的效应机制

除天然抗体引起的超急性移植排斥反应外，同种异型移植首先引起固有免疫应答，之后引起 T 细胞介导的细胞免疫应答和 B 细胞介导的体液免疫应答。尽管已知 T 细胞介导的细胞免疫应答发挥关键作用，但是移植排斥反应的效应机制尚不完全清楚。移植手术引起的移植物机械损伤、缺血和缺氧损伤、缺血-再灌注损伤等均可诱导固有免疫细胞产生应激反应并释放损伤相关模式分子，最终导致移植物发生炎症、损伤。随后，移植抗原通过各种途径激活 Th1 细胞、同种抗原特异性 CTL 和 Th17 细胞，引起 T 细胞介导的细胞免疫应答，再通过各种途径在炎性细胞因子、趋化因子、炎性细胞等作用进一步损伤移植物；移植抗原也可以激发 B 细胞介导的体液免疫应答，并激活补体，参与移植排斥反应。

第二节 同种异型移植排斥反应的类型

一、宿主抗移植物反应

宿主抗移植物反应（host versus graft reaction，HVGR）是指受者识别移植物抗原产生免疫应答引起的移植排斥反应过程。根据其发生的速度和强度，可将其分为超急性排斥反应、急性排斥反应和慢性排斥反应。不同器官或组织的排斥反应的发生机制存在一定差异。

（一）超急性排斥反应

它在同种异型移植中最为常见，是发生在移植术后 24 小时之内的排斥反应。受者体内常预先存在抗供者移植器官或组织抗原的特异性抗体，从而在移植术后，在受者体内快速促发抗体对移植物发挥体液免疫应答，引起移植物内血管炎症、形成血栓，进而导致移植物不可逆性缺血、变性和坏死。移植物血管内凝血和血栓形成是其典型的病理学特征。免疫抑制疗法对该型排斥反应的疗效不佳，临床防治措施以预防为主。

（二）急性排斥反应

急性排斥反应是发生在移植术后 1 个月内的排斥反应。细胞免疫和体液免疫都参与了该型排斥反应，其中，直接识别导致的 CD8$^+$T 淋巴细胞活化引起的细胞免疫发挥主要作用。移植物的病理表现为实质细胞坏死，大量淋巴细胞和巨噬细胞浸润。早期适当使用免疫抑制剂治疗，大多数该型排斥反应可以得到缓解和控制。

（三）慢性排斥反应

慢性排斥反应是发生在移植术数周之后的排斥反应，是影响移植物长期存活的主要因素，但其详细机制尚不清楚。目前认为其发生的主要原因为，在移植物抗原的长时间刺激下，经间接识别机制活化 Th1 细胞、Th17 细胞、IL-6、IL-17、IL-21、IL-22、FGF、VEGF、PDGF、IFN-γ、TNF-α、TGF-β1 等多种细胞因子持续性表达，作用于移植物血管内皮细胞和平滑肌细胞，引起细胞大量增生，导致血管内空腔狭窄，血流供应不足，器官坏死；同时 Th2 细胞辅助 B 细胞活化，生成特异性抗体并激活补体，引起血管内皮细胞持续损伤，或者活化血小板，形成微血栓，导致器官内血管供血功能异常。此外，受者体内发生的各种并发症、感染、巨噬细胞大量活化、移植物缺血、免疫抑制剂的副作用等也可能与其有关。移植物组织结构损伤、纤维增生、血管平滑肌细胞和内皮细胞增生是其病理改变的主要特征,之后出现组织器官退行性变性,移植物生理学功能逐步丧失。该型排斥反应对免疫抑制疗法不敏感。

以上三种宿主抗移植物反应的差异见表21-3。

表21-3 三种宿主抗移植物反应的差异

项目	超急性排斥反应	急性排斥反应	慢性排斥反应
发生时间	数分钟至24小时内	数天至2周左右,1个月内	数周、数月,甚至数年
免疫抑制剂疗效	效果不佳	可以缓解排斥反应	不敏感
主要发生机制(以肾移植为例)	预存抗体介导的体液免疫应答	细胞免疫应答为主	尚不清楚
备注	常见于多次反复输血、多次妊娠、再次移植、长期血液透析的个体	在器官移植中最常见	见于器官移植

二、移植物抗宿主反应

移植物抗宿主反应(graft versus host reaction,GVHR)是指移植物中免疫细胞识别受体组织抗原产生免疫应答攻击受体组织器官的排斥反应过程。该种排斥反应一旦发生,不仅移植会失败,而且会危及受者生命。移植物抗宿主反应主要见于骨髓移植、造血干细胞移植、胸腺移植、脾移植、新生儿输血等治疗过程。移植物抗宿主反应与供受双方HLA型别是否相符、移植物中残留免疫细胞的数量、受者是否处于免疫失能或免疫功能极度低下的状态等有关,其严重程度和发生率主要与供受双方HLA型别配合度相关。根据临床表现和病理改变,移植物抗宿主反应可分为急性和慢性两类。

(一)急性移植物抗宿主反应

急性移植物抗宿主反应(acute GVHD,aGVHD)发生在移植后2个月内。T细胞、NK细胞、DC、巨噬细胞和中性粒细胞等参与了此类排斥反应。其中T细胞介导的细胞免疫是其主要机制。其病理表现为细胞凋亡、坏死,炎症细胞浸润等,可引起宿主组织细胞坏死,严重时可以引起受者死亡。

(二)慢性移植物抗宿主反应

慢性移植物抗宿主反应(chronic GVHD,cGVHD)是移植物生存超过100天以后发生的移植物抗宿主反应。它是最严重的并长期影响受者生存质量的并发症。其发生机制尚不清楚。

免疫系统与宿主防御

第三节 同种异型排斥反应的防治

同种异型排斥反应的防治原则主要包括移植前严格选择 HLA 相符的供者、严格预处理移植物和受体、在移植中抑制受者免疫应答、在移植后抑制受者免疫应答、诱导移植免疫耐受、移植后免疫监测等。供受双方的组织相容性是决定移植成败的主要因素，故在移植前需对红细胞血型、交叉配型、HLA 抗体等进行一系列检测。移植物预处理时，尽可能清除移植物中的免疫细胞，防止或减轻 GVHR 发生。免疫抑制疗法包括应用免疫抑制药物、清除受体预存抗体、血浆置换、受体脾切除、移植物或受体淋巴结放射照射等，是预防排斥反应的常用方法。移植后免疫监测包括免疫细胞水平监测、免疫分子监测和移植物生理功能监测，其中最后一项是判断排斥反应发生及其强度的关键指标。

> 讨论：器官移植是通过手术的方式，用功能完好的器官替换因受损、衰竭等原因无法正常工作的器官的医疗手段。但同种异体移植常因供、受体不完全相容而发生程度不等的排斥反应，因此，术前选择合适的供体，做好配型对预防排斥反应至关重要。你如何理解供、受体之间的相容性？既然 HLA 基因型不同，那么不同个体间的器官移植为什么可以成功呢？

思考

（1）移植已经成为一种治疗手段，目前移植有哪几种？各有什么特点？

（2）在临床上，移植常用同种移植，同种异型移植排斥反应有哪些抗原？其机制如何？

（3）什么是宿主抗移植物反应？它有几种类型？如何区分？

（4）什么是移植物抗宿主反应？其与哪些因素相关？

（5）为了提升移植成功率，如何防治同种异型排斥反应？

单项选择测试题

1. 以下各项关于同种异型移植发生排斥反应描述正确的是（　　）。
   A. 不发生排斥反应　　　　　　　　B. 一般不发生排斥反应
   C. 一般均发生排斥反应　　　　　　D. 发生严重排斥反应
   E. 发生超严重排斥反应

2. 与间接识别相比，以下各项属于直接识别的特点是（　　）。
   A. 抗原提呈细胞来源于受体　　　　B. MHC 分子来自供体

C. T 细胞来自供体 D. 抗原肽来自受体
E. 分子复合物为供体抗原肽 – 受体 MHC

3. 以下各项属于超急性排斥反应的特点是（　　）。
   A. 移植后数分钟至 24 小时内发生
   B. 给予免疫抑制剂可以缓解排斥反应
   C. 其机制以细胞免疫应答为主
   D. 不存在天然抗体
   E. 排斥反应可以持续数周

4. 相对于宿主抗移植物反应，不属于移植物抗宿主反应的是（　　）。
   A. 一旦发生排斥反应，一般难以逆转
   B. 多见于骨髓移植、造血干细胞移植、胸腺移植、脾移植、新生儿输血等
   C. 其与供受双方 HLA 型别不符等有关
   D. 其严重程度和发生率主要与供受双方 HLA 型别配合度相关
   E. 根据发生的速度和强度，可以分为超急性排斥反应、急性排斥反应和慢性排斥反应

（范志刚）

第五编 免疫学应用

第二十二章 免疫学应用

随着免疫学的发展，结合人类对疾病机制的认识和生物科学技术的应用，免疫学应用亦不断发展和完善，在疾病诊断、预防和治疗方面发挥重要作用。

第一节 免疫学检测技术

免疫学检测技术利用抗原抗体识别所具有的特异性，并且结合分子生物学、化学、物理学等技术手段，使其免疫反应以可检测的方式，为病原体检测、机体免疫功能判定提供了定性和定量的方法。抗原抗体的相互作用方式类似于酶与底物的结合，不同的是这种相互作用不能导致任何不可逆的化学改变。抗原抗体以非共价键方式结合，其主要决定因素包括抗原决定基、抗原表位（epitope）、抗体轻链和重链分子可变区（VH/VL）、抗体分子中互补决定区（CDR）。这种抗原抗体高度特异性的作用方式促进免疫学检测技术的发现和发展，新的方法不断出现。这些免疫学检测技术主要应用于疾病诊断、免疫反应检测和生物分子的发现。

一、体外抗原抗体结合反应的特点

（一）特异性

抗原与抗体的结合由抗体分子中的互补决定区与抗原表位所决定，具有特异性。抗原识别具有同源性的抗体，反之亦然。例如，具有同源性的抗体与其他种属来源的抗原可发生交叉反应。

（二）分子表面化学基团之间的可逆结合

抗原抗体结合发生于分子表面，而不是分子构象内部。整个抗原抗体以非共价键方式结合，其结合反应具有可逆性和稳定性，其结果不会导致抗原或免疫球蛋白的变性。这种非共价键易受温度、pH、电解质等因素的影响而解离。

（三）抗原抗体的浓度

抗原抗体皆参与凝集反应（agglutination reactions）或沉淀反应（precipitation reactions）的发生和形成。因此，抗原抗体结合反应的程度取决于两者适当的浓度和比例。

（四）抗原抗体结合反应的两个阶段

抗原抗体结合反应可以人为地分为两个阶段：第一阶段是反应体系中游离的抗原与特异性抗体以非共价键方式结合，形成小的抗原抗体复合体，反应迅速，肉眼不可见。第二阶段是形成的抗原抗体复合体聚集形成肉眼可见的复合体，导致免疫反应的发生，如沉淀反应、凝集反应、中和反应、补体结合反应等。

二、体外抗原抗体反应的类型

根据抗原抗体特异性结合的原理，可用已知的抗体来检测未知的抗原或用已知的抗原来检测未知的抗体。

（一）沉淀反应

在适当电解质、温度、pH条件下，可溶性抗原与抗体特异性结合后出现肉眼可见的絮状物或沉淀物的现象叫沉淀反应。沉淀反应可在液体中进行，也可以在琼脂糖凝胶和聚丙烯酰胺凝胶中进行。由于沉淀反应对抗原检测具有较高的敏感性，目前已被应用于感染性疾病的诊断、法医学定性或定量检测等。

1. 液体免疫反应

不同浓度的抗体溶液置于试管或载玻片中，加入适当比例的可溶性抗原后能形成免疫复合物沉淀环，通过测量免疫复合物，可间接对抗原或抗体进行定性或定量检测（图22-1）。例如，玻片VDRL实验、梅毒絮状沉淀实验、β溶血性链球菌血清学检测等。

2. 凝胶免疫反应

凝胶中的抗体和抗原由于扩散作用，能形成肉眼可见的沉淀线。此法分为放射状扩散（radial immunodiffusion）、单向扩散（single immunodiffusion）和双向扩散（double immunodiffusion），可用于检测抗原或抗体的相对浓度（图22-2）。

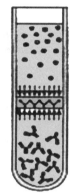

图22-1 免疫沉淀反应

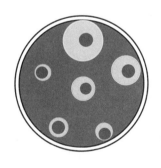　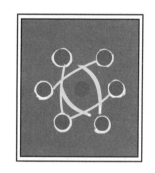

　A　放射状扩散　　　　　B　双向扩散

图22-2 凝胶免疫反应

（1）放射状扩散。本法为定量试验。将适宜浓度的抗体均匀混入凝胶中，待凝胶冷却后打孔，加入被检测抗原。孔中的抗原向四周扩散，在特定的浓度区形成肉眼可见的沉淀环。通过对照标准品，计算样品中待测抗原的含量。此法用于定量检测血清中免疫球蛋白、补体C3、AFP等抗原。

（2）双向扩散。将抗原和抗体分别加入不同的凝胶孔中，两者以孔为中心放射状向四周扩散。在特定的浓度区形成肉眼可见的沉淀线。本法除了可用于抗原抗体半定量测定外,还可判定多重不同抗原是否具有相同的抗原表位等。

3. 免疫电泳法

免疫电泳法是将凝胶蛋白分离技术与双向扩散结合起来的一种检测方法。抗原复合物通过不同的电泳迁移率彼此分开,加入抗体做双向免疫扩散,在适宜的浓度区可以形成肉眼可见的沉淀线。目前,此法已应用于检验临床血清特定抗原的存在。如火箭电泳法(rocket electrophoresis)是将带负电荷的抗原加入已混入相应抗体的凝胶中,通过电泳分离,带负电荷的抗原与抗体形成火箭状的沉淀线,其高度与抗原浓度成正比(图22-3)。

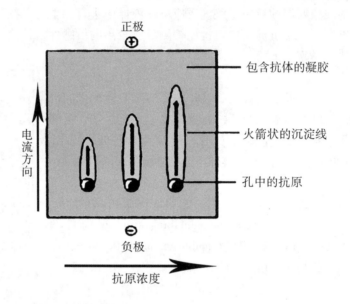

图22-3 免疫电泳法

(二)凝集反应

与沉淀反应不同的是,该反应中颗粒状抗原(细菌、细胞或表面包被抗原的颗粒)与特异性抗体结合,形成肉眼可见的凝集团状物,抗体被称为凝聚素(agglutinins),抗原被称为凝集原(agglutinogens)。凝集反应一般用来定性或定量检测抗体,具有较高的灵敏性。

(1)血凝反应(hemagglutination)。此反应中,以红细胞为抗原来鉴定血型。实验中,将红细胞与已知的抗A或抗B血型的血清混合,红细胞膜表面的抗原与抗血清发生凝集反应,最后溶解,形成团状块。

(2)细菌凝集反应(bacterial agglutination)。细菌感染一般会导致血清中产生针对细菌表面抗原的抗体。细菌凝集反应可检测此抗体是否存在。实验中,患者的血清经过一系列稀释,加入已知的细菌表面抗原中,出现的凝集反应可鉴定感染细菌的类型。临床上常用的肥达反应(Widal test)可协助诊断伤寒和副伤寒,与诊断布氏菌病所用的瑞特试验(Wright test)均属此类。

(3)间接凝集反应也称被动凝集反应(passive agglutination)。在此法中,可溶性抗原被连接到载体表面,如乳胶珠、膨润土颗粒等,加入相应的抗体后,形成肉眼可见的凝集物。目前，乳胶凝集试验用来检测 CRP、RA 因子等；Rose - Waaler 试验用来检测 RA 因子；乳胶凝集抑制试验用来检测妊娠期的 HCG。

（三）补体结合反应（complement fixation test）

补体能被抗原 - 抗体复合物激活，当补体结合到抗原 - 抗体复合物，被固定形成抗原 - 抗体 - 补体复合物，游离的补体被消耗。当加入指示系统（绵羊红细胞、抗绵羊红细胞溶血素），由于无游离的补体参加，不发生溶血，故判断补体结合阳性；反之为补体结合阴性结果。补体结合反应用来临床检验病毒、立克次体、衣原体和原虫等，如临床诊断梅毒所用的瓦塞尔曼氏检查（wassermann test）。

（四）中和实验（neutralization test）

中和实验用来检测病毒或毒素是否被抗体中和。实验中，动物、组织或细胞作为指示系统，通过病毒或毒素造成实验动物死亡、休克或皮肤过敏等症状判断毒素的类型。

（五）免疫标记技术（immunolabeling techniques）

为了增强抗体抗原反应的敏感性，抗体或抗原被标记为酶、荧光基或同位素等。此法不但能对抗原或抗体进行原位的定性和精确定量测定，而且结合光镜或电镜技术，能观察抗原、抗体或抗原 - 抗体复合物在细胞或组织内的分布和定位。

1. 免疫荧光法

将荧光素如异硫氰酸荧光素、罗丹明 B 等标记抗体或抗原，但并不影响抗体特异性结合抗原的活性。这些物质在激发光作用下可直接发出荧光，用以鉴别未知抗原或抗体（图 22 - 4）。

（1）直接免疫荧光法。实验中，将抗原如细胞或病原体固定于载玻片上，加入标记荧光素的抗体，洗除未结合的抗体，荧光显微镜或激光扫描共聚焦显微镜观察抗原的位置。此法用于鉴定 A 型链球菌、致病性大肠杆菌、脑膜炎奈瑟菌、沙门氏菌、李斯特菌等。

（2）间接免疫荧光法。将已知抗原固定于载玻片上，加入待测的抗体，形成抗体 - 抗原复合物后洗除未连接的抗体。加入荧光素标记的二抗，孵育，洗除未结合的二抗，荧光显微镜或激光扫描共聚焦显微镜检测。此法用于鉴定机体内是否存在病原体的抗体，如梅毒螺旋体的抗体。该法的灵敏度比直接免疫荧光法高，一种荧光抗体可用于多种不同抗原的检测。

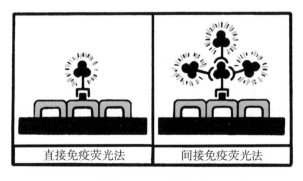

图 22 - 4　免疫荧光法

2. 放射免疫测定法（radioimmunoassay，RIA）

放射免疫测定法由放射学家 Berson 和 Rosalyn Yalow 发明，属于灵敏度极高的一项检测技术，可以用于检测机体内低浓度的激素、血清蛋白、药物和抗生素等。放射性核素标记抗原，与抗体混合，反应数分钟后，加入待测未标记的浓度梯度抗原。由于标记的抗原和未标记的抗原竞争性结合抗体，随着未标记抗原浓度的增加，置换出更多游离放射性核素标记抗原。加入二抗，沉淀出抗原-抗体复合物。通过检测复合物的放射性，可以定量计算待测抗原的浓度。

3. 酶联免疫吸附试验（enzymelinked immunosorbent assay，ELISA）

酶联免疫吸附试验属于灵敏度高、特异性强、安全性好的一项检验方法，可用于检测病毒、细菌、真菌、寄生虫、药物、毒素和过敏原等。此法中，与抗体连接的酶可以催化底物生成有颜色的产物。被连接的酶包括碱性磷酸酶、辣根过氧化物酶和 β-半乳糖苷酶等。ELISA 法必须具备的条件包括：①抗体或抗原能吸附到固体支持物的表面，如聚苯乙烯等；②标记的酶不影响抗原-抗体复合物的形成。

（1）间接 EILSA。此法中，抗原固定到孔底表面，加入待测的抗体，孵育形成抗原-抗体复合物，洗除未结合的抗体后加入酶标记的二抗和底物。通过酶标仪检测酶催化产物颜色的变化，可计算待测抗体的水平。

（2）双抗体夹心法（sandwich ELISA）。此法中，抗体包被于孔底表面，加入待测抗原，形成抗原-抗体复合物。洗除未结合的抗原，加入酶标记且针对抗原不同表位的抗体，形成抗体-抗原-抗体复合物。加入底物，酶标仪检测酶催化产物颜色的变化，可计算待测抗原的水平。

第二节　免疫预防与治疗

人和其他动物暴露于各种微生物环境，机体的固有免疫系统和适应性免疫系统通过长期的进化已经获得了针对各种微生物感染的免疫能力。然而，机体有时对外来微生物感染不具有足够的免疫力，导致了各种感染性疾病的发生。除了药物和其他临床治疗方法外，一个重要的手段是提高机体的免疫力。提高机体整体免疫力的方法被称为非特异性免疫刺激（nonspecific immune stimulation），增强机体特异性免疫力的方法被称为免疫（immunization）或预防接种（vaccination）。

一、免疫预防

免疫预防的目标是使机体针对环境中的微生物获得足够的免疫力。机体针对接种的疫苗获得的免疫力，这个过程称为主动免疫；被动给予免疫因子或免疫细胞等，称为被动免疫。

（一）被动免疫

给予机体特异性的抗体、抗血清或特异性免疫细胞。通过被动免疫获得的免疫力通常仅有几周的保护期。目前临床应用的被动免疫注射的免疫球蛋白如破伤风、乙型肝炎、狂犬病和蛇毒素等免疫球蛋白。在动物或人机体内产生的抗毒素、抗病毒和抗细菌的同源性抗体可以提供给患者被动免疫力的保护。缺点是这种提供被动免疫保护的免疫血清可能会导致过敏或严重的免疫缺陷病。

(二) 主动免疫

通过注射疫苗促使机体获得针对各种感染的免疫力。疫苗本质是一种免疫原，在体内可刺激免疫系统。因此，疫苗通常是减毒的活疫苗、死疫苗、细菌毒素或病原体的特定成分。这些疫苗对机体无毒性，但是保留其免疫原性（表22-1）。

1. 活疫苗（live attenuated vaccine）

活疫苗必须是无毒或只具有轻微的副作用。传统的生产方法是将病原体在培养基中传代数次，使其失去或明显降低毒力，但保留其免疫原性。活疫苗的优点是接种后能够刺激机体产生体液免疫和细胞免疫，维持数年；缺点是活疫苗具有可以突变成有毒疫苗的风险。

2. 死疫苗（killed vaccine）

应用免疫原性强的病原体，经大规模培养后，用物理化学方法灭活制成，常用的灭活剂有福尔马林、β-丙内酯等。死疫苗的病原体不能在宿主细胞内增殖，且死疫苗储存和运输条件相对容易。死疫苗的缺点是在机体内生存期短，免疫效果有一定局限性。

3. 重组亚单位疫苗（recombinant subunit vaccine）

提取的病毒蛋白组分可以引起机体的免疫反应，因此通过基因工程克隆病原体中具有免疫原性的基因，在细菌或酵母菌中表达。这种表达后的蛋白具有一定的稳定性，可促进机体产生针对该病原体的免疫应答，且不具有感染性和其他类疫苗接种后产生的副作用，如发热等症状。

4. DNA疫苗（DNA vaccine）

将质粒中的启动子与编码免疫原性的基因通过基因重组技术连接起来，注射到机体中，表达具有免疫原性的蛋白可引起机体产生针对病原体的免疫应答。DNA疫苗在体内可持续表达，维持时间长。该类疫苗的缺点是具有重组宿主基因组的可能性和机体对其产生的免疫耐受等问题。

5. 合成疫苗（synthetic vaccine）

具有抗原表位蛋白序列的合成短多肽在机体内能够中和病原体特异性的抗体，因此能引发机体产生中和病原体的抗体。合成疫苗具有如下优点：具有较长的保质期、无活病毒的风险和易操作等。

6. 类毒素（toxiod）

将细菌的外毒素用0.3%～0.4%甲醛处理，脱去其毒性而制成。因其已失去外毒素的毒性，但仍保留其免疫原性，接种后能诱导机体产生抗毒素。

7. 载体疫苗（vector vaccine）

载体疫苗利用基因工程将编码病原体有效免疫原的基因插入载体（减毒的病毒或细菌）基因组中，接种后，随疫苗株在体内的扩增，大量表达所需的抗原。如果将多种病原体的有关基因插入载体，则成为可表达多种外源性抗原的多价疫苗。目前使用最广的载体是痘苗病毒，因其表达的外源基因多，已用于甲型和乙型肝炎、麻疹、单纯疱疹、肿瘤等疫苗的研究。

表 22-1 常见疾病疫苗

疾病类型		疫苗	接种人群
病毒性疾病	乙型肝炎	死疫苗或重组亚单位疫苗	医护人员及需要人群
	流感	死疫苗或重组亚单位疫苗	慢性病患者或 65 岁以上人群
	麻疹	死疫苗或重组亚单位疫苗	15～19 个月的儿童
	脊髓灰质炎	活减毒疫苗或死疫苗	2～3 岁的儿童
	狂犬病	死疫苗	接触野生动物的人群或兽医
细菌性疾病	脑膜炎球菌感染	细菌多糖	军事人员或高危人群
	肺炎链球菌感染	细菌多糖	50 岁以上慢性病患者
	结核病	减毒疫苗（BCG 疫苗）	暴露于结核分枝杆菌的人群

二、免疫治疗

免疫治疗（immunotherapy）是指利用免疫学原理，针对某种疾病的病理学机制，通过增强或抑制机体免疫系统功能，达到治疗疾病的目的所采取的措施。随着近年来人们对疾病发生机制的认识和了解，已经在感染性疾病、过敏性疾病、自身免疫病和肿瘤等临床免疫治疗方面取得了重要进展。免疫治疗的基本策略是对疾病发生过程中所涉及的免疫分子、免疫细胞和免疫系统进行干预或调整，促使机体恢复正常生理功能。研究方向主要包括三种：①对靶分子干预的研发。成果如治疗性疫苗、细胞因子及其拮抗剂、共刺激分子及其拮抗剂、信号传导分子及其拮抗剂等。②对免疫细胞的干预和过继细胞转输。前者包括调控免疫细胞的分化和增殖、调控细胞的迁移、调控细胞的活化和凋亡等；后者包括过继输入改造过的树突状细胞、干细胞和各种淋巴细胞等。③增强或抑制机体的免疫功能。

（一）分子治疗

1. 疫苗治疗

疫苗可预防疾病的发生，也可以治疗疾病。治疗性疫苗包括微生物抗原疫苗和肿瘤抗原疫苗。基因工程合成的肿瘤相关抗原疫苗能激活机体中特异性 T 细胞，诱导特异性 CTL 的抗瘤效应。

2. 抗体治疗

治疗性抗体已成为现代生物医药的重要手段，包括多克隆抗体治疗和单克隆抗体治疗。

（1）多克隆抗体治疗指利用免疫球蛋白或抗体用于治疗和预防疾病的发生。如被动免疫中利用特异性的抗体治疗肿瘤、感染性疾病、自身免疫病和抗移植排斥等；利用抗血清治疗和预防细菌外毒素所致疾病；利用人免疫球蛋白制剂治疗丙种球蛋白缺乏症和预防麻疹、传染性肝炎等。

（2）单克隆抗体治疗。随着现代基因技术的发展，治疗性单克隆抗体经历了鼠源性抗体、嵌合抗体和人源化改造单克隆抗体等不同发展阶段。目前批准用于临床治疗的单克隆抗体,被成功用于治疗恶性肿瘤、免疫性疾病、感染性疾病、心血管疾病和排斥反应等。

(3) 抗细胞表面共刺激分子的单克隆抗体。T细胞活化是免疫应答的核心,需要双信号刺激,第一信号来自T细胞受体TCR与MHC-抗原肽复合物,第二信号来自协同刺激分子。协同刺激分子包括活化性和抑制性共刺激分子。在肿瘤细胞中,利用针对这些抑制性协同刺激分子的阻断抗体,可以消除免疫细胞的抑制作用,增强机体的抗肿瘤免疫能力。其中针对T细胞表面抑制性协同刺激分子CTLA-4设计的单克隆抗体伊匹单抗(Ipilimumab)已于2011年被FDA批准用于转移性黑色素瘤的治疗,PD-1的单克隆抗体纳武单抗(Nivolumab)用于肺鳞癌的治疗。

(4) 抗细胞因子的单克隆抗体。TNF-α是重要的炎症介质,抗TNF-α单抗可特异性阻断TNF-α与其受体的结合,已成功用于治疗类风湿关节炎等疾病。

3. 重组细胞因子的治疗

重组细胞因子已用于肿瘤、感染等疾病的治疗。例如,G-CSF和GM-CSF用于治疗各种粒细胞低下等疾病。

(二) 细胞治疗

细胞治疗是指给机体输入细胞制剂,以激活或增强机体的特异性免疫应答,如使用细胞疫苗、干细胞移植、过继免疫细胞治疗等。

1. 细胞疫苗

(1) 肿瘤细胞疫苗。肿瘤抗原激活T细胞反应是肿瘤抗原引起免疫应答的机制。同种或自体肿瘤细胞经射线、药物或基因工程技术等处理,抑制其生长,保留其免疫原性。例如,异构瘤苗则是将肿瘤细胞用神经氨酸酶处理,可提高肿瘤细胞的免疫原性。通过将编码HLA分子、协同刺激分子、细胞因子的基因转染肿瘤细胞,可降低致瘤性,增强免疫原性。

(2) 树突状细胞疫苗。树突状细胞受到刺激后,成熟并迁移至引流淋巴结,诱导机体免疫反应。针对肿瘤抗原的树突状细胞可以激活不同抗原特异性T细胞受体谱,引发机体抗肿瘤免疫。因此,使用肿瘤提取物抗原等体外刺激树突状细胞或转染肿瘤抗原基因的树突状细胞,可引发机体特异性免疫应答。

2. 过继免疫细胞治疗

肿瘤过继免疫细胞疗法是一种被动治疗,旨在激活人体免疫系统,希望依靠自身机体的免疫系统杀灭癌细胞和肿瘤组织的抗癌方法。该方法将患者自体免疫细胞在体外处理,加入特异性抗原和细胞因子刺激,分选纯化并大量扩增具有高度特异性的肿瘤杀伤性效应细胞,然后回输到患者体内杀灭肿瘤细胞。该方法近年来成为肿瘤治疗的一个重要研究方向,取得了许多突破性进展。过继细胞治疗经过了几代的发展,从最早的淋巴因子激活杀伤细胞(LAK),细胞因子诱导杀伤性细胞(CIK),到肿瘤浸润淋巴细胞(TIL),抗原特异性的细胞毒性T淋巴细胞(CTL),嵌合抗原受体T细胞(CAR-T)。

(1) 肿瘤浸润淋巴细胞(tumor-infiltrating lymphocyte,TIL)治疗。TIL是一种存在于肿瘤组织内部具有高度异质性的淋巴细胞。从患者肿瘤活检样本中提取TIL在体外经IL-2等细胞因子刺激,扩增后回输患者体内直接灭杀肿瘤细胞实现抗肿瘤的目的。该方法缺点是肿瘤细胞通过修饰自身抗原,低表达MHC来逃逸免疫杀伤,因此存在局限性。

(2) TCR-T(T cell receptor-engineered T)治疗。通过基因编辑嵌合抗原受体(融合

抗原结合域及 T 细胞信号结构域），将特异性识别肿瘤抗原的 TCR 基因转导到体外培养的 T 细胞后得到的基因修饰 T 细胞。TCR-T 法较早进入临床实验，但是 TCR-T 具有个体差异性，不仅导致疗效的不同，也可能导致机体产生一些不良反应。

（3）CAR-T（chimeric antigen receptor T cell）治疗。嵌合抗原受体（CAR）主要由抗原抗体结合区域、穿膜区和胞内区组成：①胞外结合抗原可变区由针对肿瘤相关抗原的单克隆抗体轻链可变区（VL）与重链可变区（VH）构成，并且两者通过铰链区形成单链抗体（scFv），是肿瘤抗原结合位点；②穿膜区分子是 T 细胞功能相关分子，如 CD4、CD8α 和 CD28 组成；③胞内分子是由传递 TCR 复合物 ζ 链构成。CAR-T 将能够识别结合肿瘤相关抗原的 scFv 和胞内信号转导区（如 TCR 的 CD3ζ 链）的基因在体外进行基因重组，偶联为嵌合蛋白转染至 T 细胞内，表达 CAR 的重编码 CAR-T 细胞具有高度肿瘤特异性，同时 CAR 的抗原识别能力是基于肿瘤表面蛋白、不需要经典 MHC 介导的激活反应。因此，CAR 既突破了 MHC 限制性，对于依赖下调 HLA 表达或改变处理进程逃逸机制的肿瘤细胞，又有着更为敏感有效的杀伤效能。目前，CAR-T 主要应用于非实体瘤的治疗（图 22-5）。

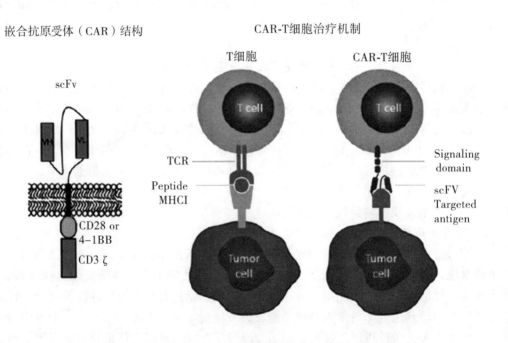

图 22-5　嵌合抗原受体（CAR）和 CAR-T 细胞作用机制

（4）NK 细胞治疗。NK 细胞不同于 T 细胞，缺少更多的基因重排过程。对肿瘤细胞的识别方式不像 T 细胞特异性识别，NK 细胞不表达特异性受体，但能够直接区分识别自身正常细胞与肿瘤细胞，其肿瘤杀伤效果由细胞表面表达的活化受体和抑制受体之间的平衡调节所决定。活化受体在与靶细胞表面配体结合后，可激发 NK 细胞产生杀伤作用，如 NKG2D。NK 细胞抗肿瘤是通过体外刺激或基因修饰的肿瘤杀伤性 NK 细胞，扩增后回输到患者体内达到治疗目的。

(三) 生物应答调节剂与免疫抑制剂

1. 生物应答调节剂

生物应答调节剂（biological response modifier，BRM）是一类可增强机体免疫功能物质的总称，可由内源性或外源性产生。生物应答调节剂包括单克隆抗体、IL-2、干扰素、各种类型的集落刺激因子、部分具有免疫促进功能的化学合成药物和中药制剂，已广泛用于治疗肿瘤、感染、自身免疫病、免疫缺陷病等。

（1）微生物制剂：包括卡介苗（BCG）、短小棒状杆菌、一些细菌和真菌的多糖等，具有促进机体免疫的作用。例如，BCG可促进巨噬细胞活化，增强IL-1、IL-2、IL-4、TNF等多种细胞因子的分泌，活化NK细胞，促进其杀伤活性。短小棒状杆菌可促进IL-1和IL-2的分泌。食用菌香菇以及灵芝多糖则可促进免疫细胞的增殖，增加细胞因子的表达，可作肿瘤的辅助治疗药物。

（2）中药制剂：从中药中提取的多糖成分可促进免疫细胞产生IL-2、IL-3、IFN-γ等，具有提高体液免疫和细胞免疫的功能。

2. 免疫抑制剂

免疫抑制剂具有抑制机体免疫功能的作用，常用于防止移植排斥反应的发生、自身免疫病的治疗和部分抗炎药物。

（1）化学制剂。烷化剂如环磷酰胺可破坏增殖中的淋巴细胞的DNA复制，因此可以达到免疫抑制的作用。目前临床上用于肿瘤、器官移植和自身免疫病的治疗。

（2）激素。许多激素可以通过调节神经－内分泌－免疫网络参与免疫应答的调节。糖皮质激素具有明显的抗炎和免疫抑制作用，对单核－巨噬细胞、中性粒细胞、T细胞、B细胞都有较强的抑制作用，临床上用于治疗炎症、超敏反应性疾病和移植排斥反应等。

3. 微生物制剂

（1）环孢素（cyclosporin A，CsA）。商品名新山地明，是从真菌培养液中分离出来的一种只含11个氨基酸的环形多肽，是一种较强的免疫抑制剂。其对T细胞具有较好的选择性抑制作用，临床上在防治移植排斥反应和迟发性皮肤过敏中具有较好的疗效。

（2）他克莫司（FK-506）。FK-506是从土壤真菌中提取的一种大环内酯抗生素，可选择性作用于T细胞，与CsA合用具有明显的协同作用，用于抗移植排斥反应有良效。

（3）中药制剂。一些从中药中提取的单体化合物具有较好免疫抑制作用。如雷公藤多甙等可抑制机体的体液免疫和细胞免疫，应用于自身免疫病的治疗。

思考

（1）什么是酶联免疫吸附实验（ELISA）？解释ELISA的不同类型。
（2）简述抗原和抗体不同的作用类型。
（3）什么是免疫标记技术？解释放射免疫测定法的原理。
（4）什么是被动免疫？被动免疫的缺点是什么？
（5）CAR-T细胞和正常T细胞作用于肿瘤细胞，其识别抗原的机制有什么不同？

单项选择测试题

1. 可溶性抗原定量测定的常用方法是（　　）。
   A. 免疫印迹法　　　　　　　　　　B. 免疫荧光技术
   C. 直接凝集试验　　　　　　　　　D. ELISA（间接法）
   E. ELISA（夹心法）

2. 抗原定性或定位的常用方法是（　　）。
   A. 免疫印迹法　　　　　　　　　　B. 免疫荧光技术
   C. 直接凝集试验　　　　　　　　　D. ELISA（间接法）
   E. ELISA（夹心法）

3. 通过测定 HIV 抗体来确诊 HIV 感染的常用方法是（　　）。
   A. 免疫印迹法　　　　　　　　　　B. 免疫荧光技术
   C. 直接凝集试验　　　　　　　　　D. ELISA（间接法）
   E. ELISA（夹心法）

4. 血型鉴定中常用的方法是（　　）。
   A. 免疫印迹法　　　　　　　　　　B. 免疫荧光技术
   C. 直接凝集试验　　　　　　　　　D. ELISA（间接法）
   E. ELISA（夹心法）

5. 下列免疫学检测方法中敏感性最高的是（　　）。
   A. 沉淀反应　　　B. 放射免疫　　　C. 凝集反应　　　D. ELISA
   E. 补体结合试验

6. 类毒素的接种属于（　　）。
   A. 过继免疫　　　　　　　　　　　B. 人工主动免疫
   C. 人工被动免疫　　　　　　　　　D. 自然主动免疫
   E. 自然被动免疫

7. 提取病原体中有效免疫原制作的疫苗是（　　）。
   A. 死疫苗　　　　B. 活疫苗　　　　C. 亚单位疫苗
   D. RNA 疫苗
   E. DNA 疫苗

（刘仁平）

参考文献

[1] 曹雪涛, 何维. 医学免疫学 [M]. 3版. 北京: 人民卫生出版社, 2015.

[2] 曹雪涛. 医学免疫学 [M]. 7版. 北京: 人民卫生出版社, 2019.

[3] 曹雪涛. 免疫学前沿进展 [M]. 4版. 北京: 人民卫生出版社, 2017.

[4] 龚非力. 医学免疫学 [M]. 4版. 北京: 科学出版社, 2014.

[5] 周光炎. 免疫学原理 [M]. 4版. 上海: 上海科学技术出版社, 2018.

[6] ABBAS A K, LICHTMAN A H, PILLAI S. Cellular and molecular immunology [M]. 9th ed. Philadelphia: Saunders, 2018.

[7] DELVES P J, MARTIN S J, BURTON D, et al. Roitt's essential immunology [M]. 12th ed. Malden, MA: Blackwell Publishers, 2017.

[8] MURPHY K M, WEAVER C. Janeway's immunobiology [M]. 9th ed. New York: Garland Science, 2017.